TERAPIA DOKTORA GERSONA

Leczenie raka i innych chorób przewlekłych

Charlotte Gerson
Beata Bishop

TERAPIA DOKTORA GERSONA

Leczenie raka
i innych chorób przewlekłych

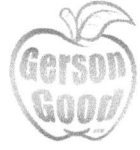

Published by Gerson Good
www.gersongood.com

Od ponad trzydziestu lat niezmiennie rekomenduję chorym na raka Terapię Gersona i nigdy tego nie żałowałem. Ten nowy podręcznik, opisujący Terapię Gersona, jest z pewnością najlepszym z wszystkich dotychczasowych: jest spójny, aktualny, zaopatrzony w wyczerpującą bibliografię i czyta się go z dużą przyjemnością. Wyjaśnia zasady terapii oraz instruuje jak samemu ją stosować. Co najważniejsze, „Terapia doktora Gersona" mówi również o leczeniu chorób przewlekłych innych niż nowotwory, wliczając wiele przypadłości, które określa się „beznadziejnymi". Nie pozwól, żeby Ci wmówiono, że nie ma nadziei: jest znacznie więcej niż nadzieja dla „śmiertelnie" chorych pacjentów: jest Gerson. Książka to kompendium wiedzy, opartej na dziesiątkach lat skutecznego leczenia; będziesz chciał się nią podzielić z każdym, kogo znasz.

       - Andrew W. Saul, Asystent Redaktora Naczelnego,
Journal of Orthomolecular Medicine.

Rozdział w „Terapii doktora Gersona", który opisuje toksemię i niedobory, bardzo trafnie charakteryzuje nasz stan zdrowia jako zbiorowości – a pozostała część książki dostarcza skutecznego narzędzia do pokonania wszystkich tych problemów. Z kolei rozdział „Opowieści ciąg dalszy" opisuje wszystkie innowacje wprowadzone do programu Gersona, m.in. wyciąg z pestek grejpfruta, Tahebo, selen, zabieg glukozowo-potasowo-insulinowy czy pikolinian chromu. Wszystkie one nakierowane są na zwalczanie nasilających się niezmiennie chorób naszych czasów wliczając raka, kandydozę, infekcje wirusowe i cukrzycę.

       - dr Karolin Dean
Autorka *The Magnesium Mircle*

Tytuł oryginału:
„Healing The Gerson Way – Defeating Cancer and Other Chronic Diseases"

Copyright© 2007, 2008 by Charlotte Gerson
Copyright© 2008 for the Polish edition and translation by Jacek Dybczak

Tłumaczenie: Jacek Dybczak
Redakcja i korekta: Joanna Molenda-Mocek

Wszystkie prawa zastrzeżone.
Żadna część tej publikacji nie może być powielana ani rozpowszechniana bez uprzedniej zgody właściciela praw autorskich.

Terapia Gersona, Gerson oraz Instytut Gersona są zastrzeżonymi znakami towarowymi będącymi własnością Instytutu Gersona w San Diego, chronionymi stosownym prawem krajowym i międzynarodowym.

ISBN: 978-83-927678-0-0

Fotografie wykorzystane na okładce: Joanne Shwed, Backspace Ink, Pacificia, California (www.backspaceink.com).
Fotografia Charlotte Gerson: Bob Stone, Carmel, California.

Druk i oprawa:
Ośrodek Wydawniczy Augustana Sp. z o.o.
Plac Marcina Lutra 3, 43-300 Bielsko-Biała

Spis treści

Podziękowania 9
Do Czytelnika 11
Wprowadzenie 13

CZĘŚĆ I
Zdrowie i leczenie w chorym świecie 17
ROZDZIAŁ I
Początek opowieści 19
ROZDZIAŁ II
Opowieści ciąg dalszy 26
ROZDZIAŁ III
Rozpoznanie przeciwnika 31
ROZDZIAŁ IV
Siły obronne organizmu 35
ROZDZIAŁ V
Załamanie systemu obronnego organizmu 41
ROZDZIAŁ VI
Choroby cywilizacyjne 67
ROZDZIAŁ VII
Odbudowa mechanizmów obronnych organizmu 119
ROZDZIAŁ VIII
Dlaczego Terapia Gersona działa? 122

CZĘŚĆ II
Kompletny przewodnik po Terapii Gersona w praktyce 129
ROZDZIAŁ IX
Gospodarstwo domowe pacjenta 131
ROZDZIAŁ X
Zabronione produkty spożywcze 141
ROZDZIAŁ XI
Uzdrawiający pokarm 147
ROZDZIAŁ XII
Podstawowe zasady przygotowania potraw i soków 149
ROZDZIAŁ XIII
Wszystko na temat lewatyw 155
ROZDZIAŁ XIV
Lekarstwa 165
ROZDZIAŁ XV
Zwalczanie bólu bez użycia środków przeciwbólowych 170
ROZDZIAŁ XVI
Kryzysy ozdrowieńcze 175
ROZDZIAŁ XVII
Program pełnej terapii 182

ROZDZIAŁ XVIII
Program dla pacjentów po chemioterapii i poważnie osłabionych 185
ROZDZIAŁ XIX
Terapia Gersona w leczeniu chorób innych niż nowotwory złośliwe 190
ROZDZIAŁ XX
Ważne kwestie do zapamiętania 192
ROZDZIAŁ XXI
Bądź ostrożny: przed tobą pułapki! 204
ROZDZIAŁ XXII
Pytania i odpowiedzi 211
ROZDZIAŁ XXIII
Życie po zakończeniu Terapii Gersona 223

CZĘŚĆ III
Ważne informacje dodatkowe 227
ROZDZIAŁ XXIV
Wsparcie psychologiczne dla pacjentów Gersona 229
ROZDZIAŁ XXV
Pokonywanie napięcia i stresu 240
ROZDZIAŁ XXVI
Badania laboratoryjne wg Gersona 245
ROZDZIAŁ XXVII
Historie wyleczonych pacjentów 268
ROZDZIAŁ XXVIII
Przepisy kulinarne 282

Bibliografia 351
Skorowidz 353

Spis tabel

Tabela 17-1 Program godzinny dla typowych pacjentów chorych na raka 183
Tabela 17-2 Program roczny dla typowych pacjentów chorych na raka 184
Tabela 18-1 Program godzinny dla pacjentów po chemioterapii
i/lub poważnie osłabionych 188
Tabela 19-1 Złagodzony program dla cierpiących na choroby
inne niż nowotwory złośliwe 191
Tabela 26-1 Prawidłowe wartości trójglicerydów 257
Tabela 26-2 Prawidłowe wartości białek 258
Tabela 26-3 Prawidłowy poziom żelaza w surowicy
i całkowita zdolność wiązania żelaza 261
Tabela 26-4 Prawidłowe wartości hemoglobiny 263
Tabela 26-5 Leukocyty WBC 266

Podziękowania

Niniejsza książka jest przede wszystkim hołdem dla mojego ojca, dra Maxa Gersona. Był on nie tylko lekarzem, ale prawdziwym uzdrowicielem. Głęboko rozumiał podstawowe zasady nieprawdopodobnie złożonego i wspaniałego mechanizmu, jakim jest ludzkie ciało. Poprzez swój geniusz nauczył się, jak uzdrawiać organizmy, które zawiodły. Był nie tylko genialnym uzdrowicielem, miał też nadzieję przynieść uzdrowienie całemu światu, aby zakończyć choroby i cierpienia.

Na bazie jego olbrzymiej wiedzy i doświadczenia, byliśmy bardzo często w stanie uleczyć, przywrócić życie i zdrowie tym, którzy już usłyszeli słowa wyroku: „nieuleczalne", tym, którzy stanęli twarzą w twarz z perspektywą długoletniego cierpienia lub śmierci. Książka ta ma na celu dostarczenie niezbędnej wiedzy na temat stosowania jego metody tym, którzy użyją jej, aby wrócić do szczęśliwego i aktywnego życia.

Przez ostatnie 30 lat świat się zmienił, warunki życia się pogorszyły i metoda opracowana przez dra Gersona musiała zostać zaadoptowana do nowych warunków. Przyczyniła się do tego wiedza, doświadczenie i przenikliwość umysłów wielu ludzi. Jeszcze więcej osób pomogło nam w udokumentowaniu wszystkich szczegółów Terapii Gersona.

Jest fizyczną niemożliwością podziękować każdej osobie zaangażowanej w powstanie tej książki. Są to lekarze prowadzący Terapię Gersona, pielęgniarki i personel pomocniczy przygotowujący codzienne posiłki, oddani pomocnicy dbający o zachowanie codziennego porządku kuracji. Naszymi bohaterami są również pacjenci, zdyscyplinowani i lojalni wobec swojej decyzji stosowania terapii. Nie można zapomnieć o przyjaciołach, znajomych i rodzinie pacjentów, którzy zachęcają chorych do zdecydowanego trzymania obranego kursu i niepoddawania się tylko dlatego, że wcześniej lekarz wystawił im wyrok śmierci.

W powstanie książki był również zaangażowany mój syn, Howard Straus, który spędził niezliczoną ilość godzin na poszukiwaniach różnorodnych materiałów pomocnych przy powstawaniu książki, także po to, by umieścić je w Internecie i wykładać w Stanach Zjednoczonych, Kanadzie i Azji. Również moja córka, Margaret Straus – jej wykłady, seminaria i artykuły przyczyniły się do popularyzacji Terapii Gersona w Anglii i we Włoszech. Jej pomoc i zachęta zainspirowały naszą najbardziej znaną pacjentkę, moją drogą przyjaciółkę, Beatę Bishop. Z początku jako oddana pacjentka, nagrodzona dramatycznym powrotem do zdrowia, Beata włożyła mnóstwo czasu i energii w napisanie i wydanie tej książki oraz kontynuację dzieła dra Gersona w Wielkiej Brytanii, gdzie, razem z Janet Pottinger, ufundowała Brytyjską Grupę Wsparcia Terapii Gersona. Jesteśmy bardzo zobowiązani tej grupie za umożliwienie nam publikacji większości przepisów kulinarnych z wydawanego przez nich czasopisma, *Gerson Gourmet*. Niemały wkład w rozdział z przepisami wnieśli także Yvonne Nienstadt, Susan DeSimone, a także kilkoro wyleczonych pacjentów. Wiele, wiele innych osób, zbyt dużo, aby wymienić ich po imieniu, pomagało, zachęcało i wspierało nas psychicznie, a często finansowo, aby zrealizować ten projekt. Wszystkich tym ludziom – oddanym pomocników w kontynuacji dzieła uzdrawiania dra Gersona – poświęcam tę książkę z wyrazami najwyższej wdzięczności.

Do Czytelnika

Książka, którą trzymasz w ręku, może służyć jako drogocenne narzędzie do utrzymania i poprawy stanu Twojego zdrowia, jeżeli nie chorujesz lub powrotu do zdrowia, jeżeli jesteś chory. Znajdziesz tutaj wszelkie niezbędne informacje, jakich potrzebujesz do osiągnięcia obu z tych celów. Jest jednak kilka punktów, na które należy zwrócić szczególną uwagę, jeżeli stosujesz Terapię Gersona jako metodę leczenia choroby. W Twoim własnym interesie powinieneś przyjąć je do swojego serca i stale o nich pamiętać.

Terapia Gersona to doskonale nastrojony precyzyjny instrument, którego każdy element gra niezwykle ważną rolę i wpływa na wszystkie pozostałe elementy. Terapia musi być praktykowana całościowo bez pomijania żadnego, pojedynczego nawet szczegółu. Jeśli postąpisz inaczej, to nie tylko stracisz uzdrawiającą siłę terapii, ale również narazisz się na dalsze problemy zdrowotne.

Nie rozpoczynaj Terapii Gersona na zasadzie eksperymentu, myśląc, że możesz się zawsze wycofać, jeśli program kuracji okaże się zbyt uciążliwy. Program istotnie jest wymagający, intensywny i całościowy – daleki od objawowego leczenia, jakie oferuje dziś medycyna konwencjonalna. Zamiast leczyć tylko symptomy, Terapia Gersona może naprawdę wyleczyć chorobę i zapewnić Ci zdrowie w przyszłości. Wybór należy do Ciebie. Przeczytaj tę książkę, żeby zrozumieć, co dokładnie oznacza podjęcie Terapii Gersona. Proszę, w Twoim najlepszym interesie, abyś podjął się jej tylko wówczas, kiedy będziesz w pełni przekonany i zdeterminowany kontynuować ją tak długo, aż wyzdrowiejesz. Na całym świecie są ludzie, którzy to zrobili i dzięki temu mogli wyjść z zagrażających życiu chorób, odzyskać zdrowie i wzbogacić swoje życie. Serdecznie Cię zapraszamy, abyś dołączył do ich grona.

W miarę, jak będziesz zagłębiał się w lekturę, znajdziesz wiele odniesień do książki dra Maxa Gersona „*A Cancer Therapy: Results of Fifty Cases*"[1], która po raz pierwszy ukazała się w 1958 roku, rok przed śmiercią autora.

---

1 Gerson, M. *A Cancer Therapy: Result of Fifty Cases and the Cure of Advanced Cancer by Diet Therapy: Summary of Thirty Years of Clinical Experimentation*, 6 edycja. San Diego, CA: Gerson Institute, 1999

Obecnie na rynku znajduje się szóste już wydanie tej książki, która została przetłumaczona na cztery języki. Od czasu jej napisania technologia medyczna i badania zrobiły ogromy postęp, oferując możliwości, o jakich dr Gerson w jego czasach mógł tylko pomarzyć. Z tego powodu dzisiejszy czytelnik może uważać „*A Cancer Therapy*" za nieaktualną lub mało znaczącą. Jednakże to, co pozostało bardziej niż aktualne, to światłe, oryginalne i kompleksowe podejście do przyczyn powstawania i leczenia chorób nowotworowych, diametralnie różne od podejścia współczesnej onkologii. Zaburzenie porządku i subtelnej równowagi organizmu na poziomie komórkowym, kończące się rakiem, jest takie samo dzisiaj, jak było od zawsze, a zdolność Terapii Gersona do radzenia sobie z tym problemem pozostała taka sama.

Należy również pamiętać, że oprócz praktyki lekarskiej, dr Gerson był też bardzo cenionym naukowcem, mocno zaangażowanym w debatę polityczną nad tematem leczenia raka prowadzoną w Kongresie USA, uhonorowanym za swoją wyjątkowość przez laureata Nagrody Nobla dra Alberta Schweitzera. Jego kwalifikacje spełniały wszystkie wymogi tradycyjnej, opartej na dowodach, medycyny; dziś najnowsze badania zaczynają rzucać nieco światła wyjaśniającego skuteczność działania metody dra Gersona.

Wprowadzenie

Żyjemy w przełomowych czasach, doświadczając bezprecedensowego ataku na zdrowie – nasze własne i naszej planety. Oba te aspekty są połączone i nie mogą być odseparowane. Jest to kryzys, za który nie możemy nikogo winić – sami go sobie sprawiliśmy.

Oczywistym jest stwierdzenie, że przez wiele wieków wykorzystywaliśmy ziemię, nasze jedyne środowisko, brutalnie ją eksploatując, jakby to była jedynie martwa bryła wartościowych surowców do wykorzystania. Obecnie, raczej zbyt późno, zorientowaliśmy się, że nasza planeta to kompleksowy, żywy organizm z potężnym, lecz ograniczonym systemem odnowy i samoregulacji – i że może ulec degradacji, jeżeli człowiek będzie ją zbyt intensywnie wykorzystywał. Zaślepieniem jest niedostrzeganie faktu, że proces ten już się zaczął.

Wszystko to dotyczy nas bezpośrednio. Poprzez brak respektu do natury staliśmy się odseparowani on niej, zarówno globalnie jak i indywidualnie. Wspaniała nowoczesna technika, cuda elektroniki, podróże kosmiczne, nieograniczona potęga informatyki i wszystkie udogodnienia społeczeństwa konsumpcyjnego spowodowały, że zapomnieliśmy o podstawowych zasadach ludzkiej egzystencji, a mianowicie, że:
- Całe życie na naszej planecie zależy od kilkunastocentymetrowego, żyznego płata ziemi wspierającego życie roślin, które z kolei odżywiają ludzi i zwierzęta. Ta drogocenna substancja jest gwałtownie niszczona przez powodzie, erozje, intensywne metody uprawy, wycinanie lasów i inne destrukcyjne praktyki. Jeżeli to wyniszczenie będzie postępować, wkrótce żadna nowoczesna technika nie będzie w stanie nas wyżywić.
- Jesteśmy częścią natury, która ewoluowała przez tysiąclecia i nasze organizmy mogą dobrze funkcjonować tylko w oparciu o naturalne pożywienie, czyste powietrze, czystą wodę i wolne od zanieczyszczeń środowisko.

Niestety, w krajach wysokorozwiniętych nie żyjemy w ten sposób. Pomimo wysokiego standardu życia, higieny, cudów nowoczesnej medycyny i rosnącego dobrobytu, ogólne zdrowie społeczeństwa jest niedobre i stale się pogarsza. Przyznaję, ludzie żyją dłużej, ale wydłużony czas życia jest bezwartościowy, jeżeli dodatkowe lata okupione są walką z plagami różnych chorób, poczynając od artretyzmu aż do choroby Alzheimera, związane z przykuciem do łóżka, złym trawieniem i, co gorsza, utrzymywaniem się przy życiu dzięki niezliczonej ilości środków farmakologicznych. Z drugiej strony drabiny wiekowej dzieci zapadają na przewlekłe choroby, które jeszcze niedawno pojawiały się dopiero w wieku średnim lub nawet później. Otyłość, z jej wszystkimi zgubnymi dla zdrowia konsekwencjami, jest prawdziwą epidemią pośród wszystkich grup wiekowych. Biorąc pod uwagę astronomiczne sumy wydawane na badania i ochronę zdrowia, rysujący się obraz jest nader ponury.

Jak na ironię, w krajach rozwijających się o tradycyjnym stylu życia i tradycyjnym rolnictwie, pomijając alarmujący poziom ubóstwa, ludzie są ogólnie zdrowsi. Nie stracili oni swojego zakorzenienia w naturze – zaczynają podupadać na zdrowiu dopiero, kiedy przyjmują za swój zgubny, zachodni styl życia.

Jest oczywiste, że musimy zmienić nasze obyczaje. „Powróćmy do natury!" – sugerował w osiemnastym wieku francuski filozof Rousseau – i jest to dokładnie to, co powinniśmy zrobić. Musimy znaleźć sposób na powrót do harmonijnego, naturalnego stylu życia i nauczyć się, jak przywrócić pełne zdrowie poprzez usunięcie przyczyn, a nie tylko objawów naszych zdrowotnych problemów.

Metoda leczenia dra Gersona, która jest tematem tej książki, umożliwia nam to, – czy to jeśli chcemy wyleczyć jedną z licznych chorób przewlekłych, czy też ostatecznie skończyć z niezliczonymi drobnymi schorzeniami i wrócić do stanu pełnego zdrowia i dobrego samopoczucia.

Podstawową zasadą programu jest jego kompleksowość (znana również pod nazwą holistyki). Oznacza ona uwzględnienie całego organizmu, pracę z *wszystkimi* jego niedomaganiami i słabościami, a nie tylko koncentrację na pojedynczym symptomie czy organie, tak jakby były elementami niezależnymi od reszty ciała. Holistyka obejmuje również indywidualną kondycję psychiczną każdej osoby, wynikającą z warunków życia codziennego, zawodu i stylu życia. To diametralnie różne podejście od tradycyjnej, alopatycznej medycyny, charakteryzującej się ciągłym zawężaniem specjalizacji, koncentracją na symptomach chorób, poszukiwaniem jednej ich przyczyny i próbą usunięcia jej za pomocą środków farmakologicznych.

Często mówi się, że współczesna alopatyczna medycyna jest jedyną dziedziną nauki, która utknęła w epoce przed-einsteinowskiej. Istotnie, medycyna ciągle obraca się w duchu Ludwika Pasteura, dziewiętnastowiecznego francuskiego naukowca zwanego „ojcem zakaźnej teorii chorób". Pasteur utrzymywał przez całe swoje życie, że źródłem chorób są bakterie (które jako pierwszy opisał), a wyleczenie polega na ich zniszczeniu. W przeciwieństwie do jemu współczesnego oponenta, Antoine Bechampa, który z kolei utrzymywał, że to, co ma znaczenie to nie zarazki, ale kondycja organizmu, który został zaatakowany. Pasteur pozostał przy swojej koncepcji do ostatnich dni swojego życia. Dopiero na łożu śmierci przyznał: „Zarazki nie mają znaczenia, wszystko zależy od gruntu, na który padają"[1]. Niestety, ta późna zmiana jego opinii pozostała szerzej nieznana, pozostawiając współczesną medycynę w pułapce teorii zarazków, lekceważenia „gruntu" i nieustannej specjalizacji.

Program Gersona idzie w przeciwnym kierunku. Jego uzdrawiająca siła nie jest ściśle ukierunkowana na jedną chorobę, co tłumaczy, dlaczego jest w stanie radzić sobie z szerokim wachlarzem dolegliwości: jej celem jest odbudowa „gruntu"(całego organizmu), który jest wówczas w stanie sam się uleczyć. Niewiarygodne możliwości samouzdrawiania organizmu, w pełni wykorzystywane w tym programie, są poważnie zaniedbywane czy wręcz odrzucane przez medycynę konwencjonalną. Co oczywiste, jego całościowość (przeciwieństwo specjalizacji), jest nie do przełknięcia dla tradycyjnie wykształconych lekarzy. Po raz pierwszy metoda znalazła zastosowanie dla młodego dra Gersona, gdy odkrył, że jest w stanie pozbyć się częstych, wycieńczających migren przez zastosowanie ubogiej w tłuszcz i sól wegetariańskiej diety. To wydarzenie zapoczątkowało proces, który ostatecznie doprowadził dra Gersona do rewolucyjnego wniosku: jego dieta uleczyła cały organizm, a nie specyficzną dolegliwość, a w związku z tym nie ma praktycznie ograniczeń dla mocy jej uzdrawiania. Zdumiewająca, prawie osiemdziesięcioletnia historia stosowania terapii dowiodła, że miał rację.

W obecnych czasach, kiedy zanieczyszczenie środowiska jest znacznie większe, a współczesna dieta jest dużo bardziej szkodliwa, niż w czasach dra Gersona, jego terapia wciąż odnosi spektakularne sukcesy, chociaż proces leczenia jest trudniejszy i trwa dłużej. Pragnę jednak podkreślić, że Metoda Gersona nie jest *ani uniwersalnym panaceum ani cudowną kuracją i może się nie powieść z wielu powodów* (na przykład, jeżeli pacjent zacznie ją stosować zbyt późno, po zastosowaniu wszystkich konwencjonalnych metod, które zawiodły i spowodowały silne wyniszczenie organizmu; nie przestrzega zasad terapii; lub ma usunięty ważny organ).Takie przypadki są jednak rzadkością, wskaźnik sukcesów Terapii Gersona w leczeniu śmiertelnych chorób znacznie przewyższa wyniki osiągane za pomocą konwencjonalnych metod leczenia. Kolejne rozdziały wyjaśnią w szczegółach, jak i dlaczego metoda ta działa.

---

1 „The germ is nothing, the terrain is everything", Claude Bernard (1817-1878). Chociaż Pasteur bronił swej teorii do końca życia, na łożu śmierci przyznał że Claude Bernard nie mylił się. „Claude Bernard miał rację", przyznał Pasteur. „Bakterie nic nie znaczą, podłoże, na które padają, ma znaczenie." Louis Pasteur (1822 – 1895). Stwierdzone przez Louisa Pasteura Valery- Radot, kwestia objaśniona na łożu śmierci.
(WWW.orinignalquinton.com/history.php).

ROZDZIAŁ I

Początek opowieści

*Wielkie umysły zawsze narażają się
na gwałtowne ataki miernoty.*
– Albert Einstein

Odkrycia niektórych z największych naukowców są rezultatem nagłego błysku inspiracji, pojawiającego się nieoczekiwanie, jak grom z jasnego nieba. Inne są wynikiem długich, żmudnych badań. Najbardziej fascynującymi osiągnięciami są te, które wynikają z serii pozornie przypadkowych zbiegów okoliczności, prowadzących do zdumiewających odkryć. Terapia Gersona należy do tej właśnie kategorii. Powołana została do życia, ponieważ jeden wyjątkowy człowiek, urodzony w Niemczech doktor Max Gerson, miał dar stawiania właściwych pytań we właściwym czasie i poszukiwania odpowiedzi ze skrajnie naukową dokładnością. Ta historia pozwoli nam zrozumieć, w jaki sposób ta, ratująca życie terapia jego imienia, została powołana do życia.

Już jako młody chłopiec Max Gerson wykazywał naukowe zaciekawienie. Lubił bawić się w ogrodzie z babcią, która hodowała kwiaty oraz warzywa i owoce na rodzinny stół. Co jakiś czas, wtedy, gdy babcia używała nowych sztucznych nawozów, mających sprawić, że zbiory będą lepsze i obfitsze, Max ze zdziwieniem stwierdzał, że robaki zostawiały świeżo nawożone grządki i migrowały do innych, tych, na których stosowano uświęcone czasem naturalne metody. Młody Max doszedł do wniosku, że musi być coś szkodliwego w nowych nawozach, czego robaki nie mogą znieść i co każe im uciekać do naturalnego środowiska. Max nigdy nie zapomniał tych wczesnych doświadczeń.

Po zakończeniu szkoły średniej, Max zdecydował się zostać lekarzem i rozpoczął studia kolejno na Uniwersytecie w Brukseli, Wurzburgu, Berlinie i Fryburgu. Przez cały okres studiów pozostał wiecznie ciekawski, zawsze rozważając różne możliwości, stawiając pytania: „Co może się zdarzyć jeżeli(...)?". Jako młody lekarz, pracując w charakterze asystenta dra Ottfrieda Foerstera w Brukseli, zamówił piękne krzewy róż z Holandii, uprawiał je, zmieniając ich nawożenie i nawadnianie oraz – poprzez zainstalowanie filtrów światła – dawki światła słonecznego, jakie do róż docierały. Tymi metodami zmienił kolory kwiatów.

To nauczyło go, że zmieniając nawożenie i światło, człowiek jest w stanie zmienić metabolizm żywych roślin, ale nie miał pojęcia jak zastosować to odkrycie w leczeniu ludzi. Musiał pojawić się poważny problem zdrowotny w jego życiu – powtarzające się serie ostrych migren – aby pokazać mu drogę do przodu.

Migreny były tak wyniszczające i pojawiały się tak często, że był całkowicie zdesperowany, aby znaleźć jakieś rozwiązanie. Jego nauczyciele i profesorowie, do których zwrócił się o pomoc, nie byli w stanie zaproponować mu żadnej skutecznej terapii. Mówili, że poczuje się lepiej, kiedy osiągnie pięćdziesiątkę, ale młody lekarz nie wyobrażał sobie życia przez najbliższe 30 lat z takimi migrenami. Czasami z ich powodu zostawał w łóżku, w ciemnym pokoju, z dokuczliwym bólem i nudnościami, przez dwa lub trzy dni w tygodniu. Musiała istnieć na to jakaś odpowiedź i on był wystarczająco zdeterminowany, żeby ją znaleźć.

Zaczynając poszukiwania przeczytał wszystko, co w owym czasie było dostępne, a co mogło być związane z tematem. Nie znalazł nic wartościowego. Odwiedził wielu profesorów jako pacjent i nie otrzymał żadnej pomocy. Przez przypadek (jeżeli wierzymy w przypadki), znalazł artykuł opisujący, w jaki sposób kobieta cierpiąca na migreny została z nich wyleczona poprzez zmianę diety. Dieta! Nikt wcześniej nie powiedział mu ani słowa na temat diety, a jego nauczyciele nie wspominali nawet, że przewlekłe choroby mogą być związane z dietą. Jak zwykle skłonny był do eksperymentów, nawet używając siebie samego w roli królika doświadczalnego. Porzucił swój normalny sposób odżywiania i spróbował kilku innych diet. Zajęło trochę czasu i doświadczył kilku niepowodzeń, zanim odkrył, że wolna od soli wegetariańska dieta pozwoliła mu pozbyć się bólu i nudności migrenowych.

Wówczas włączył leczenie dietą do swojej praktyki lekarskiej. Kiedy pacjenci z migreną przychodzili do jego gabinetu, mówił im otwarcie, że zgodnie z wiedzą medyczną nie ma lekarstwa na tę chorobę. Mówił im również, że sam cierpiał na migreny do czasu, aż nie zmienił swojej diety i proponował pacjentom zrobienie tego samego. Kiedy pacjenci wracali po trzech, czterech tygodniach, wszyscy zgłaszali ustąpienie objawów migrenowych – nie było ich tak długo, jak długo trzymali się zasad diety i nie oszukiwali.

To doświadczenie dało początek stosowaniu przez dra Gersona „diety migrenowej", terapii specyficznej dla pojedynczej dolegliwości, tak jak nakazuje medycyna konwencjonalna, do czasu, aż pewne wydarzenie zmieniło jego punkt widzenia. Pewnego dnia dra Gersona odwiedził pacjent skarżący się na migrenę i zgodził się zastosować „dietę migrenową". Kiedy wrócił, mniej więcej po miesiącu, miał coś niezwykłego do zakomunikowania. Jego migrena była wyleczona i co więcej, gruźlica skóry (TB) (lupus vulgaris), na którą cierpiał, również została wyleczona. Dr Gerson był sceptyczny. „Nie, nie mógł pan mieć gruźlicy. To musiało być coś innego. Gruźlica jest nieuleczalna!" – stwierdził. Wtedy pacjent pokazał wyniki badań laboratoryjnych, które jasno mówiły, że istotnie, miał prątki gruźlicy w uszkodzonych tkankach. Dr Gerson był oszołomiony. Nie mógł znaleźć powiązania pomiędzy migreną a gruźlicą i dlaczego obie dolegliwości zostały wyleczone?

Był jeszcze jeden decydujący moment w jego życiu, kiedy zmuszony był zadać kluczowe pytanie i znaleźć znaczącą odpowiedź. Na początek zapytał tegoż pacjenta, czy zna inne osoby cierpiące na gruźlicę i czy może je przysłać do niego na bezpłatne leczenie. Zgłosiło się kilka osób i wszyscy zostali wyleczeni. Dr Gerson musiał zaakceptować, że jego „dieta migrenowa" może uleczyć rzekomo nieuleczalną gruźlicę skóry.

Wieść o tych godnych uwagi eksperymentach dra Gersona dotarła do znanego specjalisty w dziedzinie gruźlicy, Ferdynanda Sauerbrucha z Monachium. Wysłał on do dra Gersona 450 ze swoich pacjentów z „nieuleczalną" gruźlicą, mówiąc, że jeżeli Gerson jest w stanie zatrzymać postępy choroby u jednego choćby pacjenta, uwierzy we wszystko, co twierdzi. Dieta Gersona nie tylko wstrzymała proces chorobowy, ale wyleczyła 446 z tych poważnie chorych pacjentów. W odpowiedzi dr Sauerbruch opublikował te wyniki w licznych pismach naukowych[1].

Dr Gerson nie był jednak usatysfakcjonowany. Zastanawiało go, czy, skoro gruźlica skóry została uleczona jego dietą, również inne rodzaje gruźlicy mogą zachować się w ten sam sposób? Co ze śmiercionośną gruźlicą płuc? Co z chorobami nerek, kości, zapaleniem mózgu i innymi rodzajami chorób? Zaczął więc leczyć pacjentów z takimi chorobami swoją dietą – wśród nich żonę dra Alberta Schweitzera – i okazało się, że chorzy zostali wyleczeni. Co więcej, wielu z nich cierpiało również na inne również dolegliwości: wysokie lub niskie ciśnienie, alergie, astmę, choroby nerek i inne. Wszystkie te choroby zniknęły po zastosowaniu „diety migrenowej"!

W tym momencie dr Gerson uświadomił sobie, że poprzez zmianę diety nie leczył pojedynczej choroby: na kurację reagował układ metaboliczny i immunologiczny pacjentów, a to znaczy, że leczone było całe ciało. To otworzyło drzwi do leczenia wszystkich „nieuleczalnych" chorób. Od tej chwi-

---

1 Ferdinand Sauerbruch, *A Surgeon's Life* (Londyn: Andre Deutsch, 1953); zobacz również Howard Straus, *Dr. Max Gerson: Healing the Hopeless* (Carmel, CA: Totality Books, 2002).

li droga dra Gersona wiodła w całkowicie innym kierunku, niż medycyna ortodoksyjna. Jego pacjenci byli uzdrawiani, a nie systematycznie zatruwani lekarstwami.

Pierwszy duży krok w kierunku leczenia raka dokonał się w 1928 roku, kiedy pewna kobieta wezwała go na wizytę domową. Cytując dra Gersona: „Pytałem, co jej dolega, ale ona nawet nie chciała mi powiedzieć przez telefon"[2]. Kiedy zjawił się w domu chorej ta przyznała, że przeszła operację z powodu raka przewodów żółciowych: teraz miała żółtaczkę, wysoką gorączkę i potrzebowała jego pomocy. Dr Gerson powiedział jej, że nie wie, jak leczyć raka, ale kobieta nalegała, powołując się na jego sukcesy w leczeniu gruźlicy. Poprosiła go o spojrzenie na wielką księgę rozłożoną na jej stole, otwartą na rozdziale „Leczenie raka". Dr Gerson przypomniał sobie, że w tej książce o medycynie ludowej „było coś na o Hipokratesie żyjącym 425 lat przed Chrystusem(…)Miał on pomysł na leczenie pacjentów poprzez detoksykację z zastosowaniem specjalnej zupy oraz jakichś lewatyw"[3]. Jeszcze raz powiedział pacjentce, że on nie jest w stanie jej wyleczyć, ale pod jej błagalnym naciskiem zdecydował się spróbować. Napisał jej plan terapii – dokładnie ten sam, jaki stosował w leczeniu gruźlicy. Jak sam to zapamiętał: „Spróbowałem – i około sześć miesięcy później pacjentka była wyleczona! Wstała z łóżka i była w doskonałej kondycji. Przysłała do mnie dwie kolejne osoby chore na raka z przerzutami w jamie brzusznej – również zostały wyleczone! Trzeci przypadek także został wyleczony! Spróbowaliśmy w trzech przypadkach i wszystkie trzy zakończyły się sukcesem!"[4].

Nieco później, w Wiedniu, spróbował leczyć kolejne sześć przypadków raka, ale z niepowodzeniem. Był zszokowany i zniechęcony, ale „(…)od kiedy to trafiło w moje ręce, moją głowę i moje serce, nie mogłem dłużej zostawiać tego problemu"[5].

Kilka lat później dr Gerson osiedlił się w Stanach Zjednoczonych. Aby otrzymać licencję na praktykowanie zawodu lekarza musiał najpierw zdać egzamin medyczny, ale wtedy nie był w stanie znaleźć szpitala, gdzie mógłby leczyć. „Nie mogłem pozbyć się myśli o tych trzech pierwszych przypadkach. Ciągle o tym myślałem: 'To musi być możliwe, byłoby zbrodnią nie spróbować znaleźć odpowiedzi' "[6].

---
2   M. Gerson, *A Cancer Therapy: Results of Fifty Cases and The Cure of Advanced Cancer by Diet Therapy: A Summary of Thirty Years of Clinical Experimentation*,6 edycja. (San Diego, CA: Gerson Institute, 1999), Załącznik II
3   Ibid.
4   Ibid.
5   Ibid., s. 403-405.
6   Margaret Gerson, *Dr. Max Gerson: A Life Without Fear* (New York: niepublikowany manuskrypt, 1968-1969).

Terapia doktora Gersona 23

Przestudiował całą literaturę medyczną oraz wyniki badań, do jakich był w stanie dotrzeć i odkrył, że istniała różnica pomiędzy pacjentami chorującymi na choroby chroniczne, a tymi chorującymi na raka. Później opisał tę różnicę w następujący sposób: „pacjenci chorzy na choroby przewlekłe mają zniszczoną, słabą wątrobę; pacjenci chorujący na raka mają toksyczną wątrobę"[7]. Gerson odkrył też, że pacjenci z rakiem nie mogą całkowicie strawić pożywienia, przyswoić tłuszczy i olei. Te niestrawione resztki były przejmowane przez tkankę nowotworową, która rosła i rozkwitała na ich bazie. Poprzez lata prób i błędów, gromadzenia bezpośrednich doświadczeń z chorymi, opracował wybitnie skuteczną terapię, która działała nawet na śmiertelnie chorych pacjentów.

Świetlane pomysły i nowatorskie metody dra Gersona nie pasowały do konwencjonalnego, alopatycznego systemu leczenia. Napisał wiele artykułów w oparciu o wyniki swojej pracy oraz relacje pacjentów i przesłał je do kilku periodyków medycznych; wszystkie zostały odrzucone na podstawie różnych pretekstów. Równolegle pacjenci, pytający o Terapię Gersona w Stowarzyszeniu Lekarzy Amerykańskich, byli informowani, że jego metoda jest „sekretem", ponieważ „odmówił jej upublicznienia"[8].

Rada Lekarzy Nowojorskiego Stowarzyszenie Lekarskiego napisała pięć listów do dra Gersona wzywając go do przedłożenia danych uwierzytelniających wyniki jego odkryć[9]. Pięć razy cierpliwie dostarczył danych na temat wyników leczenia swoją terapią i w miarę możliwości, zaprezentował nawet kilku pacjentów wyleczonych tą metodą. Jego jedyną prośba było, aby rada upublicznia swoje wnioski; nigdy tego nie zrobiła.

---

7   Note 2 (Gerson), supra
8   Particia Spain Ward, „History of the Gerson Therapy," według U.S. Congressional Office of Technology Assessment: „W świetle oświadczenia Milesa Gerson był niewinny, koncentrując się na historii pacjentów których z sobą przyprowadził i na wyjaśnianiu mechanizmów diety, która doprowadziła do cofnięcia guzów i uzdrowienia. Jedynie pod naciskiem Senatora Peppera Gerson przyznał, że 30% zaawansowanych przypadków leczył wykazało pozytywną odpowiedź na kurację (U.S. Congress, 1946, 115). Pomimo to JAMA poświęciła dwie strony żeby podważyć uczciwość Gersona (JAMA, 1946). Wykazując brak opanowania w kwestiach dotyczących Gersona, Fishbein twierdził bezpodstawnie, wbrew faktom, że sukces diety Gersona – Sauerbrucha – Hermansdorfera był 'najwidoczniej niepodatny na powtórzenie przez innych obserwatorów.' Stawiał również fałszywy zarzut że Gerson kilkakrotnie odmówił dostarczenia do AMA szczegółów dotyczących swojej diety. Fishbein podkreślał, bez żadnych komentarzy, że Gerson podchodził ostrożnie do innych lekarstw, szczególnie środków znieczulających, ponieważ mogą one wywoływać niebezpiecznie silne reakcje w stanie zwiększonej podatności na alergie, w którym była większość z jego pacjentów. "Stwierdzenie to znalazło się w artykule wstępnym Fishbeina, cytowanym powyżej przez Ward. „Gerson's Cancer Treatment,", artykuł wstępny, Journal of American Medical Association 132 (16 listopada 1946): s. 645-646
9   S. J. Haught, Censured for Curing Cancer: The American Experience of Dr. Max Gerson (San Diego: Gerson Institute, 1991)

Chcąc zapewnić ciągłość prac nad swoim odkryciem, dr Gerson próbował wyszkolić innych lekarzy i/lub asystentów w praktykowaniu terapii. Kilkakrotnie młodzi lekarze, niemający jeszcze własnej praktyki, prosili dra Gersona o możliwość asystowania mu, aby nauczyć się zasad terapii. Zawsze gotowy, by dzielić się wiedzą z młodymi, zapalonymi studentami, przyjmował ich na staż.

Taki „staż" nigdy nie trwał dłużej niż cztery, pięć dni. Po tym czasie, zażenowani młodzi ludzie wyjaśniali drowi Gersonowi, że otrzymywali poważne pogróżki, iż jeżeli będę z nim pracować to zostaną wykluczeni ze stowarzyszeń lekarskich i żaden lekarz nie przyśle do nich swoich pacjentów, nie będą też mogli praktykować. Mając zwykle długi zaciągnięte na studia medyczne, młodzi lekarze nie mogli pozwolić sobie na taką sytuację, i z bólem porzucali współpracę z drem Gersonem. (Podobna sytuacja ma miejsce i dzisiaj. Kiedy jeszcze nie w pełni ukształtowani lekarze chcą odwiedzić klinikę Gersona w Meksyku, aby nauczyć się jego terapii, ich przełożeni wyjaśniają im, że taki krok złamałby rozwój ich kariery lekarskiej. To wyjaśnia, dlaczego tak mało lekarzy jest przeszkolonych w zakresie stosowania Terapii Gersona).

Nie zważając na te wszystkie przeszkody, dr Gerson kontynuował pracę nad swoją metodą, doprowadzając ją z biegiem czasu do perfekcji. Ponieważ, pomimo wszystkich starań, odcięty był od możliwości publikacji wyników swych prac w pismach medycznych, ostatecznie zebrał potrzebne materiały i napisał swoją ostatnią książkę, która stała się jego medycznym testamentem.

Kilka lat temu dostaliśmy niewiarygodną wiadomość od znanego pisarza i publicysty zajmującego się tematyką zdrowotną w Nowym Jorku. Zbierał on właśnie materiały do swojej pracy i chciał załączyć w niej materiał dowodowy dra Gersona, opublikowany w 1946 roku przed komisją kongresową[10] pod patronatem Senatora Claude Peppera. Naukowiec wybrał się zatem do Waszyngtonu szukając raportu dowodowego w bazie danych Kongresu, który jako oficjalny dokument Rządu Stanów Zjednoczonych nie powinien być w żaden sposób zmieniany czy manipulowany. Wiedział, że materiał dowodowy zajmował kilka stron wliczając odpowiedzi dra Gersona na liczne pytania o jego odkrycie, oraz prezentacje pięciu wyleczonych pa-

---

10 Ibid. Zobacz również kopię oświadczenia dra Gersona przed Podkomisją Peppera – Neeleya. „ Badania nad rakiem, przesłuchanie przez Podkomisją Komitetu Spraw Zagranicznych, Senat Stanów Zjednoczonych, Siedemdziesiąty Dziewiąty Kongres, Sesja Druga, projekt ustawy wnioskującej przez Prezydenta Stanów Zjednoczonych zorganizowanie i powołanie na terenie USA grupy wybitnych światowych ekspertów, jak również wspieranie jej i korzystanie z efektów jej pracy nad znalezieniem sposobów leczenia i zapobiegania nowotworom. 1-3 czerwiec 1946" (Waszyngton, Dc: United States Painting Office, 1946)

cjentów, którzy zostali wcześniej odesłani do domu, aby umrzeć z powodu nieuleczalnego stadium raka. Naukowiec przeszukał oficjalną bazę danych Kongresu i znalazł tylko puste miejsce pod datą, gdzie materiał ten powinien być dostępny. Materiał został usunięty – z pogwałceniem wszystkich zasad i bez wyjaśnień.

Ortodoksyjna „naukowa" medycyna rutynowo odrzuca wszystkie badania opartej na małej (mniejszej niż 250) liczbie badanych przypadków, bez względu na jej zalety. Poniższy cytat, dotyczący również historii dra Gersona, jest tego potwierdzeniem:

„Stosowanie niewielkiej ilość próbek badawczych użytych do badań dowodzi ich niewiarygodności, wykorzystywanej od setek lat przez medycynę jako argument w krytyce eksperymentów, które jej zdaniem nie wychodzą poza margines błędów statystycznych. Używa się następujących argumentów: 'W jaki sposób uwzględnione są zmienne?' 'Jakie są statystyki?' 'Skąd wiadomo, że pacjent nie wyzdrowiał z innego powodu?' 'Statystycznie matematyka tego nie potwierdza.' 'Czy rzeczywiście wszystkie zmienne zostały uwzględnione?' 'Skąd wiadomo, że lekarstwa nie są tak samo skuteczne?' 'Rozruszniki serca działają tak samo dobrze.' 'To, co już mamy, jest wystarczająco dobre, jeżeli jest poprawnie stosowane' "[11].

---

11 R. J. Glasser, „*The body is the Hero*" (Nowy Jork: Random Mouse, 1976), s. 242

ROZDZIAŁ II

Opowieści ciąg dalszy

Ci, którzy dopiero zapoznają się z Terapią Gersona, wątpią czasami, czy metoda opracowana 60 lat temu i pozostawiona w praktycznie niezmienionej formie do dzisiaj, może skutecznie działać. Medycyna wszakże zrobiła ogromne postępy od śmierci dra Gersona w 1959 roku. Ta krytyka jest jednak pod każdym względem nieuzasadniona.

Psychika ludzka i natura samych chorób chronicznych nie uległa zmianie, zatem podejście dra Gersona jest wciąż bardzo aktualne. Z drugiej strony, wyniki najnowszych badań przeprowadzane przez naukowców na całym świecie potwierdzają i uzasadniają wybrane przez dra Gersona metody i środki[1]. W ciągu wielu lat terapia została udoskonalona i wzbogacona przy użyciu starannie wyselekcjonowanych dodatków, wprowadzonych zgodnie z duchem dzieła dra Gersona, który wszak nigdy nie był w pełni usatysfakcjonowany jej rezultatami, bez względu na to, jak doskonałe wyniki osiągał. Wiedział, że zawsze mogą one być jeszcze lepsze.

On momentu, gdy dr Gerson zmarł, proces leczenia stał się dużo bardziej skomplikowany. Powietrze, ziemia i woda są globalnie zanieczyszczone. Pożywienie rosnące na wyjałowionej ziemi traci większość ze swoich odżywczych wartości, a zubożenie pogłębia się w procesie dalszego przetwarzania i dodawania różnorodnych substancji chemicznych. Co gorsza, dramatycznie wzrosło spożycie lekarstw, zarówno tych na receptę jak i w wolnej sprzedaży. Pewne zgubne nałogi (np. palenie, uzależnienie od alkoholu, lekkie narkotyki) stały się codziennością współczesnego stylu życia. W efekcie ludzie są dużo bardziej zanieczyszczeni, a ich organizmy znacznie bardziej wyniszczone.

W związku z tym procesem zaobserwowaliśmy w klinice Gersona w Meksyku, że wyniki, które osiągaliśmy, nie były tak fantastyczne, jak wyniki dra Gersona. Co więcej, niektóre z jego oryginalnie podawanych lekarstw nie są już dostępne, gdyż zostały zamienione na nowsze odpowiedniki. Dla przykładu: dr Gerson używał surowego wyciągu z wątroby, aby podnieść

---

1 Carmen Wheatley, w książce Michaela Gearin-Tosha, *Living Proof: A Medical Mutiny* (Londyn: Simon & Schuster, 2002), Załącznik.

wydajność pracy wątroby swoich pacjentów. Obecnie wyciąg z wątroby jest poddawany znaczącej obróbce i nie działa już tak skutecznie. Dr Gerson używał również świeżego soku z wątroby cielęcej do przyspieszenia oczyszczania wątroby pacjentów z zatrucia pestycydami. Niestety, ta praktyka nie może być już dzisiaj stosowana ze względu na zainfekowanie wszystkich wątrób cielęcych, nawet tych najmłodszych i z najlepszych hodowli, przez campylobacter – bakterię, która może powodować biegunkę, bóle brzucha, gorączkę, nudności i wymioty.

Mając na celu rekompensatę tych braków, wprowadziliśmy do protokołu terapii kilka nowych suplementów i procedur. Jednym z nich jest Koenzym Q10, który zastępuje częściowo sok z surowej wątroby, wzmacnia układ immunologiczny, pomaga organizmowi zwalczyć pewne infekcje i niektóre rodzaje raka. Innym przykładem jest odtłuszczone Colostrum, które jako podstawowy płyn znajduje się w mleku karmiącej matki (jak również w mleku wszystkich kręgowców). Ten cenny materiał pozwala na budowę układu immunologicznego niemowląt, znajdując również zastosowanie w terapii do wzmocnienia osłabionego układu immunologicznego pacjentów.

Enzymy trzustki były od zawsze stosowane w leczeniu. Dr Gerson używał ich, aby zaatakować, rozbić i przetrawić tkanki nowotworowe. Dzisiaj, aby pomóc dużo bardziej wyniszczonym pacjentom, terapia została wzmocniona poprzez użycie zwiększonych dawek pankreatyny. Znalazły zastosowanie również tabletki Wobe-Mugos, zawierające szereg substancji wspierających system obronny organizmu i mających antyrakowe właściwości. Jednym z zadań tego środka jest zniszczenie zewnętrznej powłoki komórek rakowych, tak aby mogły zostać rozpoznane i zlikwidowane przez inne, precyzyjnie ukierunkowane elementy terapii.

Lekarze praktykujący metodę Gersona stosują także sztuczne wywołaną gorączkę (hipertermię), po to, aby stworzyć warunki do poprawy pracy układu immunologicznego, jak również przyspieszyć proces uzdrawiania. W zabiegu tym używa się amigdaliny (znanej też pod nazwą witaminy B17), otrzymywanej z pestek moreli. Wynaleziona przez dra Ernsta Krebsa wraz z jego synem Ernstem Krebsem Juniorem amigdalina zawiera w sobie drobiny cyjanku, które są w stanie niszczyć komórki rakowe bez ingerencji w zdrowe komórki. Odkryto także, że dożylne wstrzykiwanie amigdaliny zwiększa temperaturę guza o jeden stopień, co ma ogromne znaczenie, gdyż tkanki nowotworowe nie mogą przetrwać w warunkach podwyższonej temperatury, którą z łatwością tolerują zdrowe tkanki. Aby zwiększyć leczniczy efekt, pacjent jest zanurzany w gorącej kąpieli (hipertermia), która z kolei zwiększa temperaturę całego ciała zmuszając organizm do wytworzenia „gorączki". W całości zabieg ten pobudza proces niszczenia guzów, zmniejsza ból i poprawia samopoczucie (oczywiście cały guz nie może być natychmiast zniszczony w czasie jednego zabiegu!).

Do zapamiętania: O ile amigdalina jest pomocna w zwalczaniu masy guzów i redukcji bólu – szczególnie bólu kości – *nie* wpływa ona na odbudowę systemów organizmu i poszczególnych organów, ani też nie pomaga w odprowadzaniu toksyn. Jako taka może być stosowana jak użyteczny dodatek do terapii, ale nie jako terapia sama w sobie.

Kolejną wartościową innowacją metody Gersona stał się ozon aplikowany doodbytniczo lub jako nadtlenek stosowany do wcierania w skórę. Dostępny jest w dwóch postaciach, czy to jako woda utleniona czy to jako gaz. W obu przypadkach zabija bakterie i wirusy, niszczy tkanki rakowe, dotlenia krew (i poprzez to do wszystkie organy), jak również przekształca szkodliwe wolne rodniki w związki, które mogą być wydalone z organizmu. Woda utleniona w 3 % stężeniu (dostępna w aptekach), wcierana jest w skórę na całym ciele pacjenta raz lub dwa razy dziennie, tak żeby została zaabsorbowana przez pory. Jeżeli woda utleniona jest dostępna w większym stężeniu, wtedy musi zostać rozcieńczona, nigdy też nie powinna być stosowana do użytku wewnętrznego.

Domowe generatory ozonu, rutynowo używane w klinice Gersona w Meksyku, są też polecane pacjentom mieszkającym na dużych wysokościach (powyżej 900 metrów), oraz tym, którzy żyją w miejscach, gdzie były stosowane toksyczne opryski lub gdzie występuje duże zanieczyszczenie powietrza. Wdychanie bogatego w ozon powietrza jest bardzo odświeżające, energetyzujące, a nawet poprawia nastrój pacjentów.

Kolejna innowacja w diecie dotyczy pacjentów, którzy nie tolerują laktozy (np. nie są w stanie jeść odtłuszczonych i wstępnie przetrawionych białek pochodzących z mleka, takich jak jogurt i biały ser, które normalnie są dodawane do diety po 10 tygodniach). W takich przypadkach stosowana jest spirulina, wegetariańska, bogata w proteiny substancja.

WYCIĄG Z PESTEK GREJPFRUTA

Ponieważ ogólna wydajność układu immunologicznego pacjentów jest słaba, duży nacisk kładziony jest na uniknięcie wszelkich infekcji, w szczególności przeziębienia czy grypy. W tym celu w ostatnim czasie do protokołu dodany został wyciąg z pestek grejpfruta wykazujący antywirusowe i antybakteryjne właściwości, okazując się być bardzo skutecznym. Podawany doustnie lub w formie płukanki broni przed przeziębieniami, jeśli jest zastosowany przy pierwszym podejrzeniu infekcji. Innym wyśmienitym preparatem jest mieszanka homeopatyczna na grypę produkowana przez firmę Dolisos America, Inc. (WWW.dolisosamerica.com).

TAHEEBO, PAU D'ARCO

Tahebo lub Pau d'Arco, kora brazylijskiego drzewa Avellanedae Tabebuia, była tradycyjnym środkiem uzdrawiającym stosowanym przez liczne plemiona Ameryki Południowej. Podawana w formie herbatki jest wartościowym suplementem w terapii, wspomagającym leczenie, poprawiającym nastrój, a nawet pomagającym zwalczać tkanki nowotworowe. Tahebo składa się z cienkich, drewnianych łupinek, które muszą być moczone przez 10 minut w gotującej się wodzie i wyciśnięte przed podaniem. Ponieważ środek ten był używany przez wiele plemion, można go spotkać pod różnymi nazwami: Tahebo, Pau d'Arco lub Papacho.

SELEN

Pierwiastek ten jest uważany przez wielu naukowców – m.in. profesora Gerharda N. Schrauzera z Uniwersytetu w La Jolla[2] oraz profesora Harolda D. Fostera z kanadyjskiego Uniwersytetu Victoria[3] – za ważny środek pobudzający układ immunologiczny. Z tej przyczyny został dodany do protokołu terapii.

---

2   L. Olmsted, Gerhard N. Schrauzer, M. Flores-Arce i J. Dowd, „ *Selenium supplementation of symptomatic human immunodeficiency virus infected patients,*" 1: Biol Trace Elem Res. (kwiecień/maj 1989); 20 (1-2): s. 59-65. Department of Family Medicine, School of Medicine, University of California, San Diego, La Jolla. „ Całkowity poziom selenu u pacjentów płci męskiej chorych na AIDS w San Diego wynosi 0,123 +/- 0,030 μg /mL (n=24), oraz 0,126 +/- 0,038 μg /mL (n=26) z ARC (zespołem objawów towarzyszących AIDS), w porównaniu do oraz 0,195 +/- 0,020 μg /mL (n=28) w przypadku zdrowych mężczyzn. Żeby stwierdzić czy przyswajanie selenu w przewodzie pokarmowym jest osłabione u pacjentów z AIDS i ARC, wykonano próbę na 19 HIV pozytywnych mężczyznach chorych na AIDS lub ARC, przyjmujących 400 μg selenu/dzień w formie drożdży, maksymalnie do 70 dni. Całkowity poziom selenu we krwi zwiększył się do 0,28 +/- 0,08 μg /mL po 70 dniach suplementacji, selen był dobrze tolerowany. Przesłanka do wspomagania leczenia nosicieli wirusa HIV suplementacją selenu." PMID: 2484402 [PubMed – indexed for MEDLINE].
3   Harold D. Foster, *What really causes AIDS* (Victoria, BC: Trafford Publishing, 2002)

GLUKOZA – POTAS – INSULINA

Zastrzyk insulinowo-glukozowo-potasowy został wynaleziony przez słynnego specjalistę chorób serca, dr Demetrio Sodi-Pallaresa. Glukoza wraz z insuliną dostarczają energię potrzebną do transportu potasu poprzez membrany komórek do tkanek. Ponieważ protokół Terapii Gersona bogaty jest w glukozę i potas, zarówno pochodzący z soków jak i roztworu potasu, wystarczy dodatkowa, niewielka dawka insuliny (3 – 5 jednostek) podawana podskórnie (zastrzyki podskórne).

PIKOLINIAN CHROMU

Odkryto, że chrom w formie pikolinianu stymuluje produkcję insuliny przez trzustkę. 200 mcg kapsułki tego suplementu zostały dołączone do terapii, szczególnie dla diabetyków, żeby wspomagać proces wytwarzania insuliny.

PODSUMOWANIE

Zaledwie kilka środków dołączonych zostało do podstawowego programu Terapii Gersona po to, by zwiększyć jego skuteczność. Oczywiście, wcześniej musiały być dokładnie sprawdzone, by upewnić się, że nie są toksyczne. Poprzez dokładną weryfikację obiecujących wynalazków i ewentualne zmiany wprowadzane z najwyższą ostrożnością, jesteśmy w stanie zapewnić, że Terapia Gersona działa efektywnie w dzisiejszych, ekstremalnie trudnych warunkach.

ROZDZIAŁ III

Rozpoznanie przeciwnika

Podejście doktora Gersona do tematu zdrowia i chorób jest tak bardzo różne od podejścia konwencjonalnej medycyny, że niezwykle istotne jest zrozumienie jego podstawowych założeń. Kiedy to się stanie, teoria i praktyka terapii będą klarowne i pełne głębokiej logiki. W rzeczywistości wielu pacjentów wybiera program Gersona będąc w głębokim kryzysie zdrowotnym z powodu sensowności terapii i wiarygodniej obietnicy wyzdrowienia.

Celem terapii jest walka z przyczyną, a nie skutkiem choroby. Skupia się na dwóch aspektach, które definiuje jako główne przyczyny chorób: zanieczyszczeniach (toksemii) i niedoborach. Oba są skutkiem współczesnego, nienaturalnego sposobu życia. Oba są, do pewnego stopnia, związane ze współczesną zachodnią dietą i zanieczyszczeniem środowiska. Przyjrzyjmy się zatem bliżej naszym przeciwnikom.

TOKSEMIA

Powietrze, które wdychamy – czynnik absolutnie niezbędny do życia – jest wypełnione spalinami z samochodów, niewidocznymi drobinami zalegającymi w naszych płucach; resztki paliwa lotniczego spadają nieustannie z nieba; kominy niezliczonych fabryk zioną toksycznymi wydzielinami. Woda, kolejny podstawowy element życia, jest tak samo złej jakości; zawiera fluor i chlor oraz resztki różnorodnych substancji chemicznych, które odporne są na wszelkie techniki oczyszczania (z wyjątkiem destylacji). Przemysł i nowoczesne rolnictwo zanieczyszczają rzeki i jeziora.

Nowym elementem w tym i tak ponurym obrazie, jest smog elektromagnetyczny, niewidoczna, ale stale powiększająca się warstwa pola elektromagnetycznego zewsząd nas otaczającego. W domach smog generowany jest przez odbiorniki telewizyjne, lodówki, komputery, kuchenki mikrofalowe i telefony komórkowe. Poprzez nakładanie się na naturalne pole elektromagnetyczne człowieka wywołuje on zgubne dla zdrowia efekty[1]. Na zewnątrz, maszty radiowe telefonii komórkowej powodują poważne problemy: w okolicach nowo powstałych masztów odnotowuje się zwiększenie zachorowalności na różne choroby, na czele z rakiem[2] (zobacz: Rozdział 5).

Problem zanieczyszczeń zaczyna się w ziemi i roślinach w niej rosnących. Wysoce toksyczne pestycydy, herbicydy, preparaty grzybobójcze i różne inne chemikalia są dziś powszechnie stosowane w rolnictwie, pozostając na roślinach aż do czasu zbiorów i pojawienia się na naszych stołach. Wiele z tych trujących środków przenika w głąb roślin i nie może być usuniętych przez płukanie. Nasza codzienna dieta, o ile nie żywimy się wyłącznie produktami organicznymi, jest mocno „wzbogacona" koktajlem agrochemicznych substancji, których skumulowany wpływ na zdrowie człowieka nie został nigdy przebadany.

W dalszym procesie przetwarzania żywności stosuje się ogromne ilości chemicznych dodatków, z których wiele jest niebezpiecznych[3]. Ich zadaniem jest przedłużyć żywotność produktów prawie w nieskończoność, uatrakcyjnić ich wygląd i zastąpić brakujące naturalne walory smakowe przez sztuczne dodatki. Jedyną intencją stosowania tych zabiegów, ironicznie nazywanych „kosmetyką spożywczą", jest służba nakierowanym na zysk przedsiębiorstwom produkującym żywność, która nie ma nic wspólnego ze zdrowym, bogatym w wartości odżywcze pożywieniem.

Jednakże to niebezpieczeństwo nie powinno przysłonić nam faktu, że największym zagrożeniem w nowoczesnej diecie jest sól (sód) – substancja, której bardzo trudno uniknąć. Pomimo oficjalnych ostrzeżeń przez jej nadużywaniem[4], konsumpcja soli w krajach zachodnich jest na alarmująco wysokim poziomie. Skutkuje to zatrzymywaniem wody w komórkach, co z kolei prowadzi do obrzęków. Sól przyczynia się również znaczne i niepotrzebne do obciążania nerek, podnosi ciśnienie krwi, pozbawia potrawy

---

1 Dr Robert O. Backer, cytat z magazynu *Icon*, artykuł zatytułowany „Mobile Phone Mast Radiation and Brest Cancer: Eileen O'Connor's personal story" The Interdisciplinary Centre of Obesity, Nutrition and Health (ICON-Health), University of Leeds (Wielka Brytania), Nr 34 (Zima 2006); *Gerson Healing Newsletter* (San Diego: Gerson Institute, marzec/kwiecień 2007); Dr Joseph Mercola, „Are EMFs Hazardous to Our Health?" (www.mercola.com/article/emf)
2 Note 1 (Becker), supra; zobacz również Ronni Wolf i Danny Wolf, „Increased Incidence of Cancer near Cell-Phone Transmitter Station," *International Journal of Cancer Prevention* 1(2) (kwiecień 2004)
3 Sally Fallon, „Dirty Secrets of the Ford Processing Industry," wykład z marca 2002 przedstawiony na konferencji Consumer Health of Canada (marzec 2002) (www.westonaprice.org/modernfood/dirty-secrets.html).
4 Raport Światowej Organizacji Zdrowia ze spotkania w Paryżu w październiku 2006 zatytułowany „Excessive Sodium is One of the Greatest Health Threats in Foods", część planu wdrożenia przez WHO Globalnej Strategii Dietetyki, Fizycznej Aktywności i Zdrowia.

smaku i powoduje, że jest jej potrzebne coraz więcej, żeby wywołać efekt smakowy; zakłóca przy tym procesy trawienne. Sól, jak przekonamy się w dalszej części książki, wpływa także niebezpiecznie na procesy komórkowe prowadząc do nowotworów.

Mięso stanowi najbardziej podstawowy składnik współczesnego jadłospisu, może więc być zaskoczeniem dla wielu, że nadwyżki białka zwierzęcego stają się truciznami w naszym organizmie. Faktem jest, że nasze ciało, z jego długim układem pokarmowym, nie jest stworzone, aby radzić sobie z dietą obfitującą w białka zwierzęce (w przeciwieństwie do zwierząt mięsożernych takich jak lwy i inne drapieżne koty, których krótki układ pokarmowy pozwala na szybkie przetrawienie i eliminację odpadów powstałych przy trawieniu mięsa). Idealna dieta człowieka powinna być w przeważającej mierze roślinna, z minimalną zawartością białek zwierzęcych – obecnie jest odwrotnie.

W miarę jak przybywa nam lat, organizm człowieka ma coraz więcej trudności z trawieniem białek zwierzęcych. Niekompletnie przetrawione, zalegają w naszym ciele odkładając się jako toksyny. Tłuszcze zwierzęce, obecne prawie w każdym mięsie, produktach drobiowych i mlecznych, są coraz gorzej trawione w miarę, jak się starzejemy i enzymy trawienne nie są już tak skuteczne. Zwierzęta hodowlane karmi się w niezdrowy sposób z wykorzystaniem antybiotyków, hormonów i syntetycznych ulepszaczy. Cokolwiek są one zmuszone spożywać, zostaje w ich mięsie, jajach i mleku, ostatecznie trafiając na nasze stoły, zwiększając jeszcze dawkę toksyn, którą nieświadomie zjadamy.

Aby się ochronić, organizm próbuje pozbyć się tych wszystkich szkodliwych substancji. Niestety, oprócz ogromu toksyn, z którymi musi sobie radzić, dochodzi jeszcze problem niedoborów.

NIEDOBORY

Również i ten wróg naszego dobrego zdrowia, podobnie jak w przypadku toksyn, ma swoje korzenie w jakości ziemi uprawnej. Od ponad 150 lat zwiększa się systematycznie stosowanie nawozów sztucznych, które dostarczają do ziemi trzy podstawowe pierwiastki: azot, fosfor i potas. Nie dostarczają jednak ponad 50 innych minerałów, potrzebnych, aby ziemia była zdrowa, urodzajna, bogata w enzymy i mikroorganizmy charakteryzujące naturalną, żyzną, próchniczną ziemię. W efekcie zubożona ziemia może produkować jedynie ubogie w substancje odżywcze rośliny, które stają się naszym odpowiednio ubogim codziennym pokarmem.

Wyniszczenie postępuje w dalszym procesie obróbki żywności. Wszelka puszkowana, marynowana, butelkowana, wędzona, pasteryzowana, czy w jakikolwiek inny sposób przetworzona żywność jest pozbawiana tych kilku walorów odżywczych, które jeszcze się zachowały; niszczona jest przez wysoką temperaturę i konserwanty. W efekcie żywności brakuje witamin i enzymów. Te ostatnie, pełniące niezwykle ważną rolę w procesie trawienia, giną w temperaturze powyżej 60°C i mogą być dostarczone do organizmu tylko w postaci świeżych owoców i sałatek. Niewielu jednak ludzi je ich wystarczającą ilość, żeby zapewnić właściwy poziom enzymów koniecznych dla utrzymania zdrowia organizmu.

Z przedstawionego materiału jasno wynika, że dwaj główni nieprzyjaciele naszego dobrego zdrowia i samopoczucia to zanieczyszczenia i niedobory – z nimi to program Gersona zmaga się w pierwszej kolejności. Jeżeli nasze jedzenie byłoby naprawdę odżywcze, nasze ciało lepiej radziłoby sobie z toksynami, ale tak nie jest. W rezultacie wcześniej czy później zaczyna się proces chorobowy, otwierając drzwi dla poważnych, chronicznych schorzeń. Konieczna więc jest konfrontacja z oboma tymi przeciwnikami, żeby zainicjować proces uzdrowienia i odbudować naturalne siły obronne organizmu. Będzie to tematem kolejnych rozdziałów.

ROZDZIAŁ IV

Siły obronne organizmu

Organizm ludzki to wspaniały, żyjący, precyzyjny instrument, którego każda część jest ściśle związana z każdą inną częścią. Każda z trylionów komórek na swoją własną inteligencję, funkcję i miejsce w całym systemie. Nie jest przesadą stwierdzenie, że ciało to cudowny żywy twór, którego nasze zrozumienie jest wciąż bardzo powierzchowne. Pomimo nagłej intensyfikacji wysoko wyspecjalizowanych badań, naukowcy są zaledwie na początku drogi odkrywania niezwykle skomplikowanego mechanizmu życia na poziomie komórkowym.

Organizm człowieka, pozostawiony sam sobie w korzystnych warunkach, działa aby przetrwać i zapewnić homeostazę (stan dynamicznej równowagi). W tym stanie ciało utrzymuje stabilność poprzez dostosowanie się do zmieniających się warunków. W chwili, gdy równowaga ta jest zagrożona, włączają się liczne wbudowane systemy obronne. W tym rozdziale wyjaśnimy ten skomplikowany mechanizm szczegółowo.

UKŁAD IMMUNOLOGICZNY

W naturze miliony żywych organizmów polują na inne. To dotyczy także ciała człowieka, które codziennie narażone jest na ataki bakterii, wirusów i pasożytów przenoszących choroby. Głównym obrońcą organizmu jest układ immunologiczny, który w ostatnim czasie stał się powszechnie rozpoznawalny głównie za sprawą reklam preparatów „na wzmocnienie układu immunologicznego". Bez względu na to, czy środki te działają, czy nie, ludzie kupują je nie mając pojęcia o układzie immunologicznym; w jaki sposób działa, z czego się składa, gdzie jest ulokowany – chociaż niewątpliwie zasługuje to na uwagę.

Układ immunologiczny to nie jeden organ czy jeden gruczoł; jego elementy rozlokowane są w całym ciele. Niektóre organy (np. wątroba, nerki, mózg) są tak ważne, że posiadają swój własny układ immunologiczny, nazywany układem fagocytarnym, zapewniający im dodatkową ochronę.

W organizmie człowieka działa także układ limfatyczny, transportujący nadmiary płynów z tkanek do układu krwionośnego oraz odprowadzający toksyny do węzłów chłonnych, skąd transportowane są do nerek i usuwane z organizmu. Limfa to płyn o słomkowym zabarwieniu zawierający komórki zwalczające infekcje. Układ ten składa się z około 700 węzłów i grudek, rozlokowanych po całym ciele. W przeciwieństwie do układu krwionośnego, poruszanego przez pracę serca, układ limfatyczny napędzany jest poprzez aktywność mięśni.

Jednakże, zasadniczy element układu immunologicznego znajduje się w szpiku kostnym, gdzie formowane są białe krwinki. W momencie uwolnienia ze szpiku nie są jeszcze kompletne. Część z nich wędruje do grasicy, gdzie dojrzewają i uwalniane są jako limfocyty T. Inne dryfują do śledziony i tkanek limfatycznych przekształcając się w limfocyty B. Wszystkie z nich zwalczają bakterie, wirusy, wrogie komórki, czy toksyczne substancje, niszcząc je lub neutralizując w inny sposób.

Podobnie jak wszystkie pozostałe części organizmu, również układ immunologiczny zbudowany jest z komórek, które muszą być odżywiane. Wymagają pełnego zakresu witamin, minerałów i enzymów w ich naturalnej formie, w której z łatwością są asymilowane. Tabletki i syntetyczne leki nie są w stanie pokryć tych potrzeb – czasami nie są one w ogóle przyswajane. Potrzeba tutaj, jak zresztą w całym organizmie, naturalnych substancji po to, aby odżywić i utrzymać ten podstawowy, utrzymujący życie system.

UKŁAD ENZYMATYCZNY

Działanie enzymów to kolejny element słabo rozumiany przez laików. Zgodnie z autorytarną definicją enzymy to „złożone białka, które są w stanie wprowadzać zmiany w innych substancjach same nie ulegając zmianom"[1]. Wszystko, co dzieje się w organizmie – począwszy od oddechu dostarczającego tlen do krwi aż po trawienie i łączenie przetrawionej żywności z tlenem, aby wytworzyć energię (i setki podobnych procesów) – wymaga aktywnych enzymów.

Ciało musi samo wytworzyć enzymy, ponieważ nie może ich pozyskać z surowego pożywienia i białek zwierzęcych. Aby wytworzyć setki takich enzymów, organy potrzebują specyficznych minerałów i katalizatorów (katalizatory to substancje, które przyspieszają reakcje chemiczne same nie zmieniając się).

1 *Taber's Cyclopedic Medical Dictionary* (Filadelfia: F. A. Davis Company, 1993)

Terapia doktora Gersona 37

Naukowcy Dixon i Webb[2] przestudiowali dokładnie proces tworzenia enzymów przez nasz organizm. W większości enzymów, które przebadali, odkryli, że ciału potrzebny jest potas jako katalizator, podczas gdy sód działa jako inhibitor (substancja blokująca). Ponieważ enzymy giną w temperaturze 60°C, wszelkie gotowane lub przetworzone termicznie pożywienie nie może ich dostarczyć. Jeżeli organizm nie otrzyma świeżego, żywego pokarmu, jaki zapewnia Terapia Gersona, pojawiają się wówczas poważne trudności. Problem dotyczy szczególnie pacjentów cierpiących już na pewne dolegliwości, takie jak problemy trawienne, brak apetytu, zaparcia, nudności lub bolesne gazy. W takich przypadkach enzymy, przykładowo trzustki, działają nieprawidłowo, nie zwalczając tkanek guzów, a enzymy z grupy oksydoreduktaz nie wytwarzają dostatecznej ilości energii.

Powodem, dla którego enzymy, a w szczególności enzymy trzustki, są w stanie w czasie procesu trawienia zaatakować i zniszczyć komórki tworzące guzy jest fakt, że rozpoznają je jako komórki „obce", które mają być wyeliminowane. Jednakże podstawową funkcją enzymów jest trawienie białek. Ponieważ standardowa dieta jest bardzo bogata w białka zwierzęce, enzymy trzustki są zużywane w znacznej części do ich trawienia. Tylko niewielka ich ilość przeznaczona jest do walki z tkankami nowotworowymi – o ile w ogóle jest, pozwalając guzom rosnąć i rozprzestrzeniać się.

Należy jasno stwierdzić, że nieprawidłowa aktywność enzymów to podstawowy problem z jakim pacjenci, w szczególności cierpiący na nowotwory, muszą się zmierzyć. Rozwiązanie leży w dostarczeniu im nietoksycznego, świeżego, organicznego pożywienia i przyspieszeniu procesu detoksykacji przez zastosowanie lewatyw z kawy. Co więcej, dodatkowe dawki enzymów w postaci suplementów enzymów trawiennych i trzustkowych stanowią integralną częścią protokołu Terapii Gersona, wraz ze świeżo wyciskanymi sokami z dużą zawartością tlenu.

UKŁAD HORMONALNY

Hormony to substancje produkowane przez gruczoły uwalniające je bezpośrednio do krwiobiegu, w związku z czym nazywane są gruczołami dokrewnymi. Większości ludzi utożsamia hormony z funkcjami seksualnymi, chociaż mają one o wiele większe znaczenie, pełniąc znaczącą rolę w organizmie człowieka (np. insulina, tyroksyna i adrenalina). Hormony, szczególnie tyroksyna i adrenalina, regulują cały proces metabolizmu.

---
2 Malcolm Dixon i Edwin C. Webb, *Enzymes* (Nowy Jork: Academic Press, Inc., 1993)

Tarczyca zasługuje na szczególną uwagę ze względu na kluczową rolę, jaką pełni w układzie immunologicznym. Wśród wielu funkcji, które kontroluje, odpowiada ona także za regulację temperatury ciała, w tym wytwarzanie gorączki. Jeżeli organizm jest atakowany przez bakterie i wirusy, tarczyca reaguje poprzez zwiększenie temperatury ciała, wywołując gorączkę. Należy pamiętać, że zarówno wirusy, bakterie, jak i tkanki nowotworowe nie tolerują podwyższonej temperatury, którą normalne komórki z łatwością znoszą. Wynika z tego, że dobrze funkcjonująca tarczyca pomaga utrzymać i odbudować zdrowie. Aby dobrze sprawować swoją funkcję, potrzebuje jodu, koniecznego do wytwarzania niezwykle ważnego hormonu – tyroksyny.

Niestety, w dzisiejszych czasach jodu brakuje. Co więcej, chlor zawarty w wodzie z kanalizacji jest w stanie wypłukać jod z tarczycy. Fluor, kolejna niebezpieczna toksyna[3], z jeszcze większą siłą blokuje ten ważny hormon. W konsekwencji stosowania komercyjnych metod w rolnictwie ziemia jest uboga w jod, zatem w jej plonach również brakuje jodu. Ponieważ problem został zidentyfikowany, skłoniło to rządy wielu państw do wprowadzenia obowiązkowych dodatków jodu do zwykłej soli kuchennej, a ponieważ spożycie soli jest wysokie, było wysoce prawdopodobne, że każdy będzie spożywał zarazem więcej jodu. Z drugiej jednak strony, wysokie spożycie soli jest powszechnie uznane za niezdrowe i oficjalnie odradzane[4], co skutkuje poważnymi niedoborami jodu, nawet jeżeli człowiek jest na w miarę prawidłowej diecie.

Do pozostałych inhibitorów enzymów zaliczyć należy wszelkie dodatki do żywności, takie jak konserwanty, emulgatory, barwniki, sztuczne dodatki smakowe i wszystkie inne środki zaliczane do kosmetyków spożywczych, podobnie pestycydy i wszelką inną truciznę znajdującą się w naszym pożywieniu. Pozostałości niektórych pestycydów mogą nawet blokować wydzielanie spermy[5]. Zatem układ hormonalny, ważna część naszego układu immunologicznego, narażony jest na niebezpieczeństwo z wielu stron.

---

3 John Yiamouyiannis, *Fluoride: The Aging Factor* (Delaware, OH: Heath Action Press, 1986).
4 Raport Światowej Organizacji Zdrowia ze spotkania w Paryżu w październiku 2006 zatytułowany „Excessive Sodium is One of the Greatest Health Threats in Foods", część planu wdrożenia przez WHO Globelnej Strategii Dietetyki, Fizycznej Aktywności i Zdrowia
5 D. Whorton, R. M. Krauss, S. Marshall i T. H. Milby, „Infertility in Male Pesticide Workers," *The Lancet* 2 (8051) (1977): 1259-1261.

KLUCZOWE ORGANY

Niektóre organy (np. wątroba, trzustka, płuca, nerki, serce i mózg) określane są jako tzw. „organy kluczowe". Choć z pewnością zasługują one na to miano, nie znaczy to wcale, że jelito grube nie jest ważne! To samo dotyczy jelita cienkiego, szpiku kostnego, śledziony, czy nawet wyrostka robaczkowego, który też jest elementem układu immunologicznego. Tak naprawdę nie ma w organizmie nic, co byłoby zbędne.

Jest zatem bardzo istotne, aby w procesie uzdrawiania brać pod uwagę wszystkie działające w organizmie systemy. Ponieważ wątroba pełni kluczową rolę w uzdrawianiu ciała, Terapia Gersona kładzie szczególny nacisk na pełną odbudowę jej funkcji tak szybko, jak to tylko możliwe. Wątroba to niesamowity organ. Jest to jedyny organ w ciele, który może się zregenerować i odbudować, jeżeli jego część zostanie usunięta. Jest zaangażowana w prawie wszystkie procesy odbywające się w organizmie; wszelka fizjologiczna aktywność człowieka zaczyna się i kończy w wątrobie. Często opisywana jako organ oczyszczający, którym z pewnością jest, wątroba pełni o wiele więcej funkcji – dziesiątki, jeżeli nie setki – których nawet specjalistyczna nowoczesna medycyna nie jest jeszcze w stanie zidentyfikować.

Zgodnie z wytycznymi dra Gersona, budowa nowej generacji komórek wątroby zajmuje pięć tygodni. Według jego założeń potrzeba od 12 do 15 cykli tworzenia nowych generacji komórek, by uformować całkowicie nową, zdrową wątrobę. Wyznaczył on okres 18 miesięcy potrzebny na pełne wyleczenie i odbudowę funkcji wątroby, a z nią całego organizmu, nawet w zaawansowanych przypadkach. Niestety, model ten nie znajduje już dziś zastosowania.

W ciągu minionych 50 lat, w wyniku pogorszenia się warunków, w jakich żyjemy, ludzie stali się znacznie bardziej wyniszczeni, niż osoby, z którymi miał do czynienia dr Gerson. Ponadto, coraz więcej pacjentów wybierających Terapię Gersona było już leczonych chemioterapią, co oznacza znacznie większe spustoszenie ich organizmów. Obecnie zajmuje już dwa lata – a nie 18 miesięcy – aby w pełni wyzdrowieć, chociaż w odniesieniu do pacjentów po chemioterapii może to trwać nawet dłużej.

RÓWNOWAGA MINERALNA

Żeby prawidłowo działać oraz utrzymywać układy obronne silne i sprawne, nasz organizm potrzebuje ok. 52 różnych minerałów. W Terapii Gersona zapotrzebowanie to jest w pełni realizowane przez spożycie świeżych, robionych z produktów rosnących na bogatej w minerały ziemi, soków. Jednakże dr Gerson odkrył, że dwa minerały, potas i sód, są głównie zaangażowane w proces powstawania nierównowagi mineralnej w organizmie.

Poprzez tysiące lat człowiek był głównie konsumentem potasu, spożywając go w proporcji 90 % do 10% w stosunku do sodu – taką proporcję można znaleźć w naturalnych, świeżych, organicznych produktach roślinnych. W dzisiejszych czasach stosunek ten został znacznie zachwiany – nasza dieta jest zbyt bogata w sód, który ciało musi wydalić. Nadwyżki sodu są inhibitorami enzymów, co opisali Dixon i Webb[6]. Zostało również udowodnione, że stymulują one wzrost guzów i odpowiadają za powstawanie obrzęków[7], gdyż ciało łączy je z wodą, aby zneutralizować ich toksyczność.

Żeby zaradzić powstałej sytuacji, dr Gerson wprowadził duże dawki potasu do diety pacjentów – do 40 łyżeczek 10% roztworu przez pierwsze dwa, trzy tygodnie, jako dodatek do i tak już bogatej w potas diety. Skutkuje to natychmiastową redukcją obrzęków, puchlin brzusznych i bólu. Odkrył również, że dodatki innych minerałów, takich jak magnez, wapno, czy żelazo, zakłócają równowagę mineralną u pacjenta i powodują szkody. Przestrzegał przed dodawaniem wapnia do diety. Doszedł do wniosku – wraz ze swoim przyjacielem, cenionym biochemikiem Rudolfem Kellerem[8] – że wapń należy do tej samej grupy minerałów, co sód i stymuluje wzrost guzów. Nawet w przypadkach zniszczenia części kości przez guzy, czy w wyniku osteoporozy, Terapia Gersona, z jej dobrze zbalansowanymi minerałami, jest w stanie spowodować odbudowę kości. Biorąc to wszystko pod uwagę nietrudno zrozumieć, dlaczego równowaga mineralna jest tak ważnym aspektem systemu obronnego organizmu.

---

6 Note 2 (Dixon/Webb), supra.
7 M. Gerson, *A Cancer Therapy: Results of Fifty Cases and The Cure of Advanced Cancer by Diet Therapy: A Summary of Thirty Years of Clinical Experimentation*, 6 edycja (San Diego, CA: Gerson Institute, 1999), s.210.
8 Rudolf Keller, Noe 8 (Gerson), supra, s.64

ROZDZIAŁ V

Załamanie systemu obronnego organizmu

W poprzednim rozdziale zapoznaliśmy się ze złożonym systemem obronnym organizmu, który w idealnych warunkach jest w stanie zapewnić ciału stan dynamicznej równowagi, czyli homeostazę. Jeśli jednak weźmiemy pod uwagę wysoki poziom zachorowalności na różnorodne choroby we współczesnym świecie, dojdziemy do wniosku, że ten skomplikowany mechanizm ochronny nie jest w stanie dłużej dobrze działać i zapewniać homeostazy. Aby zrozumieć, co jest tego powodem, musimy spojrzeć na problem z szerszej perspektywy.

Jak wspomnieliśmy wcześniej, człowiek ewoluował przez miliony lat jako integralna część natury, wspólnie z roślinami i zwierzętami. Wystawiony był na działanie jedynie naturalnych czynników; środowiska, jedzenia i schronienia – niezawierających sztucznych, obcych substancji. Życie naszych odległych przodków było niewątpliwie ciężkie i krótkie, ale ich powolna ewolucja była w pełni naturalna i dobrze skomponowana ze środowiskiem, w którym żyli.

Wraz z rozwojem cywilizacji proces ten zaczął ulegać zmianom, ale stał się drastyczny i nagły dopiero po Rewolucji Przemysłowej XVIII wieku. Kolejna fala, może nawet bardziej gwałtownych zmian, pojawiła się po II wojnie światowej, zmieniając codzienne życie ludzi, zasady pracy, warunki życia i przede wszystkim ich dietę – najważniejszy z czynników wpływający na życie nas wszystkich. Ogromny rozwój nastawionego na zysk rolnictwa i niemal nieograniczona ekspansja przemysłu spożywczego zmieniła nasz „chleb powszedni" prawie nie do poznania.

Jednakże – i to jest najistotniejsze – niezmiernie skomplikowany organizm człowieka nie miał dość czasu, aby się dostosować i zaadoptować do tych fundamentalnych zmian, w wyniku czego jego siły obronne nie radzą sobie z wielorakimi wyzwaniami, przed którymi dziś stają. Próbują zapewnić normalne działanie organizmu, ale podkopywane przez zanieczyszczone środowisko, wodę i kiepską żywność, prędzej czy później się załamują. Niestety, wraz z każdym nowym pokoleniem, załamanie to przychodzi coraz wcześniej.

CHEMIA ROLNICZA

Stosowanie nawozów sztucznych stale rośnie już od 150 lat, niszcząc i wyjaławiając ziemię i mikroorganizmy zamieszkujące ją, od których zależy zdrowie ziemi i jej płodów. Rośliny z kolei stanowią pożywienie zwierząt i ludzi, zubażanie ich wartości odżywczej powoduje zwielokrotniony efekt. Dr Gerson był jednym z niewielu wizjonerów, którzy wcześnie odkryli powiązania pomiędzy zubożoną dietą i chorobami – oraz pomiędzy chorobami i chorą, wyjałowioną ziemią. Pisał:„Istnieje wewnętrzna i zewnętrzna przemiana materii, od których zależy całe życie na ziemi; obie są nierozerwalnie związane jedna z drugą; co więcej, ich rezerwy nie są nieograniczone"[1].

W momencie, gdy zasoby ziemi zostały wyczerpane, rośliny zaczęły chorować. Stając się coraz słabsze traciły siły do walki ze szkodnikami, grzybami i mnóstwem innych intruzów. Stąd pojawianie się herbicydów i pestycydów oraz innych toksyn, wynalezionych po to, by rozwiązać te problemy. Oczywiście, zakładano, że taka chemia będzie nieszkodliwa, jeżeli będzie stosowana bezpośrednio na szkodniki; niestety, okazało się to nieprawdą.

Silne pestycydy – w szczególności DDT (dwuchlorodwufenylotrójchloroetany) – zostały po raz pierwszy zastosowane w czasie II wojny światowej, w 1943 roku. Zgodnie z tym, co dr Gerson pisze w swojej książce[2], te i inne toksyczne substancje znajdowano w mleku, maśle, mięsie i nawet mleku matek nawet w przeciągu 18 miesięcy po ich zastosowaniu!

Jednocześnie stało się oczywiste, że chemia rolnicza przenika również do ziemi i wód gruntowych. Rezultaty można zobaczyć i dziś w niektórych rejonach Kalifornii, intensywnie, corocznie nawożonych silnymi pestycydami, gdzie ziemia i woda są tak toksyczne, że pojawiła się epidemia raka wątroby wśród dzieci, które bawiły się na podwórkach[3].

Z biegiem czasu sytuacja tylko się pogarszała. Po tym, jak użyto kilkakrotnie DDT, insekty uodporniły się na niego, więc musiano stosować silniejsze, bardziej toksyczne substancje, takie jak dieldrin. W międzyczasie okazało się, że organizm człowieka nie był w stanie wytworzyć ochrony przed tymi środkami. Efekty tych praktyk na dorosłych były wystarczająco

---

1 M. Gerson, *A Cancer Therapy: Results of Fifty Cases and The Cure of Advanced Cancer by Diet Therapy: A Summary of Thirty Years of Clinical Experimentation*, 6 edycja (San Diego, CA: Gerson Institute, 1999).
2 Ibid. S. 145-173
3 B. P. Baker, Charles M. Benbrook, E. Groth III i K. Lutz Benbrook, „ Pesticide residues in conventional, integrated pest management (IPM) – grown and organic food: insights from three US data sets," Taylor and Francis Ltd., *Food Additives and Contaminants* 19 (5) (maj 2002): s. 427-446(20).

Terapia doktora Gersona

przerażające. Tragedią natomiast jest, że szkody wyrządzane w embrionach, maleńkich, jeszcze nienarodzonych istotach, jak i szkody wśród małych dzieci z ich delikatnymi, rozwijającymi się organizmami, są znacznie poważniejsze. Kubłem zimnej wody na głowę powinien być fakt, że rak, dawniej choroba dotykająca starsze osoby, dziś dotyczy również dzieci. Oczywiście liczba przypadków raka wśród dorosłych również nieustannie rośnie.

Aby to zilustrować, warto przypomnieć, że w roku 1937, kiedy rodzina dra Gersona sprowadzała się do Stanów Zjednoczonych, plakaty na ulicach głosiły, że jedna na czternaście osób umiera na raka. W 1971 Prezydent Nixon ogłosił „wojnę z rakiem", zapewniając, że ilość środków przeznaczonych na badania zapewni, że lek na raka będzie wynaleziony[4]. Tego samego roku na raka zmarło 215 000 osób[5]; 25 lat później, w 1996 roku, *US News & Word Report* opublikował rezultaty badań przeprowadzonych w ramach tej wojny: chociaż wydano w sumie 39 miliardów dolarów, w tym samym roku szacowano ilość zgonów spowodowanych rakiem na 555 000[6]. Pieniądze zostały wydane na poszukiwania chemicznych, coraz bardziej toksycznych środków do chemioterapii – a nie na naturalne metody. Alarmujące szacunki mówią, iż dwie na pięć osób zachoruje na raka[7], ale, zgodnie z badaniami kanadyjskich naukowców[8], te proporcje zmieniają się w kierunku jeden do dwóch.

W przeciągu lat szkodliwe działanie chemii rolniczej stało się lepiej rozumiane. Badania prowadzone w Szwecji[9] udowodniły, że chłoniak nieziarniczny (NHL) jest związany z pestycydami (wcześniejsze badania z roku 1981 wskazywały herbicydy fenoksyoctowe jako winowajców[10]). Kolejnym herbicydem przyczyniającym się do wzrostu liczby przypadków NHL jest glyphosate, sprzedawany przez Monsanto pod nazwą Roundup®. Alarmującym jest fakt, że genetycznie modyfikowane nasiona produkowane przez Monsanto są uodparniane na tę truciznę, co pozwala zwiększać jej dawki bez

---

4   Stwierdzenie Richarda M. Nixona (1970), które doprowadziło do powstania National Cancer Act w 1971 roku.
5   Dane z „War on Cancer, Special Report," *U.S. News & World Report* (5 lutego 1995).
6   Ibid.
7   „Probability of Developing Invasive Cancers Over Selected Age Intervals by Sex, US, 2001 to 2003," American Cancer Society, Surveillance Research (2007) (www.cancer.org/downloads/stt/CFF2007ProbDevelInvCancer.pdf).
8   "Chasing the cancer answer," Canadian Broadcasting Corporation broadcast (5 marca 2006).
9   L. Hardell and M. Eriksson, „A case-control study of non-Hodgkin lymphoma and exposure to pesticides," *Cancer* 85 (6) (1999): s.1353-1360.
10 L. Hardell, „Relation of soft-tissue sarcoma, malignant lymphoma and colon cancer to phenoxy acids, chlorophenols and other agents," *Scandinavian Journal of Work, Environment, and Health* 7 (2) (1981): s.119-130.

zabijania roślin[11]. Wcześniejsze badania tej samej grupy szwedzkich naukowców wykazały, że Roundup jest odpowiedzialny za białaczkę włochatokomórkową[12], podczas gdy badania na zwierzętach udowodniły, że Roundup może też powodować mutację genów i zwyrodnienia chromosomów[13].

Z kolei pestycyd DDE, będący pochodną DDT, znany jest z tego, że zakłóca rozwój seksualny mężczyzn blokując męski hormon płciowy, testosteron[14]. W całej Europie zdolność mężczyzn do zapłodnienia – mierzona ilością spermy – spada[15] (najlepsze wyniki odnotowano wśród duńskich farmerów, którzy nie mieli kontaktu z toksyczną chemią rolniczą[16]). W równie alarmujący sposób rozprzestrzeniania się rak piersi u kobiet w różnych grupach wiekowych. Każdego tygodnia w Wielkiej Brytanii umiera na tę chorobę około 250 kobiet[17], zaś diagnozuje się co najmniej 850 nowych przypadków[18]. Choć mają na to zapewne wpływ różne inne czynniki, nie mogą być pominięte szkodliwe efekty stosowania chemii w rolnictwie.

Jakby problemów wynikłych ze stosowania chemii rolniczej było mało, nasze zdrowie jest narażone na kolejne niebezpieczeństwo, wynikające tym razem ze stosowania genetycznie zmodyfikowanej żywności (GM). Jest to obszar, w którym rozgorzał otwarty konflikt pomiędzy interesami potężnych korporacji a zdrowiem publicznym, pomimo wysiłków produkującego żywność GM koncernu Monsanto, aby utajnić dane wskazujące na poważne wątpliwości co do bezpieczeństwa żywności GM dla zdrowia człowieka[19]. Praktyka ta jest jednak zgodna z rutynowym postępowaniem producentów chemicznych środków ochrony roślin, którzy niezmiennie starają się wykazać nieszkodliwość swoich produktów. Chociaż każdy człowiek, stosujący

---

11 Dr Charles M. Benbrook, „Evidence of the Magnitude and Consequences of the Roundup Ready Soybean Yield Drag from University-Based Varietal Trials in 1998," *Ag BioTech Info-Net Technical Paper, No. 1* (13 lipca 1999).
12 „Occupational exposures, animal exposure, and smoking as risk factors for hairy cell leukaemia evaluated in a case-control study," *British Journal of Cancer* 77 (1998): s.2048-2052.
13 Caroline Fox, „Glyphosate Factsheet," *Journal of Pesticide Reform* 108 (3) (jesień 1998).
14 Dr Gina M. Solomon, „Breast Cancer and the Environment," School of Medicine, University of California, San Francisco, and the Natura Resources Defense Council (kwiecień 2003) (www.healthandenvironment.org/breast_cancer/peer_reviewed).
15 Elizabeth Carlsen, „Evidence for decreasing quality of semen during the past 50 years," *British Medical Journal* 305 (1992): s. 609-613.
16 Annette Abell, „High sperm density among members of organic farmers' association," *The Lancet* 343 (11 czerwca 1994): s. 1498.
17 „UK Breast Cancer statistics," Cancer Research UK, (http://info.cancerresearchuk.org/cancerstats/types/breast/).
18 Ibid.
19 G. Lean, „Revealed: health fears over secret study into GM food," *The Independent on Sunday* (Londyn) (22 maja 2005).

standardową dietę, narażony jest na spożycie pozostałości z wielu toksycznych substancji, jak do tej pory nikt nie pokusił się o przeprowadzenie kompleksowych badań nad skumulowanych efektem spożycia tego toksycznego koktajlu.

Obraz jest ponury, ale nie wszystko stracone. Od samego początku rośnie produkcja organicznych warzyw i owoców, pozwalając świadomym konsumentom na wybór wolnego od toksyn pożywienia. Zaletą żywności organicznej, uprawianej przy pomocy tradycyjnych metod nawożenia ziemi, jest też wysoka zawartość enzymów, pierwiastków śladowych, minerałów i witamin niezbędnych do zapewnienia zdrowia. Z uwagi na to, pacjenci stosujący Terapię Gersona, po to by się wyleczyć, używają wyłącznie żywności organicznej.

Dość już zostało powiedziane, by pokazać błędne koło, w którym znajdują się ludzie złapani w sidła współczesnej diety. W najlepszym wypadku ci, którzy odżywiają się zubożonym i pełnym toksyn jedzeniem – szczególnie pochodzącym z fast foodów – zaczynają cierpieć na bóle głowy, bezsenność, depresję, częste przeziębienia, infekcje, problemy trawienne i tym podobne. Zażywają coraz więcej powszechnie dostępnych środków medycznych, a lekarze przepisują coraz więcej przeciwbólowych, nasennych, antydepresyjnych i innych, zwalczających symptomy leków, które nie likwidują jednak źródła problemu. Ponieważ wszystkie lekarstwa długo zażywane stają się toksyczne[20], siły obronne organizmu słabną jeszcze bardziej i w końcu załamują się. Związek pomiędzy chorą, jałową ziemią a chorobami człowieka jest boleśnie oczywisty.

---

20 Dr Carolyn Dean, *Death by Modern Medicine* (Belleville, Ontario: Matrix Vérité, Inc., 2005); Dr Carolyn Dean, Gary Null, „Deathby Medicine" (www.healthe-livingnews.com/articles/ death_by_medicine_part_1.html). Więcej danych statystycznych na temat corocznej liczby i kosztów związanych ze zgonami spowodowanymi reakcjami na leki w Stanach Zjednoczonych, *zobacz* J. Lazarou, B. Pomeranz i P. Corey, „Incidence of adverse drug reactions in hospitalized patients," *Journal of the American Medical Association* 279 (1998): s.1200-1205; D. C. Suh, B. S. Woodall, S. K. Shin oraz E. R. Hermes-De Santis, „Clinical and economic impact of adverse drug reactions in hospitalized patients," *Annals of Pharmacotherapy* 34 (12) (grudzień 2000): s.1373-9; dr Abram Hoffer, „Over the counter drugs," *Journal of Orthomolecular Medicine* (Ontario, Kanada) (maj 2003). Zostało to przedrukowane w Death by Modern Medicine (supra), Załącznik C, s. 349-358.

SYNTETYCZNE LEKI

Jednym z podstawowych obowiązków lekarza jest nauczyć pacjentów nie przyjmować lekarstw.
– Sir William Mosler, 1849-1919, historyk medycyny, nazywany najbardziej wpływowym lekarzem XIX wieku.

Połowa współczesnych lekarstw może być wyrzucona przez okno, pod warunkiem, że nie zjedzą ich ptaki.
– Dr M. H. Fischer

Hasło: „pigułka na każdą dolegliwość" podsumowuje krańcowe zaufanie do lekarstw, które stało się nieodłączoną częścią dzisiejszego stylu życia. Wystarczy włączyć telewizor lub radio, żeby usłyszeć nieskończone tyrady promujące najnowsze środki zwalczające wszystkie rodzaje chorób. Niezmiennie słyszymy też pospiesznie wyliczane liczne i szkodliwe skutki uboczne każdego z nich lub jesteśmy proszeni o kontakt w tej sprawie z lekarzem lub farmaceutą. To ukrywanie ryzyka nie zawsze się udaje: świadczy o tym skandal, jaki wybuchł w 2004 roku wokół gigantycznej korporacji farmaceutycznej Merck & Co.,Inc., a związany z VIOXX®[21], lekiem na zapalenie stawów. Po raz pierwszy Merck przyznał, że, w przeciągu dwóch lub trzech lat po zastosowaniu leku, w wyniku skutków ubocznych stosowania tego środka zmarło ok. 16 000 pacjentów zażywających VIOXX. Lek został wycofany z rynku. Znaczące jest, że wcześniej Merck publikował przez kilka lat informację i ostrzeżenie o niebezpiecznych dla życia skutkach ubocznych tego leku w *Physicians' Desk Refernce* (PDR)[22]. W toku dalszych badań Merck musiał przyznać, że ponad 55 000 ludzi zmarło w konsekwencji skutków ubocznych stosowania tegoż środka, który zażywali przeciwko zapaleniu stawów. Naprawdę skandaliczne jest jednak to, że *U.S. Food and Drug Administration* (FDA), znając wyniki tych badań, poprosiło Merck

---

21 „News Release: Merck Announces Voluntary Worldwide Withdrawal of VIOXX®" (Whitehouse Station, NJ: Merck & Co., Inc., 30 września, 2004).
22 Note 20 (Dean), supra, s. 182. (FDA chroniła się zalecając Merok-owi umieszczenie ostrzeżenia o groźbie chorób układu krążenia w ulotce Vioxx-u, ale z drugiej strony pozwalając aby lek ten był masowo reklamowany w mediach)

o ponowne wprowadzenie leku na rynek, twierdząc, że korzyści ze stosowania leku przewyższają ryzyko[23].

Inny nadużywany środkek to Ritalin®, rutynowo przepisywany dzieciom cierpiącym na ADHD. PDR, organizacja, która ma obowiązek opisać wszystkie lekarstwa przepisywane przez lekarzy, ostrzega, że nie powinien on być stosowany u dzieci poniżej 6 roku życia i wymienia następujące skutki uboczne stosowania leku: zahamowanie wzrostu, brak apetytu, bóle brzucha, utrata wagi, bezsenność i zaburzenia wzroku[24] (ale nie wymienia udokumentowanych przypadków samobójstw[25] i niewyjaśnionych zabójstw dokonywanych przez nieletnich pod wpływem Ritalinu).

Pomimo tych ostrzeżeń wiadomo, że lekarstwo to przepisywane jest dzieciom pomiędzy drugim a czwartym rokiem życia. Jest to równocześnie lek wysoce uzależniający, powodujący symptomy wychodzenia z nałogu. Dr Peter R. Breggin, dyrektor Międzynarodowego Centrum Psychiatrii i Psychologii, opublikował książkę zatytułowaną „*Talking Back to Ritalin*", w której opisuje liczne badania naukowe zignorowane przez obrońców Ritalinu. Pisze: „Ritalin nie koryguje biologicznej nierównowagi – on ją powoduje. Są dowody potwierdzające, że jest przyczyną nieodwracalnych uszkodzeń mózgu u dzieci"[26]. Nietrudno sobie wyobrazić, jakie szkody wyrządza w całym organizmie dziecka i jego nieukształtowanym jeszcze układzie immunologicznym. W czasie, gdy piszemy powyższe zdania, ponad 5 milionów amerykańskich dzieci zażywa Ritalin[27]. Jaki będzie stan ich zdrowia za powiedzmy 15 lat? (Zobacz także w Rozdziale 6).

Patrząc całościowo na zagadnienie nadużywania lekarstw, prawdziwym problemem jest to, że działają one jedynie na symptomy choroby, likwidując je, co pozwala ludziom normalnie wykonywać ich codzienne obowiązki – przynajmniej na jakiś czas. Jednakże nigdy nie leczą ani nie likwidują problemu leżącego u podstaw bólu czy dysfunkcji. Problem wciąż istnieje, sku-

---

23 Mike Adams, „Health freedom action alert: FDA attempting to regulate supplements, herbs and juices as 'drugs,'" *NewsTarget/Truth Publishing* (Tuscon) (11 kwietnia, 2007).
24 PDR Informacja lekowa dla leku RITALIN® HYDROCHLORIDE (Novartis) (methylphenidate hydrochloride) tabletki USP RITALIN-SR® (methylphenidate hydrochloride) USP sustained-release tablets
(www.ritalindeath.com/Ritalin-PDR.htm).
25 „Learning and Learning Disabilities: Ritalin Side Effects," Audiblox (www.audiblox2000.com/learning_disabilities/ritalin.htm).
26 Peter R. Breggin, *Talking Back to Ritalin* (Monroe, ME: Common Courage Press, 1998).
27 „Ritalin: Keeping Kids Cool and in School" („Szacuje się że obecnie jest około 5 milionów dzieci w wieku szkolnym zażywających ten lek. Uważa się że kolejne 2 miliony dzieci zażywa inne środki psychotropowe takie jak Adderall i Dexedrine. Produkcja tych lekarstw wzrosła 2000%, zgodnie z danymi The Drug Enforcement Agency.") (http://social.jrank.org/pages/1011/Special-Needs-Gifts-Issues-Ritalin-Keeping-Kids-Cool-in-School.html).

tecznie zamaskowany przez działanie leków, stając się coraz trudniejszy do wykrycia. Ponieważ ciało jest niepodzielną całością, toksyczność lekarstw dotyka nie tylko wątroby – serce, płuca, nerki, układ trawienny również cierpią – i wszystkie systemy obronne organizmu także.

Ponieważ faktycznie wszystkie syntetyczne leki są toksyczne[28], radzimy pacjentom Gersona nie używać ich. Jednak jest jeden wyjątek – to antybiotyki. Wprawdzie ich ciągłe nadużywanie spowodowało osłabienie układów immunologicznych ludzi i wzmocniło pozycje bakterii, które się uodporniły, to jednak w szczególnych przypadkach antybiotyki są stosowane również przez pacjentów w trakcie trwania Terapii Gersona. Musimy pamiętać, że pacjenci z nowotworami mają poważnie osłabiony układ immunologiczny, w przeciwnym razie nie mieliby raka!

Ponieważ układ immunologiczny nie może zostać odbudowany w kilka tygodni czy nawet miesięcy (to może trwać 9 do 12 miesięcy), w przypadkach dotkliwych infekcji antybiotyki są niezbędne. Również w leczeniu stomatologicznym należy stosować się do zaleceń lekarza. Antybiotyki są też używane, aby wspomóc walkę z przeziębieniami i przypadkami grypy. Oczywiście antybiotyki nie zabijają wirusów, jednak pomagają kontrolować infekcję – czynniki infekcyjne, które zagnieździły się w ciele korzystając z jego osłabienia. Najmniej toksyczny antybiotyk, penicylina, stosowany jest w czasie przeziębienia, chyba, że pacjent ma na nią alergię. W innych przypadkach należy zastosować odpowiedni do danej choroby antybiotyk. We wszystkich przypadkach, skuteczności antybiotyków może być zwielokrotniona bez zwiększania dawki poprzez przyjmowanie ich wraz z aspiryną, 500 mg witaminy C i 50 mg niacyny.

Kiedy już rozumiemy szkody wyrządzane przez nadużywanie leków, staje się jasne, że tzw. miękkie narkotyki (zwane też rekreacyjnymi) są tak samo groźne. Używane przez młodych – ale nie tylko – ludzi, są pochłaniane codziennie, tak jakby były cukierkami, co w konsekwencji może prowadzić do nałogów i zagrożenia życia. Jako dopełnienie wszystkich innych szkodliwych komponentów współczesnego życia, środki te, przyjmowane dla zabawy, mogą być przysłowiowym gwoździem do trumny systemów obronnych organizmu.

---

28 Note 20 (Dean/Null), supra. Więcej danych statystycznych na temat corocznej liczby i kosztów związanych ze zgonami spowodowanymi reakcjami na leki w Stanach Zjednoczonych, *zobacz* J. Lazarou, B. Pomeranz, i P. Corey, „Incidence of adverse drug reactions in hospitalized patients," *Journal of the American Medical Association* 279 (1998): s.1200-1205; D. C. Suh, B. S. Woodall, S. K. Shin, and E. R. Hermes-De Santis, „Clinical and economic impact of adverse drug reactions in hospitalized patients," *Annals of Pharmacotherapy* 34 (12) (grudzień 2000): s.1373-9.

DODATKI DO ŻYWNOŚCI

Jednym ze sposobów zdrowego odżywiania jest stosowanie diety nazwanej „Dietą Epoki Kamienia", która mówi: „Jedz tylko pokarm, z którego nic nie zostało usunięte, do którego nic nie zostało dodane i który zepsuje się, jeżeli nie zjesz go natychmiast"[29]. Mielibyśmy ogromne trudności próbując znaleźć takie jedzenie w supermarketach na całym świecie. To, co te świątynie przemysłu spożywczego oferują – o ile nie ma tam stoisk z organiczną żywnością – jest dokładnym zaprzeczeniem powyższej zasady.

Wszechobecne stosowanie dodatków do żywności, których liczba waha się obecnie wokół 4000[30], służy wyłącznie celom przemysłu spożywczego, chcącego produkować wyglądające i smakujące lepiej pożywienie, które, choć zawiera coraz mniej świeżych surowców, ma coraz dłuższe terminy przydatności do spożycia i tym samym przynosi większe zyski. Przemysł chemiczny jest tak wysoce rozwinięty, że z łatwością naśladuje prawie każdy naturalny zapach i smak. To, czego nie może zrobić, to oszukanie ludzkiego organizmu w taki sposób, żeby przyjął te imitacje jako naturalne substancje – w efekcie dostarcza nam pożywienie obfite w mniej lub bardziej toksyczną chemię zamiast podstawowych wartości odżywczych.

Najbardziej rozpowszechnione z dodatków to azotan sodu, sacharoza, kofeina, olestra (sztuczny tłuszcz), sztuczne barwniki i dodatki smakowe, antyoksydanty, emulgatory, polepszacze smaku, zagęszczacze, aspartam, tłuszcze trans i glutaminian sodu – plus niezdrowe ilości cukru, soli i tłuszczy. Mogą one spowodować mnóstwo reakcji alergicznych, takich jak znużenie, problemy z nastrojem i zachowaniem, a po długim stosowaniu, mogą prowadzić do chorób serca i raka.

Aspartam

Aspartam sprzedawany w Stanach Zjednoczonych jako NutraSweet®, Spoonful®, neotame czy Canderel®, obecny w ponad 5000 produktów żywnościowych[31], zasługuje na szczególną uwagę. Znajdziemy go w m.in. w napojach gazowanych, dżemach, płatkach śniadaniowych, witaminach,

---

29 Richard Mackarness, *Eat Fat and Grow Slim* (London: Harvill Press, 1958; Londyn: Fontana/Collins, poprawiona i rozszerzona edycja, 1975).
30 Tuula E. Tuormaa, „The Adverse Effects of Food Additives on Health," *Journal of Orthomolecular Medicine* 9 (4) (1994): s.225-243.
31 The Nutrasweet Co. (www.nutrasweet.com).

środkach dietetycznych i żywności diabetycznej. Jako słodzik nie zawiera kalorii, jest więc atrakcyjny dla ludzi dbających o utrzymanie prawidłowej wagi, a lubiących słodki smak. Po odkryciu aspartamu w USA, początkowo jako leku na wrzody żołądka, FFA przez osiem lat odmawiała jego rejestracji uwzględniając niebezpieczeństwo związane ze spożyciem go przez ludzi[32]. Jednakże, po latach lobbingu producentów aspartamu, ostatecznie został on w 1980 roku oficjalnie usankcjonowany jako dodatek żywnościowy, pomimo obaw wyrażanych przez naukowców[33].

Aspartam zawiera sześć związków chemicznych, wliczając metanol (alkohol otrzymywany z drewna), truciznę, która zamienia się w aldehyd mrówkowy, znany środek rakotwórczy[34]; DKP (dwuketopiperazynę), która w doświadczeniach na zwierzętach powodowała guzy mózgu[35]; oraz fenyloalaninę, powodującą liczne neurologiczne problemy[36]. Utrzymuje się, że aspartam pomaga kontrolować wagę, czemu zaprzecza epidemia otyłości w Stanach Zjednoczonych, Wielkiej Brytanii i praktycznie na całym świecie.

Co więcej, reakcje wśród konsumujących aspartam na dużą skalę, np. w diecie sodowej, świadczą o tym, że mogą tworzyć się sprzyjające warunki do sklerozy, depresji, cukrzycy, ziarnicy złośliwej, artretyzmu, choroby Alzhaimera, ataków paniki, padaczki, choroby Parkinsona i niedoczynności tarczycy. Specjalista ds. cukrzycy, dr H. J. Roberts z *Palm Beach Institute for Medical Research*, stworzył pojęcie „choroby aspartamowej"[37] na określenie wielu patologicznych schorzeń u swoich pacjentów. Prawie dwie trzecie jego pacjentów zanotowało poprawę stanu zdrowia po wyłączeniu aspartamu z diety.

Glutaminian sodu

MSG (glutaminian sodu), polepszacz smaku, który sam w sobie jest bezsmakowy, wynaleziony został w roku 1907 przez japońskiego chemika.

---

32 „Aspartame, Decision of the Public Board of Inquiry" (30 września 1980), Department of Health and Human Services, Food and Drug Administration [Docket number 75F-0355] (www.sweetpoison.com/articles/pdfs/fdapetition.pdf).
33 Ibid. Note 20 (Dean), supra.
34 Dr Betty Martini, „Aspartame: No Hoax, Crime of the Century (Front Groups in Violation of Title 18, Section 1001 When They Lie About the Aspartame Issue and Stumble Others)" (Duluth, GA), *Mission Possible International* (18 czerwca 2004) (www.wnho.net/aspartame_no_hoax.htm).
35 Przesłuchanie Luisa Elsasa przed Kongresem USA. Animals developed brain tumors; *zobacz także* Note 34 (Martini), supra.
36 Ibid.
37 Dr H. J. Roberts, *Defense against Alzheimer's Disease* (West Palm Beach, FL: Sunshine Sentinel Press, styczeń 1995); *zobacz także* Note 20 Dean), supra.

W swojej oryginalnej formie była to pochodna soli z glutaminianem, naturalnym aminokwasem, spotykanym w każdej roślinie i gatunku zwierząt. Ostatecznie, zamieniony w MSG, znajduje się w niemal w każdym produkcie zaliczanym do wysoko przetworzonej żywności – począwszy od zup, poprzez puszkowane sosy, przyprawy, mrożonki, aż po chipsy oraz żywność serwowaną na całym świecie w fast foodach (na etykietach jest często ukrywany pod nazwą „hydrolizowane białko roślinne").

Powód, dla którego tak masowo wykorzystuje się MSG, odkryty został przez Johna E. Erba, asystenta na Uniwersytecie Waterloo w Ontario, który udowodnił, że myszy i szczury używane do eksperymentów z otyłością zwierząt muszą mieć wstrzyknięty MSG zaraz po urodzeniu, aby zapaść na otyłość[38]. W naturalnych warunkach otyłość wśród gryzoni nie występuje. Dzieje się to jedynie, kiedy wstrzyknięty MSG potraja ilość insuliny produkowaną przez ich trzustkę. Gdy stają się otyłe, nazywane są „szczurami MSG".

Bez względu na wyniki badań MSG dodawany jest do żywności z uwagi na jego uzależniający charakter. Już w roku 1978 naukowcy udowodnili te właściwości[39]. Ponieważ lobby producentów żywności otwarcie przyznawało, że celem stosowania MSG jest zwiększenie spożycia produktów żywnościowych[40], jasnym jest, że dodatek ten jest jedną z głównych przyczyn epidemii otyłości. Ogromna ilość ludzi cierpi z powodu skutków ubocznych MSG; bólów głowy, palpitacji serca, wymiotów, nudności, zdrętwień kończyn, bólów w piersiach, napięć twarzy i ogólnego osłabienia. Niektóre z tych powikłań znane są jako „syndrom chińskiej restauracji".

John E. Erb podsumował swoje odkrycia w książce „*The Slow Poisoning of America*"[41], opisując w niej szkodliwe działanie dodatków do żywności. Chociaż szkodliwość MSG jest szeroko znana od wielu lat, FDA nie określiła nawet limitów tego dodatku w produktach żywnościowych.

---

38 John E. and T. M. Erb, *The Slow Poisoning of America* (dostępne on-line na stronie https://www.spofamerica.com).
39 Ibid.
40 Note 34 (Martini), supra.
41 Note 38 (Erb), supra.

ZMIENIONA ŻYWNOŚĆ

Tłuszcze trans

Określane jako najbardziej niezdrowe składniki spożywcze na świecie lub/i jako „atak serca w opakowaniu", te wszechobecne substancje wytwarzane są przez uwodornienie oleju pochodzenia roślinnego, który zamieniany jest z postaci płynnej w stałą. Tłuszcze trans, zwane także uwodornionymi olejami roślinnymi (HVOs) lub olejami częściowo utwardzonymi, zwiększają poziom „złego cholesterolu" LDL, a zmniejszają poziom „dobrego cholesterolu" HDL. Tłuszcze trans pozostawiają tłusty osad w arteriach, powodują zaburzenia w trawieniu oraz zmniejszają zdolność do absorpcji witamin i minerałów.

Tłuszcze trans powstają w wyniku podgrzewania olei roślinnych do bardzo wysokich temperatur po to, by zamienić je w substancje stałe używane do produkcji margaryn, wyrobów cukierniczych, ciast, lodów, cukierków i wielu innych konwencjonalnych produktów spożywczych (niedoinformowani konsumenci często dają się nabierać na chwyty reklamowe utrzymujące, że margaryna zrobiona z oleju słonecznikowego jest zdrowsza niż, powiedzmy, masło; zapominają przy tym zapytać samych siebie jak to się stało, że złoty, płynny olej stał się śnieżnobiałą stałą substancją).

Uwodorniony olej jest tani, bezsmakowy i zapewnia długi okres przydatności do spożycia produktom, w których skład wchodzi, stąd też wzięła się jego popularność. Jednakże pojawiające się ostatnio dowody wykazały, że zamiast zapobiegać atakom serca może się do nich przyczyniać, jest bardzo toksyczny, powoduje otyłość i jest nawet wiązany z pewnymi rodzajami nowotworów. Badania przeprowadzone przez *The Harvard School of Public Health* na 18 555 zdrowych kobietach, starających się zajść w ciążę, dowiodły, że nawet niewielkie, 2 % zwiększenie kaloryczności posiłków pochodzące ze spożycia tłuszczy trans, zwiększało ryzyko bezpłodności o 73%[42].

Brytyjski ekspert, dr Alex Richardson komentując te wyniki powiedział: „Tłuszcze trans powinny być bezwzględnie wykluczone z naszej diety. Są toksyczne i nie znamy ich korzystnego wpływu na zdrowie, wiemy natomiast, jak wielkie powodują zagrożenie"[43]. W roku 2003 Światowa Orga-

---

42 J. E. Chavarro, J. W. Rick-Edwards, B. A. Rosner i W. C. Willett, „Dietary fatty acid intake and the risk of ovulatory infertility," *American* Journal of Clinical Nutrition 85 (1) (styczeń 2007): s. 231-237.
43 Dr Alex Richardson, „Brain food: Why the Government wants your child to take omega-3, the fish oil supplement," *Food and Behaviour Research* (11 czerwca 2006) (www.fabresearch.org/view_item.aspx?item_id=956).

nizacja Zdrowia zalecała udział tłuszczy trans na poziomie nie większym niż 1% w całości spożycia produktów energetycznych[44], w wyniku czego wszystkie wiodące sieci supermarketów w Wielkiej Brytanii zobowiązały się do wycofania tłuszczy trans z produktów ich własnych marek tak szybko, jak to tylko możliwe[45].

The Harvard School of Public Health szacuje, że co najmniej 30 000 – a najprawdopodobniej nawet 100 000 – osób w Stanach Zjednoczonych umiera rocznie na choroby sercowo-naczyniowe, spowodowane spożyciem tłuszczy trans znajdujących się w większości konwencjonalnych produktów[46]. Amerykańska dietetyczka, Mary Enig, stwierdziła, że tłuszcze trans zakłócają funkcje komórkowe w organizmie, zmniejszając jego zdolność do wydalania toksyn i odpadów[47]. To otwiera drzwi dla chorób serca, cukrzycy, nowotworów, braku odporności i otyłości.

Pocieszającym jest fakt, że od stycznia 2006 roku, zgodnie z państwowymi regulacjami w USA, producenci żywności zobligowani są do umieszczania informacji o zawartości tłuszczy trans w produktach[48]. Niektórzy z nich już ogłosili usunięcie tłuszczy trans ze swoich wyrobów. *The British Soil Association,* wiodąca organizacja wspierająca zdrowe odżywianie w Wielkiej Brytanii, ogłosiła ostatnio, że wszelkie dodatki wliczając tłuszcze trans, aspartam i glutaminian sodu, są surowo zakazane we wszystkich produktach ekologicznych[49].

---

44 „Diet, Nutrition and the Prevention of Chronic Diseases," World Health Organization, report of a Joint WHO/FAO Expert Consultation, *WHO Technical Report Series* 916 (2003).
45 Jeremy Laurence, Health Editor, „Should trans fats be banned?," *The Independent* (17 listopada 2006).
46 D. Mozaffarian, „Trans Fatty Acids and Cardiovascular Disease," *New England Journal of Medicine* 15 (354) (13 kwietnia 2006): s1601-1613; *zobacz także* „Trans Fatty Acids and Coronary Heart Disease" („W najnowszym wydaniu analizy powiązania tłuszczy trans z chorobami serca, badacze HSPH stwierdzili, że usunięcie tłuszczy trans z żywności mogłoby zapobiec rocznie dziesiątkom tysięcy zgonów w Stanach Zjednoczonych, spowodowanych chorobami serca i atakami serca.(1) Te wnioski zostały opublikowane 13 kwietnia 2006 roku w wydaniu The New England Journal of Medicine. (...) Tłuszcze trans są również wiązane ze zwiększonym ryzykiem choroby wieńcowej w badaniach epidemiologicznych.4 (...) Na bazie dostępnych danych szacujemy w raporcie z 1994 roku, że około 30 000 przedwczesnych przypadków śmierci z powodu choroby wieńcowej rocznie może być związanych ze spożyciem tłuszczy trans.4" Note 4: W. C. Willett, A. Ascherio, „Trans fatty acids: Are the effects only marginal?," *Am J Public Health* 1994; 84: s. 722-724.) (www.hsph.harvard.edu/reviews/transfats.html)
47 Wywiad z Richardem A. Passwaterem, „Health Risks from Processed Foods and the Dangers of Trans Fats."
48 „Food Labeling: Trans Fatty Acids in Nutrition Labeling (...)." U.S. Department of Health and Human Services, FDA 21 CFR Part 101, Federal Register (11 czerwca 2003), s. 41434.
49 „What we can say—the quality and benefits of organic food," British Soil Association information sheet, Version 4 (24 listopada 2005).

Jedynym sposobem, aby uniknąć szkodliwych dodatków w naszym jadłospisie, jest unikanie wszelkiej przetworzonej żywności. W zamian należy wybrać pożywienie naturalne, oparte na organicznych warzywach i owocach i odwiedzać restauracje w bardzo rzadkich, naprawdę wyjątkowych przypadkach.

Pełna dodatków niezdrowa żywność jest nie tylko szkodliwa dla organizmu, ale potrafi również wyzwalać aspołeczne zachowania. W USA i Wielkiej Brytanii przeprowadzono równoległe badania podając młodym więźniom przez kilka miesięcy suplementy zawierające witaminy, minerały oraz nienasycone kwasy tłuszczowe, monitorując przy tym ich zachowania. W obu krajach częstotliwość drobnych przestępstw zmniejszyła się o 33%, a poważnych o około 37 – 38 %[50].

Jeżeli weźmiemy pod uwagę rezultaty tych badań, staje się oczywistym, że wiele antyspołecznych zachowań w społeczeństwie może być przypisanych szkodliwym dodatkom żywnościowym – kolejny mocny argument, aby unikać wszelkiego rodzaju niezdrowej żywności.

FLUOR

Pośród wielu różnych czynników osłabiających odporność naszych organizmów, fluor zasługuje na specjalną uwagę. Jego przesadna reklama jako środka ochrony zębów spowodowana jest interesem handlowym, podczas gdy faktycznie fluor jest niebezpieczną trucizną, odpadem przemysłowym, zawierającym niewielkie ilości ołowiu, rtęci, berylu i arszeniku[51]. Oficjalnym powodem, dla którego Rząd Stanów Zjednoczonych lansuje obowiązkowe dodatki fluoru w wodzie pitnej, jest troska o zdrowe zęby dzieci, gdy tymczasem ich choroby nie są spowodowane brakiem fluoru, ale niezdrową dietą, słabym poziomem higieny i zbyt dużym spożyciem słodyczy. W opinii niektórych ekspertów[52], fluor chroni zęby u dzieci tylko do 5 roku życia. Ponieważ ta grupa wiekowa stanowi bardzo niewielką część populacji, wydaje się nie do obrony fakt podawania tej wysoce kontrowersyjnej substancji w wodzie pitnej całemu społeczeństwu, bez względu na wiek i stan uzębienia jego członków.

---

50 B. Gesch, Londyn, konferencja prasowa, Royal College of Psychiatrists (25 czerwca, 2002); S. Schoenthaler, *Anti-Ageing Medical Publications*, Tom. III. (Marina del Rey, CA: Health Quest Publications, 1999).
51 Emma Young, „Trace arsenic in water raises cancer risk," *New Scientist* (14 września 2001).
52 J. A. Brunette i J. P. Carlos, „Recent Trends in Dental Caries in U.S. Children and the Effect of Water Fluoridation," *Journal of Dental Research* 69 (Spec. Issue luty 1990): s.723-727.

Co więcej, są dowody[53] na to, że fluoryzacja wcale nie poprawia trwale stanu zdrowia zębów u dzieci. Z jednej strony powoduje ona fluorozę w jednym na osiem przypadków, co objawia się ciemnym, nakrapianym kolorem zębów[54]. Z drugiej, zgodnie z danymi z 2003, w USA na próchnicę cierpi co drugie dziecko w wieku od sześciu do ośmiu lat i dwie trzecie dzieci w wieku piętnastu lat – bez względu na fluoryzację[55]. Długotrwałe stosowanie fluoru wiąże się też ze zwiększonym ryzykiem występowania nowotworów, złamań stawu biodrowego, osteoporozy, problemów z nerkami, a nawet przypadkami wad wrodzonych[56].

Świętej pamięci dr Dean Burk, który pracował przez ponad 30 lat jako szef chemików w *U.S. National Cancer Institute* (NCI), deklarował: „Fluor jest przyczyną większej ilości zgonów z powodu raka i wywołuje je szybciej, niż każdy inny środek chemiczny"[57]. NCI w czasie 17 lat badań odkryło, że wraz ze wzrostem fluoryzacji zwiększyło się występowanie raka gardła i kostniakomięsaka oraz rzadkich form raka kości u młodych mężczyzn[58]. Wzrost liczby przypadków raka gardła i kostniakomięsaka, odnotowany w ostatniej dekadzie, koreluje ze statystycznie znaczącym związkiem pomiędzy fluoryzacją wody i pasty do zębów a rakotwórczością chlorku sodu w obu tych nowotworach[59].

Obóz zwolenników fluoru zaprzecza jednak i ukrywa szkodliwe efekty stosowania tego środka, ignorując wyniki badań NCI. Jedna z prób ujawnienia prawdy w 2006 roku wywołała niemałą konsternację wśród naukowców, gdy wyszło na jaw, że profesor Chester Douglass z *Harward Dental School*,

---

53 Ibid.
54 M. A. Awad, J. A. Hargreaves, oraz G. W. Thompson, „Dental Caries and Fluorosis in 7-9 and 11-14 Year Old Children Who Received Fluoride Supplements from Birth," *Journal of the Canadian Dental Association* 60 (4) (1991): s. 318 - 322.
55 C. H. Shiboski, et al., „The association of early childhood caries and race/ethnicity among California preschool children," *Journal of Public Health Dentistry* 63 (1) (2003): s. 38-46.
56 Elise B. Bassin, D. Wypij, R. B. Davis oraz M. A. Mittleman, „Age-specific fluoride exposure in drinking water and osteosarcoma (United States)," *Cancer Causes and Control* 17 (2006): s.421-428.
57 Dr Dean Burk, Congressional Record (21 czerwca 1976).
58 Perry D. Cohn, „A Brief Report on the Association of Drinking Water Fluoridation and the Incidence of Osteosarcoma Among Young Males," Environmental Health Service, New Jersey Department of Health (8 listopada 1992). W 1992, The New Jersey State Department of Health opublikował wyniki badań które potwierdzały sześciokrotnie większe występowanie raka kości wśród mężczyzn poniżej 20 roku życia w miejscach, gdzie woda pitna jest fluorowana.
59 K. H. Gelberg, E. F. Fitzgerald, S. Hwang i R. Dubrow, „Fluoride exposure and childhood osteosarcoma a case control study," *American Journal of Public Health* 85 (1995): s.1678-1683; zobacz także J. K. Maurer, M. C.Cheng, B. G. Boysen i R. I. Anderson, „Two-year carcinogenicity study of sodium fluoride in rats," *Journal, National Cancer Institute* 82 (1990): s.1118-1126.

utrzymywał przez 4 lata w tajemnicy wyniki badań swojej byłej studentki, Elise B. Bassin. W roku 2001 Bassin w swojej pracy dyplomowej badała zależności pomiędzy fluorem a rakiem, w szczególności kostniakomięsakiem – rakiem kości – w populacji młodych mężczyzn. Kiedy wyniki jej badań zostały opublikowane w roku 2006 i prawda trafiła do szerokiego grona naukowców, Harvard, ku niemałej konsternacji naukowców, oczyścił profesora Douglasa z wszelkich zarzutów o uchybienia i konflikt interesów, chociaż jest on szeroko znany jako konsultant koncernów produkujących pasty do zębów, zużywających największe ilości fluoru[60]. Do władz Harvardu wystosowano ponad 500 listów protestacyjnych tej sprawie, a wśród nich gorący list profesora Samuela Epsteina, przewodniczącego *Cancer Prevention Coalition*, w którym domagał się „pełnego i szczegółowego wyjaśnienia tego zadziwiającego posunięcia"[61]. W czasie, gdy powstaje niniejsza książka, sprawa ta nie znalazła jeszcze zakończenia.

Historia ta to jeden z wielu przykładów pokazujących, jak zaciekle walczą różne grupy interesów broniąc swych dochodowych produktów, nawet za cenę ryzyka utraty zdrowia przez społeczeństwo. Aby dowiedzieć się prawdy o niby nieszkodliwym fluorze, wystarczy przeczytać ostrzeżenie na każdej z komercyjnie produkowanych past do zębów: „Trzymać z dala od dzieci poniżej szóstego roku życia. Jeśli przypadkowo dojdzie do połknięcia większej ilości pasty, niż porcja używana do mycia, należy natychmiast poprosić o pomoc medyczną lub skontaktować się z ośrodkiem toksykologii. Dzieci od dwóch do sześciu lat mogą używać jednorazowo dawki nie większej od ziarnka groszku. Szczotkowanie i płukanie zębów przez dzieci powinno odbywać się pod nadzorem dorosłych, żeby zminimalizować ryzyko połknięcia pasty".

Wiele gatunków past do zębów, produktów dla dzieci i masowo produkowanych napojów zawiera fluorowaną wodę. Należy dołożyć wszelkich starań, aby ich wszystkich unikać.

ALKOHOL I NIKOTYNA

Dewastacja zdrowia spowodowana paleniem jest od lat powszechnie znana, nałóg ten jest jednak nadal powszechny. Palacze traktują swój nałóg jako stymulant lub element relaksu. W każdym razie, efekty palenia pojawiają się szybko i dlatego krótko przypominamy ich fatalne konsekwencje.

---

60 Juliet Eilperin, „Professor at Harvard Is Being Investigated, Fluoride- Cancer Link May Have Been Hidden," *The Washington Post* (13 czerwca, 2005), s. A03.
61 List od Profesora Samuela Epsteina do Harvard University President Derek C. Bok (31 sierpnia, 2006).

Terapia doktora Gersona

Głównym składnikiem papierosów jest nikotyna, jednoznacznie określana jako „jedna z najbardziej toksycznych i uzależniających substancji, która działa tak szybko, jak cyjanek"[62]. Co więcej, nikotyna nie jest jedynym toksycznym produktem, na którego działanie wystawieni są palacze. Smoła, wydzielająca się w procesie spalania, osadza się w płucach i ostatecznie powoduje przewlekłą obturacyjną chorobę płuc lub raka[63]. Palacze twierdzą, że niszczą jedynie płuca.

Jednakże trucizny zawarte w papierosach przenikają cały organizm, wyniszczając wszystkie organy. Dla przykładu, rak pęcherza moczowego pojawia się znacznie częściej wśród palących niż niepalących[64]. Znane i dobrze udokumentowane są również szkodliwe efekty palenia dla tzw. „biernych palaczy", członków rodziny palacza lub kolegów z pracy[65]. To, co wciąż wielu może wydawać się akceptowalnym społecznie nałogiem, jest faktycznie poważnym zagrożeniem dla naszych naturalnych sił obronnych.

Podobnie sytuacja przedstawia się w przypadku alkoholu, który optymalnie powinien być spożywany jedynie okazjonalnie i w niewielkich ilościach. Konsumowany w nadmiarze prowadzi do alkoholizmu. Zatruwa mózg i jeszcze bardziej zatruwa wątrobę, może powodować problemy gastryczne, kłopoty z trzustką czy delirium. W ekstremalnych przypadkach prowadzi do marskości wątroby i śmierci[66]. Ponieważ wątroba to kluczowy organ, łatwo sobie wyobrazić, jak zgubne skutki może przynieść niekontrolowane spożycie alkoholu.

KOSMETYKI

W porównaniu z wysoko trującymi substancjami, jak alkohol czy nikotyna, kosmetyki mogą się wydawać wręcz nie na miejscu na naszej czarnej liście. Wszak od wieków posługiwano się nimi, by poprawić urodę i dodać uroku; archeolodzy znaleźli wiele pozostałości z cennych maści, perfum i innych kosmetyków w miastach i zamkach antycznych władców.

---

62 *Taber's Cyclopedic Medical Dictionary* (Philadelphia: F. A. Davis Company, 1993).
63 „Questions About Smoking, Tobacco, and Health," American Cancer Society (www.cancer.org/docroot/PED/content/
PED_10_2x_Questions_About_Smoking_Tobacco_and_Health.asp).
64 „Detailed Guide: Bladder Cancer, What Are the Risk Factors for Bladder Cancer,?" American Cancer Society (www.cancer.org/docroot/cri/content/cri_2_4_2x_what_are_the_ risk_factors_for_bladder_cancer_44.asp).
65 „Secondhand Smoke—It Takes Your Breath Away: Secondhand Smoke is unhealthy (...)" New York State Department of Health (www.health.state.ny.us/prevention/tobacco_control/second/second.htm).
66 Dr Howard J. Worman, „Alcoholic Liver Disease," Columbia University Department of Medicine (http://cpmcnet.columbia.edu/dept/gi/alcohol.html).

Jednak dzisiejsze kosmetyki są daleko różne od naturalnych substancji używanych niegdyś w starożytnym Egipcie czy Babilonie. Zawierają niewiarygodną wręcz ilość składników, z których niemało (np. wiele parabenów) jest toksycznych. Laurylowy siarczan sodu (używany do czyszczenia drzwi garażowych i odtłuszczania silników), dwutlenki (podejrzewane o rakotwórczość) i formaldehyd (silnie drażniąca toksyczna substancja), to tylko niektóre z substancji znajdujących się w kosmetykach. Ponieważ wszystkie toksyny przyczyniają się do osłabienia naszych systemów obronnych, zasadne jest, żeby wszelkie ich źródła, w tym obfitujące w toksyny kosmetyki, wyeliminować z naszego życia codziennego.

Faktem jest, że około 60% substancji natryskiwanych lub wcieranych w skórę jest poprawnie absorbowanych i wędruje prosto do krwiobiegu. Ortodoksyjna medycyna zrobiła z tego użytek produkując różnorodne plastry i maści, w szczególności przeciwbólowe, które sprawnie dostarczają substancje czynne do krwiobiegu. Tą samą drogą wędrują pudry, kremy, maści, perfumy i dezodoranty, szybko docierając do organizmu. Niektóre szacunki mówią, że kobiety absorbują około 2 kg substancji chemicznych rocznie pochodzące z kosmetyków[67]. Co gorsza, cokolwiek jest wchłaniane przez skórę, omija normalny metabolizm organizmu i nie jest ani neutralizowane ani wydalane – włącznie z kancerogennymi substancjami (niezmiennie powtarzamy swoim pacjentkom: „Jeżeli nie zjadłabyś lub nie wypiła czegoś, nie stosuj tego na skórę czy usta!". Jednak robimy jedno małe odstępstwo – wyjątkowo dozwolone są kredki do brwi).

Jednymi z najbardziej niebezpiecznych substancji są antyperspiranty. Prawie wszystkie zawierają wysoce szkodliwe aluminium[68], szczególnie, jeśli pamiętamy, że pod pachami mamy wiele gruczołów limfatycznych, przesyłających zaabsorbowane toksyny do układu limfatycznego. Nawet kremy i sztyfty pod pachę, zrobione z autentycznie wolnych od toksyn materiałów i nazywane organicznymi, nie powinny być używane, ponieważ zakłócają procesy wydalania toksyn przez organizm!

U pacjentów w intensywnym etapie terapii występuje często pocenie nocne, świadczące o pozbywaniu się toksyn przez ciało w czasie odpoczynku. Ci, którym wmówiono, że pot jest „nieestetyczny", mogą sięgnąć po dezodorant, krem lub sztyft. Zdrowi ludzie pocący się w gorący dzień lub w czasie wysiłku fizycznego mogą chcieć zrobić to samo. W obu przypadkach jest to poważny błąd. Kiedy ciało próbuje uwalniać się od toksyn przez gruczoły potowe, proces ten nie może być zatrzymywany ani utrudniany.

---

67 „Is make-up making you sick? The hidden dangers on your bathroom shelf," *The Telegraph* (Wielka Brytania) (18 marca, 2005).
68 M. S. Petrik, M. C. Wong, R. C. Tabata, R. F. Garry i C. A. Shaw, „Aluminum adjuvant linked to gulf war illness induces motor neuron death in mice," *Neuromolecular Medicine* 9 (1) (2007): s. 83-100.

Zablokowanie kanałów pod pachami przez antyperspirant spowoduje powrót toksyn do układu limfatycznego dookoła płuc i ramion, zwiększając tym samym ryzyko wystąpienia raka piersi, nawet u mężczyzn[69]. Odkąd mężczyźni zaczęli używać antyperspirantów na szeroką skalę, zanotowano wśród nich wzrost przypadków raka piersi. Musimy założyć, że ten proces nasilił się z powodu stosowania tych kosmetyków.

Zatem jak powinniśmy sobie radzić z problemem pocenia się? Podstawową zasadą jest unikanie toksycznego (tzn. nieorganicznego) jedzenia i napojów, wtedy ciało nie musi pozbywać się odpadów. Mydło i woda to najlepsze środki czyszczące. Zdrowy pot jest bezzapachowy i nie wymaga zwalczania.

Talk kosmetyczny również powinien być zakazany. Oprócz blokowania porów skóry, jest też oskarżany o powodowanie raka płuc u dzieci, jeżeli jest wdychany[70] i raka jajników u kobiet stosujących go w obszarze genitaliów[71].

Innym bardzo toksycznym kosmetykiem, wykorzystywanym powszechnie przez kobiety i mężczyzn, jest farba do włosów. Cała powierzchnia głowy jest dobrze unaczyniona, więc cokolwiek na nią nałożymy, szybko absorbuje się do układu krwionośnego. Większość farb do włosów jest wybitnie toksyczna[72]. Nawet te najnowsze, zawierające głównie wolne od toksyn składniki roślinne, wprowadzają obce substancje go organizmu. W związku z tym pacjenci w trakcie Terapii Gersona nie mogą używać żadnych farb do włosów, a jedynie bardzo łagodne szampony. Zalecamy również nieużywanie perfum, które zawierają syntetyczne substancje zapachowe, w zamian chorzy mogą stosować czystą, rozcieńczoną glicerynę, żeby nawilżyć wysuszoną skórę. Mężczyznom nie wolno używać pianek do golenia w aerozolu ani żadnych płynów po goleniu.

Są pewne delikatne, nietoksyczne kosmetyki na rynku, produkowane z naturalnych surowców. Mogą być wykorzystywane przez pacjentów po terapii i tych, którzy terapii nie stosują. Trzeba ich dobrze poszukać, dołożyć wszelkich starań czytając nawet najdrobniejsze nadruki na opakowaniach, pamiętając, że chodzi o nasze zdrowie, warte każdego wysiłku.

---

69 P. D. Darbre, et al., „Chemical Used in Deodorant Found in Breast Cancer Tissue," *Journal of Applied Toxicology* 24 (1) (2004).
70 M. A. Hollinger, „Pulmonary toxicity of inhaled and intravenous talc," *Toxicology Letters* 52 (1990): s. 121-127.
71 B. L. Harlow, D. W. Cramer, D. A. Bell i W. R. Welch, „Perineal exposure to talc and ovarian cancer risk," *Obstetrics & Gynecology* 80 (1992): s. 19-26.
72 F. N. Marzulli, S. Green i H. K. Haibach, „Hair dye toxicity—a review," *Journal of Environmental Pathology, Toxicology and Oncology* 1 (4) (marzec - kwiecień 1978): s. 509-30.

SZCZEPIENIA

Szczepionki mogą ratować życie, ale mogą też zabijać. Historia szczepionek zaczyna się od dra Edwarda Jennera (1749-1823). Zaobserwował on, że kobiety dojące krowy, które chorowały na krowiankę (ospę bydlęcą), cierpiały jedynie na zwierzęcą odmianę tej choroby i były odporne na ospę. Wyciągnął z tego wniosek, że zwierzęca forma ospy zabezpiecza przed jej groźniejszą formą[73]. Jego założenie było słuszne, ale w dalszych badaniach nie wzięto pod uwagę, że kobiety dojące krowy były młodymi i przypuszczalnie zdrowymi kobietami, więc ich układ immunologiczny potrafił się bronić. Niemniej od tego czasu zaszczepiono przeciwko ospie wiele pokoleń dzieci, a już przed rokiem 1980 autorytety medyczne ogłosiły, że ospa została ostatecznie pokonana[74].

Przez wiele lat dzieciom w Ameryce podawano szczepionkę DPT (dyfteryt-koklusz-tężec). Nieżyjący już dr Robert. S. Mendelsohn (1926-1988), przewodniczący Stowarzyszenia Lekarzy Pediatrów w Szpitalu Pediatrycznym w Chicago, nigdy nie przestał przestrzegać przed tymi szczepieniami, odnotowując wielorakie problemy ze zdrowiem u zaszczepionych dzieci, w tym poważne przypadki uszkodzenia mózgu. Dowiedział się, że dr William Torch z *University of Nevada School of Medicine* w Reno, odnotował w swojej praktyce przypadki zgonów w wyniku Zespołu Nagłego Zgonu Niemowląt (SIDS) u dwóch trzecich ze 103 dzieci, którym podano szczepionkę DPT na trzy tygodnie przed śmiercią; wiele z nich zmarło nawet następnego dnia po zaszczepieniu[75]. Przeprowadzone w roku 1994 badania wykazały, że zaszczepione dzieci ze zdiagnozowaną astmą były pięciokrotnie bardziej narażone na śmierć, niż te, które nie były szczepione. Inne z kolei badania dowiodły, że dzieci umierają z ośmiokrotnie większą częstotliwością, niż normalna w trzy dni po podaniu DPT[76]. Kiedy Japończycy zabronili szczepień dzieci poniżej drugiego roku życia, problem z SIDS natychmiast zniknął[77]. Rząd USA był zmuszony zagwarantować bezpieczeństwo szczepień DPT, gdyż firmy farmaceutyczne produkujące szczepionkę zmagały się

---

[73] John Baron i H. Colburn, „The life of Edward Jenner," z ilustracjami jego doktryny i wybranymi fragmentami korespondencji (Londyn, 1838).
[74] „What You Should Know About a Smallpox Outbreak," Department of Health and Human Services, Centers for Disease Control and Prevention (www.bt.cdc.gov/agent/smallpox/basics/outbreak.asp).
[75] Dr Robert S. Mendelsohn, „The Medical Time Bomb Of Immunization Against Disease," *East West Journal* (listopad 1984) (www.whale.to/vaccines/mendelsohn.html).
[76] Shirley's Wellness Cafe (www.shirleys-wellness-cafe.com/vaccine_sids.htm).
[77] Osobista korespondencja do Charlotte Gerson od Profesora Takaho Watayo, wicedyrektora The Ohtsuka Hospital w Tokyo (wrzesień 2006).

Terapia doktora Gersona 61

z licznymi procesami o uszczerbki na zdrowiu bądź śmierć spowodowanymi przez tę szczepionkę[78].

Szczepionki DPT są jednak ciągle stosowane w USA. Jest to podejście zupełnie nienaukowe, nieuwzględniające faktu, że dzieci nie posiadają jeszcze własnego układu immunologicznego, który mógłby odpowiedzieć na podaną szczepionkę. Chociaż niemowlę do 6 miesiąca po urodzeniu ma niedojrzały układ immunologiczny i opiera się na przekazanych przez matkę przeciwciałach, lekarze pediatrzy wciąż szczepią na DPT dwumiesięczne i młodsze dzieci. Jest oczywistością, że koliduje to z prawidłowym rozwojem ich własnego układu immunologicznego w późniejszym etapie.

W Wielkiej Brytanii powstało mnóstwo kontrowersji wokół szczepionki na odrę-świnkę-różyczkę, ordynowanej rutynowo dzieciom, oskarżanej przez niektórych lekarzy o powodowanie autyzmu i chorób jelita grubego[79] – zarzuty stanowczo odpierane przez medyczne autorytety[80]. W USA obecność thimerosalu (lotnej rtęci) w szczepionkach podawanych niemowlętom i małym dzieciom, wywołała dużo bardziej gorącą debatę, wiążąc toksyczną rtęć z wieloma przypadkami autyzmu, wad wymowy i tików nerwowych u nastolatków oraz z przyczynianiem się do zaburzeń mentalnych i odpornościowych u znacznej części populacji[81]. Od tej pory wszystkie standardowe szczepionki produkowane są w wolnych od thimerosalu formach. W każdym razie wiele pytań dotyczących szczepień pozostaje wciąż bez odpowiedzi.

Zbyt często to, co na początku wydaje się wartościową innowacją medyczną, okazuje się w efekcie znacząco niekorzystne. Ogólnie mówiąc, silna chemiczna ingerencja w organizm – czy to w postaci dodatków do żywności, lekarstw, czy zanieczyszczenia środowiska – osłabia naturalne siły obronne organizmu i otwiera drogę do poważnych chorób, stąd potrzeba ich odbudowy w toku Terapii Gersona, o czym opowiemy w kolejnych rozdziałach.

---

78 National Vaccine Injury Compensation Program (1 października 1988).
79 Bill Parish, „MMR Vaccine and Subsequent Cases of Autism Suspected,"*Sightings*, Parish s& Company (23 maja 2000), FreeRepublic.com (www.freerepublic.com/forum/a3931156b1dee.htm).
80 „Frequently asked questions about Measles Vaccine and Inflammatory Bowel Disease (IBD)," Department of Health and Human Services, Centers for Disease Control and Prevention (www.cdc.gov/nip/vacsafe/concerns/autism/ibd.htm)
81 James F. i Phyllis A. Balch, *Prescription For Dietary Wellness*: Using Foods to Heal, edycja druga. (Nowy Jork: Avery (Penguin Group), 26 maja 2003).

SMOG ELEKTROMAGNETYCZNY

Każdy żywy organizm otoczony jest przez swoje własne pole elektromagnetyczne – niewidoczną, ale mierzalną warstwę promieni energetycznych. Przez miliony lat pola te pozostawały nienaruszone. W końcu XIX w. w Wielkiej Brytanii wynaleziono pierwszą żarówkę, a zaraz potem pojawiła się ona w Ameryce. Wraz z tym wynalazkiem elektryczność stała się nieodłączną częścią naszego codziennego życia, a jej zastosowanie rosło lawinowo.

Dzisiaj cała ludność na ziemi jest narażona na niebezpieczne działanie pola elektromagnetycznego. Lampy, telewizory, radia, lodówki, kuchenki, kuchenki mikrofalowe, komputery, telefony komórkowe – wszystkie emitują niewidzialne elektromagnetyczne fale. Jeżeli połączymy naturalne geopatyczne promieniowanie z naszymi domowymi urządzeniami, nie będzie przesadą stwierdzenie, że żyjemy w elektromagnetycznej zupie; nie można też nie dostrzegać szkodliwego wpływu tego stanu na nasze zdrowie i dobre samopoczucie.

W miarę, jak lawinowo rośnie liczba telefonów komórkowych na świecie, rośnie też ilość masztów radiowych obsługujących je. Jak do tej pory czynniki oficjalne utrzymują, że maszty te nie stanowią zagrożenia dla zdrowia ludzi mieszkających w ich pobliżu[82], ale ci, których to dotyczy, twierdzą co innego, skarżąc się na różnorodne schorzenia – głównie na przypadki raka wybuchające w sąsiedztwie nowo stawianych masztów[83]. W tym samym czasie pojawiają się zaburzenia snu, bóle głowy, wysypki na skórze, palpitacje serca i zawroty głowy[84].

---

[82] „Cell Phone Facts: Consumer Information on Wireless Phones," U.S. Food and Drug Administration (www.fda.gov/cellphones/qa.html#4).
[83] „Cancer clusters at phone masts," *The London Sunday Times* (22 kwietnia 2007).
[84] Eileen O'Connor, „EMF Discussion Group at the Health Protection Agency for Radiation Protection (HPA-RPD) on 2nd March 2006" (październik 2006), Mobile Phone/Mast Radiation (www.mast-victims.org/
index.php?content=journal&action=view&type=journal&id=111).
„Sześć kolejnych krótkoterminowych badań nad wpływem masztów telefonii komórkowej na zdrowie potwierdziło znaczące skutki oddziaływania, takie jak bóle głowy, zawroty głowy, depresje, przemęczenie, zaburzenia snu i koncentracji oraz problemy z układem krążenia: „1) H-P Hutter, H Moshammer, P Wallner i M Kundi
(http://oem.bmjjournals.com/cgi/content/abstract/63/5/307) Symptomy subiektywne, zaburzenia snu i problemy w przyswajaniu informacji u badanych mieszkających blisko masztów telefonii komórkowej: Konkluzja: Pomimo wystawienia na bardzo małe oddziaływanie HF-EMF, wpływa na samopoczucie i funkcjonowanie nie może zostać wykluczony, jak pokazywały ostatnie wyniki eksperymentów; jednakże, mechanizm działania tych niskich poziomów HF-EMF pozostaje nieznany(...).
„2) Santini et al (Paris) [Pathologie Biologie (Paryż)] 2002 (http://www.emrnetwork.org/position/santini_hearing_march6_02.pdf) „3)

Niektórzy naukowcy zgadzają się z opinią publiczną. Jest wśród nich dr Robert O. Becker, dwukrotnie nominowany do Nagrody Nobla, który określa rozprzestrzenianie się pola elektromagnetycznego jako „najpoważniejszy czynnik zanieczyszczający środowisko naturalne na ziemi"[85]. Zarówno WHO jak i Komisja Europejska podejmowały temat wpływu pola elektromagnetycznego na środowisko[86]. Stosując zabezpieczającą zasadę: „Jeżeli masz wątpliwości czy coś ci zaszkodzi czy nie, lepiej bądź ostrożny", musi być zrobione wszystko, co możliwe, żeby ograniczyć ryzyko złego wpływu pola elektromagnetycznego na nasze zdrowie. Używanie telefonów komórkowych winno być ograniczone do minimum, powinny być wyłączane natychmiast po użyciu i nie mogą być noszone tuż przy ciele, nawet kiedy nie są włączone. Jeżeli to możliwe powinno stosować się urządzenia pozwalające na rozmowę przez telefon bez przykładania aparatu do ucha.

Najlepiej nie trzymać żadnych urządzeń elektrycznych w sypialni, blisko łóżka, gdzie śpiący jest narażony na całonocne działanie promieniowania. Wszelki sprzęt elektryczny powinien być wyłączony, kiedy nie jest używany, a nie pozostawiony w trybie czuwania (stand-by). Niektóre z roślin

---

„3) Netherlands Ministries of Economic Affairs, Housing, Spatial Planning and Environment and Health Welfare and Sport. (TNO) 2003 (http://www.unizh.ch/phar/sleep/handy/tnoabstractE.htm)
„4) The Microwave Syndrome – Further Aspect of a Spanish Study – Oberfeld Gerd. Międzynarodowa konferencja prasowa w Kos (Grecja), 2004 (http://www.mindfully.org/Technology/2004/Microwave-Syndrome-Oberfeld1may04.htm)
„5) Austriacki naukowiec Dr Gerd Oberfeld wydał następujący komunikat prasowy 1 maja 2005: 'Badania przeprowadzone w Austrii miały na celu określenie promieniowania masztów telefonii komórkowej w promieniu 80 metrów od ich usytuowania; test EEG na 12 osobach wykazał znaczne zmiany w falach mózgowych badanych. Wolontariusze którzy zgłosili się do badań, skarżyli się na brzęczenie w głowie, palpitacje serca, złe samopoczucie, uczucie pustki w głowie i zaniepokojenia, duszności, kłopoty z oddychaniem, nerwowość, nadpobudliwość, bole głowy, szumy w uszach, wrażenia ciepła i depresje.
„6) Bamberg, Germany 26 kwietnia 2005 Dr C Waldmann-Selsam, Dr U. Säeger, Bamberg, Oberfranken ocenili zgłaszane problemy zdrowotne 356 osób wystawionych w miejscach zamieszkania na długotrwałe promieniowanie magnetyczne wysokiej częstotliwości (ze stacji telefonii komórkowej, z systemu bezprzewodowej łączności telefonicznej DECT, oraz innych)."
Zobacz także Doktor Warren Brodey, „Radiation and Health," Oslo, Norwegia (13 września 2006), s. 14 (www.computer-clear.com/radiation_and_health.pdf).
85 Linda Moulton Howe, „British Cell Phone Safety Alert and An Interview i dr Robert O. Becker," Council on Wireless Technology Impacts (www.energyfields.org/science/becker.html).
86 „Minutes of the Seventh International Advisory Committee Meeting," The International EMF Project (Genewa), World Health Organization (6-7 czerwca 2002) (www.who.int/pehemf/publications/IAC_minutes_2002MR_update.pdf).

doniczkowych (np. skrzydłokwiat) potrafią absorbować promieniowanie i powinny być trzymane w domach w dużych ilościach.

STRES - WRÓG WEWNĘTRZNY

Oprócz wszystkich zewnętrznych niebezpieczeństw czyhających na siły obronne naszego organizmu, istnieje jeszcze jeden, wewnętrzny nieprzyjaciel, który musi zostać uwzględniony - stres. Stał się nieodłączną częścią współczesnego pospiesznego stylu życia, choć do pierwszej połowy XX wieku nie był nawet zidentyfikowany i zbadany.

Wtedy to znakomity, urodzony na Węgrzech endokrynolog dr Hans Selye (1907-1982), jako pierwszy zaczął się zastanawiać, dlaczego tak wielu ludzi cierpiało z powodu objawów osłabienia zdrowia, nie będąc chorymi, ani nie cierpiąc na brak energii życiowej. Ostatecznie zidentyfikował przyczynę jako stres, który definiowany jest jako „niespecyficzna reakcja organizmu na każde niedomaganie, spowodowane lub będące skutkiem zaistniałej przyjemnej lub nieprzyjemnej sytuacji. To, jak sytuację tę odbierasz, determinuje, czy możesz się skutecznie do niej zaadoptować"[88]. Innymi słowy stres sam w sobie nie jest zły, wprost przeciwnie, cytując raz jeszcze dra Selye: „Jest ogólnie przyjęte, że każdy biologiczny organizm potrzebuje pewnych dawek stresu, aby utrzymać się w dobrej kondycji. Jednakże(...)organizm nie może poradzić sobie ze zbyt dużymi dawkami stresu, które powodują patologiczne zmiany"[89].

Problem leży w tym, że organizm współczesnego człowieka odpowiada w taki sam sposób na prawdziwe lub wyimaginowane niebezpieczeństwo; zachodzą w nim natychmiast biologiczne zmiany, których nasi przodkowie doświadczali w realnych konfrontacjach atakując mamuty czy walcząc o przetrwanie; włącza się mechanizm „walcz albo uciekaj", dając organizmowi energię do walki z przeciwnikiem lub szybkiej ucieczki. Reakcja alar-

---

[87] Mary Lambert, *Clearing the Clutter for Good Feng Shui* (Nowy Jork: Michael Friedman Publishing Group, Jan. 1, 2001). Lambert sugeruje, że najlepszymi roślinami, absorbującymi emitowane pole elektromagnetyczne z komputerów i innych urządzeń, są: Skrzydłokwiat, Pieprzówka, Kaktus Cirrus peruvianus i Bananowiec Karłowaty. Badania przeprowadzone przez National Aeronautics and Space Administration wykazały, że są szczególnie skuteczne w neutralizacji aldehydu mrówkowego, ksylenu, benzenu oraz tlenku węgla z powietrza w domach czy biurach.
[88] Dr Hans Selye, *The Stress of Life* (Nowy Jork: McGraw-Hill, 1956).
[89] Dr Hans Selye, „The stress concept and some of its implications," w Vernon Hamilton i David M. Warburton, *Human Stress and Cognition: An Information Processing Approach* (Nowy Jork: John Wiley and Sons Ltd., 1979).

mowa uruchamia układ przysadkowo-nadnerczowy, wytwarzający hormony potrzebne do walki bądź ucieczki. Zwiększa się tętno, podnosi poziom cukru we krwi, rozszerzają się źrenice, żeby lepiej widzieć, zwalania trawienie tak, aby energia mogła być skierowana do kończyn. Następuje nagły przypływ adrenaliny i kortyzonu. Wszystkie te symptomy ustępują, kiedy sytuacja jest rozwiązana – czy to przez walkę, czy przez ewakuację.

W dzisiejszym świecie większość zagrożeń nie jest tak poważnych, wyzwania powodują raczej frustrację, tłumiony gniew, czy dławione napięcie, które nie znajdują ujścia. Nie możemy przecież walczyć z nadmiernie krytycznym przełożonym ani uciec z ulicznego korka, więc organizm pozostaje permanentnie w nienaturalnie pobudzonym stanie. Identycznie jak człowiek żyjący w jaskiniach, współczesny człowiek przechodzi przez te same trzy fazy: alarmową, odpornościową i wyczerpania. W wyniku ciągłego stresu powstają zmiany hormonalne, które mogą prowadzić do szerokiej gamy chorób, w tym nadciśnienia, zakrzepicy tętnicy wieńcowej[90], wylewów, wrzodów żołądka czy dwunastnicy[91], arteriosklerozy[92], artretyzmu, chorób nerek i alergii[93]. Co najgorsze, układ immunologiczny zostaje osłabiony, a wiemy już, jak bardzo jest to niebezpieczne.

Mało komu dane jest przeżyć życie bez doświadczenia ogromnego stresu. Problemy w pracy, problemy finansowe, poważne długi, rozwody, choroby w rodzinie, czy utrata pracy – lista jest długa. Ludzie często w odpowiedzi pracują dłużej, jedzą szybko i niezdrowo, biorą środki nasenne, by pokonać bezsenność i środki pobudzające, aby podołać każdemu nowemu dniu, piją więcej kawy, alkoholu i palą więcej papierosów – wszystko to przyspiesza moment załamania się zdrowia. Jednakże to ich reakcja na stres, a nie stres sam w sobie, jest prawdziwym problemem. Stres i jego konsekwencje mogą być tylko języczkiem u wagi, który przesądzi o pojawieniu się chorób, szczególnie, jeżeli mamy do czynienia z, jak to określał Selye, „na wpół chorym osobnikiem", którego wątroba jest w marnym stanie, a reszta organizmu toksyczna i źle odżywiona.

Stres musi być zakwalifikowany do czynników osłabiających nasze siły obronne i należy się z nim obchodzić bardzo rozsądnie. Zalecamy techniki

---

90 Vijay Sood i R. N. Chakravarti, „Systemic stress in the production of cardiac thrombosis in hypercholesterolaemic rats," *Research in Experimental Medicine* 167 (1) (luty 1976): s. 31-45.
91 „Digestive Disorders: Stomach and Duodenal Ulcers (Peptic Ulcers)," University of Maryland Medical Center (www.umm.edu/digest/ ulcers.htm).
92 E. C. Lattime i H. R. Strausser, „Arteriosclerosis: is stress-induced immune suppression a risk factor?," *Science* 198 (4314) (21 października 1977): s. 302-303.
93 M. Lekander, „The immune system is affected by psychological factors. High stress levels can change susceptibility to infection and allergy." *Lakartidningen* 96 (44) (3 listopada 1999): s. 4807-11.

relaksacyjne, jogę, ćwiczenia oddechowe i wszelką pomoc, aby przeprogramować spontaniczne, bardzo wymagające reakcje organizmu na nieuniknione wyzwania życiowe (zobacz: Rozdział 25). W połączeniu z optymalnym odżywianiem możemy uzyskać idealny stan, który dr Selye zdefiniował jako „stres bez zmartwień"[94].

---

94 Dr Hans Selye, *Stress Without Distress* (Philadelphia, PA: Lippincott, 1974).

ROZDZIAŁ VI

Choroby cywilizacyjne

Zdumiewającym zjawiskiem jest, że w XXI wieku, zamiast cieszyć się zdrowiem i dobrym samopoczuciem, tak wiele osób w krajach wysoko rozwiniętych cierpi z powodu różnych dolegliwości i chorób, które kilka pokoleń temu były prawie nieznane. Co gorsza, problemy nie dotyczą już tylko osób starszych i tych w średnim wieku, ale coraz częściej również młodego pokolenia. Ponieważ są to względnie nowe dolegliwości, określane są mianem „chorób cywilizacyjnych".

Choć zabrzmi to jak usprawiedliwienie, wydaje się, jakby były one ceną, którą płacimy za bezprecedensowy rozwój technologiczny, komfort i obfitość dóbr; innymi słowy, są bezpośrednim skutkiem nowoczesnego, oderwanego od natury stylu życia. Bez względu na to czy jest tak w istocie czy nie, współczesna medycyna uważa te schorzenia za nieuleczalne. Wszystko, co może zaoferować, to leczenie symptomatyczne, pomagające tylko do pewnego momentu i niosące ze sobą poważne skutki uboczne.

Czym właściwie jest ta współczesna cywilizacja, oskarżana o degenerację zdrowia społeczeństwa? Za sprawców powszechnie uznaje się zanieczyszczenie powietrza, wody i ziemi; konsekwencje zmian klimatycznych; napięcia społeczne; stres; przemoc i ogólne poczucie zagrożenia; ogromny wzrost poziomu hałasu; łamanie prawa i porządku w wielu obszarach życia. Wszystko to prawda. Kuriozalne jest jednak to, że kluczowy czynnik, dotyczący każdego człowieka, nie pojawia się na oficjalnych listach – chodzi o ogromne zmiany w sposobie odżywiania człowieka, wprowadzone w czasie ostatniego wieku we wszystkich krajach wysoko rozwiniętych (zobacz: Rozdział 3).

To zdumiewające, jeżeli weźmiemy po uwagę, że to, co spożywamy każdego dnia, ma kolosalny wpływ na nasze zdrowie. Pamiętając jednak, że dietetyka wciąż nie znajduje miejsca w programie kształcenia lekarzy, staje się to mniej zaskakujące. Konsekwencją jest ignorancja, pozbawiająca lekarzy skutecznego i delikatnego środka, który jest w stanie zmienić oficjalnie nieuleczalne schorzenia w uleczalne. Można jedynie mieć nadzieję, że kiedyś w przyszłości metoda ta znajdzie uznanie w dominującym nurcie medycznym.

Terapia Gersona z jej dietetycznym programem skutecznie leczy od kilkudziesięciu już lat większość „chorób cywilizacyjnych". W tym rozdziale omówimy kilka z nich, wyjaśniając, jak i dlaczego główne filary terapii, a mianowicie odbudowa układu immunologicznego i przywrócenie sprawności sił obronnych organizmu, są w stanie zatrzymać i wyleczyć te choroby.

POKONYWANIE ŚMIERCIONOŚNYCH CHORÓB

NOWOTWORY ZŁOŚLIWE

Ze wszystkich chorób cywilizacyjnych rak jest niewątpliwie tym, który wywołuje największy niepokój w sercach i umysłach ludzi. Pojawia się coraz częściej siejąc spustoszenie – podobnie, jak skutki uboczne dostępnych ortodoksyjnych terapii antynowotworowych – a współczynnik śmiertelności nieubłaganie rośnie. Przede wszystkim, pozostaje pozornie nieuleczalny. Biorąc to wszystko pod uwagę łatwo zrozumieć, że reakcją większości ludzi na słowo „rak" jest przerażenie.

Przyjrzyjmy się bliżej tej zmorze, którą słowniki medyczne określają jako „niekontrolowany rozrost komórek pochodzących z normalnych tkanek"[1], dodając, że choroba ta ma więcej niż 200 różnych rodzajów. To rodzi kilka pytań: Dlaczego ten rozrost jest niekontrolowany? Jakie są normalne procesy kontrolne i dlaczego nie działają? Dlaczego rak zabija? „Niekontrolowany" wzrost może występować w przypadkach tzw. łagodnych guzów. Są one niezłośliwe (nie powodują przerzutów), mogą być łatwo usunięte i zwykle nie pojawiają się ponownie. Dlaczego więc zamieniają się w złośliwych zabójców?

Chociaż nowo pojawiające się guzy nie są rakiem, są jednak naroślami, które nie należą do ciała i świadczą o początkowej fazie załamania sił obronnych organizmu. Guzy te niekoniecznie nawracają, ale mają tendencję do przekształcenia się w złośliwe formy w miarę, jak system obronny organizmu osłabia się. Guzy są określane jako złośliwe, jeżeli atakują tkanki i uwalniają komórki rakowe do krwi. Komórki te wędrują i są w stanie tworzyć nowe kolonie, znane jako przerzuty, rosnące w innych miejscach. W skrajnych przypadkach atakują i niszczą kluczowe organy doprowadzając do śmierci.

Ciało posiada systemy obronne utrzymujące homeostazę, stan dynamicznej równowagi środowiska wewnętrznego (zobacz: Rozdział 4). Zaburzenie rów-

---

1 *Taber's Cyclopedic Medical Dictionary* (Philadelphia: F. A. Davis Company, 1993).

nowagi powoduje degenerację komórek, a może być wywołane przez różnorodne chemikalia, szczególnie te rakotwórcze, wirusy, promieniowanie, światło ultrafioletowe, czy nikotynę. Co więcej, może być także spowodowane przez cytotoksyczną chemię stosowaną do leczenia raka[2] - i oczywiście złą dietę.

Nowotwór nie może pojawić się w normalnie funkcjonującym organizmie, ponieważ jego siły obronne rozpoznają i niszczą wszelkie złośliwe komórki lub nie pozwalają im się w ogóle pojawić. Układ immunologiczny gra główną role w tym procesie. Rozpoznaje złośliwe komórki jako intruzów i niszczy je, podobnie jak robi z wirusami i bakteriami. Jednakże układ immunologiczny razem z innymi systemami obronnymi (np. układem enzymatycznym czy hormonalnym, oraz właściwą równowagą mineralną) składa się z organów i gruczołów, które potrzebują być prawidłowo odżywione, i które mogą działać tylko, jeżeli nie są zablokowane przez toksyny. W przypadku, gdy warunki te nie są spełnione, siły obronne nie są w stanie wypełnić swoich zadań i wówczas nie istnieją żadne mechanizmy, które mogłyby powstrzymać złośliwe komórki przed przeżyciem i rozmnażaniem przez podział.

Powodem, dla którego wyróżnia się ponad 200 różnych odmian nowotworów jest fakt, że każdy rodzaj komórek nowotworowych wygląda inaczej pod mikroskopem, w zależności od rodzaju tkanki, z której pochodzi. Jednak we wszystkich przypadkach rak zasadniczo objawia się niekontrolowanym rozprzestrzenianiem komórek. Ta definicja obejmuje nawet białaczkę i szpiczaka mnogiego, które wprawdzie nie klasyfikuje się do guzów w ich podręcznikowym znaczeniu, gdyż atakują szpik kostny, jednak zachodzi tu ten sam proces niekontrolowanego rozmnażania się złośliwych komórek.

Niektóre rodzaje raka nie powodują powstawania guzów, ale niszczą komórki, które zaatakowały i powodują dotkliwe otwarte rany. Ich brzegi zwykle składają się z obrzękniętych obszarów ze złośliwą tkanką, która atakuje i niszczy zdrowe tkanki, kiedy się z nimi zetknie. Ten rodzaj nowotworów również daje przerzuty.

Nowotwory są w dalszej kolejności dzielone na dwie główne kategorie, w zależności od rodzaju tkanek, z których pochodzą. Nowotwory, pochodzące z tkanek nabłonkowych, wyścielających wszystkie organy, naczynia krwionośne i błony śluzowe, nazywane są rakami. Stanowią one większość złośliwych przypadków. Z kolei te, które powstają w tkance łącznej, kościach, naczyniach krwionośnych i układzie limfatycznym, nazywane są mięsakami lub chłoniakami. Leczenie Terapią Gersona jest tak samo skuteczne w odniesieniu do obu tych grup, wymaga jednak drobnych modyfikacji.

---

2   C. P. Rhoads, „Recent studies in the production of cancer by chemical compounds; the conditioned deficiency as a mechanism," *Bulletin of the New York Academy of Medicine* 18 (styczeń 1942).

Najbardziej agresywne nowotwory (np. czerniaki, agresywne chłoniaki i drobnokomórkowy rak płuc) odpowiadają najszybciej na kurację Gersona. Bardzo możliwe, iż dzieje się tak dlatego, że są najbardziej oddalonymi formami w stosunku do normalnych komórek, więc nowo odbudowany układ immunologiczny jest w stanie łatwo je rozpoznać. Ponadto, wyśmienite rezultaty osiągane są w przypadkach raka jajników, nawet po leczeniu chemią. Nie znaczy to, że inne nowotwory nie są leczone. Jednakże, jak podkreślał dr Gerson, niektóre rodzaje nowotworów (wliczając raka płuc i prostaty) powstają w gruczołach, których wejścia i wyjścia są zatkane komórkami guza. Z tego powodu świeżo dotlenionej krwi, bogatej w enzymy i substancje odpornościowe, trudno jest dotrzeć do złośliwych komórek, po to, żeby je zniszczyć. Z czasem i ten problem zostaje rozwiązany – te guzy także są niszczone, jednak może to wyjaśniać, dlaczego wyleczenie raka płuc i prostaty może wymagać więcej czasu.

Pacjenci muszą zrozumieć, że nawet, gdy ich guzy zniknęły, nie są jeszcze wyleczeni. Obszarem, w którym dr Gerson bardzo stanowczo nie zgadzał się z założeniami ortodoksyjnej medycyny, była świadomość, że guz **nie** jest chorobą sam w sobie, a jest jedynie symptomem załamania się podstawowych systemów organizmu. Innymi słowy, rak nie jest rzeczą (guzem), ale procesem chorobowym, który dotyczy całego organizmu.

Najważniejszym wnioskiem, jaki z tego faktu należy wyciągnąć, jest to, że ustąpienie guzów znaczy jedynie, że siły organizmu zostały odbudowane w stopniu niwelującym zagrożenie życia pacjenta, ale nie jest to równoznaczne z wyzdrowieniem. O całkowitym wyzdrowieniu możemy mówić dopiero, gdy funkcje wszystkich organów zostają przywrócone. Organy są dosłownie na nowo odbudowane, za pomocą najlepszego, organicznego pokarmu i permanentnej detoksykacji. Leczenie jest zakończone dopiero w momencie, kiedy toksyczna wątroba zostanie wyczyszczona i odbudowana do jak najbardziej optymalnego stanu. Niestety, nie ma testów, które mogłyby wykazać, w jakim stadium odbudowy znajduję się wątroba i jak funkcjonuje. Testy wątrobowe są pomocne, ale niewystarczające; pacjenci mogą mieć „normalne" wyniki badań mając zarazem złośliwe komórki w organizmie. Wyniki badań krwi i moczu wskazują jedynie, czy podstawowe organy znów funkcjonują w stopniu pozwalającym ciału na zdrowienie.

Wracający do zdrowia pacjenci mogą czuć się zawiedzeni, czy rozczarowani, gdy wyjaśniane są im te wszystkie zależności, dowiadując się, że aby w pełni wyzdrowieć muszą jeszcze pokonać wszystkie pozostałe przeszkody. Jednak bez pełnego zrozumienia tych procesów istnieje ryzyko popełnienia poważnych błędów. W chwili, gdy wszystkie wyniki badań wracają do normy, a guzy nie są widoczne, lekarze nieobeznani z zasadami

Terapii Gersona mówią pacjentom, że „z praktycznego punktu widzenia" są zdrowi. Przerywają leczenie, dochodzi do nawrotu choroby i pacjenci umierają. Niestety, działo się tak nieraz, marnując wiele wysiłków, nadziei i bezcennego życia.

HISTORIA PRZYPADKU

Ponieważ pasmo sukcesów Terapii Gersona w leczeniu raka jest długie, można by historiami wyleczonych pacjentów wypełnić całą książkę. Zostały jednak wydane oddzielne broszury zawierające opisy leczenia poszczególnych rodzajów nowotworów (zobacz: Bibliografia). W tym miejscu zamieszczamy opisy dwóch przypadków, po to, by zobrazować, jak bardzo ciało musi być wyniszczane, by pojawił się nowotwór złośliwy. W obu przypadkach pacjenci byli zbyt młodzi (32 i 42 lata), aby chorować na nowotwory związane z wiekiem.

D. L. przeszła zapalenie płuc w wieku 3 lat. Rok później usunięto jej wyrostek robaczkowy. Jako nastolatka cierpiała na pomniejsze choroby, a w wieku 20 lat pojawiła się infekcja pęcherza moczowego, którą leczono antybiotykami. To zwalczyło infekcję, ale pojawiła się candida. Wyleczono ją lekarstwami, jednak zapalenie pęcherza pojawiło się ponownie i po raz kolejny było leczone antybiotykami – ten cykl się powtarzał przez kilka lat. D. L. popadła w depresję i przeszła kurację lekami antydepresyjnymi. Po tym leczeniu pojawił się niespotykanie agresywny chłoniak, a lekarze orzekli, że nie ma szans na wyleczenie konwencjonalnymi środkami, w zamian proponując przeszczep szpiku kostnego. Odmówiła i zdecydowała się na intensywną Terapię Gersona, którą stosowała z oddaniem przez trzy lata. Po tym czasie wszystkie jej problemy – chłoniak, candida, infekcje pęcherza i depresja – ustąpiły i ma się dobrze aż do dzisiaj.

D. W. cierpiała na depresję i napady paniki od młodzieńczych lat, była leczona lekami antydepresyjnymi przez dwudzieste i trzydzieste lata swojego życia. Pomimo długotrwałego podawania leków, ataki paniki pogłębiały się tak, że w końcu nie mogła sama zostać w pokoju, ani wyjść na ulicę. W dodatku badanie rezonansem magnetycznym wykazało cystę/torbiel w lewej nerce. Lekarze namawiali D. W. na natychmiastową chemioterapię; zgodziła się i ustalono termin zabiegu. Jednakże, na dzień przed wyznaczonym terminem, po intensywnych poszukiwaniach, znalazła informację o Terapii Gersona, odwołała chemioterapię i przyjechała do kliniki Gersona w Meksyku. Kontynuowała terapię przez 2 lata, po czym wyzdrowiała ze wszystkich swoich dolegliwości – nie potrzebowała hormonów do kontrolowania menopauzy, lekarstw na cukrzycę, skończyły się ataki paniki, a cysta na nerce zniknęła. Równolegle D. W. dostała pracę, prowadzi samochód i funkcjonuje normalnie. Przyznała, że w chwili, gdy została zdiagnozowana, u trójki jej znajomych również wykryto raka jajników. D. W. przeżyła już od tego czasu 12 lat będąc w świetnej kondycji; niestety, żadna z jej przyjaciółek, które leczone były w konwencjonalny sposób, nie przeżyła dłużej niż 6 miesięcy.

CHOROBY SERCA I UKŁADU KRĄŻENIA

Podobnie, jak w przypadku innych śmiertelnych schorzeń, zapadalność na choroby serca i układu krążenia nasiliła się bardzo w ciągu ostatnich 50 do 75 lat[3]. Dr Paul Dudley White, najsłynniejszy amerykański specjalista chorób serca, zajmujący się tym zagadnieniem od lat 20-tych XX wieku, stwierdził, że pierwszy przypadek ataku serca w jego karierze wystąpił w 1921 roku[4]. Powodem, dla którego nie spotkał się z nim wcześniej był fakt, że puszkowane, butelkowane i silnie solone pożywienie pojawiło się na rynku stosunkowo niedawno, podobnie jak chlorowana woda w miejskich sieciach wodociągowych. Tak więc oba te czynniki nie mogły wywołać wcześniej chorób metabolicznych. Od tego czasu jednak z nawiązką nadrobiły zaległości. Jak się często podaje, pierwszym symptomem problemów z sercem w 40% przypadków jest poważny atak serca[5].

Po sześćdziesięciu latach, w roku 1981, na uroczystości z okazji setnych urodzin dra Gersona, jednym z mówców był słynny meksykański specjalista chorób serca dr Demetrio Sodi Pallares. Opisując metodę leczenia chorób serca, jaką opracował, powiedział, że choroby te nie są lokalnymi schorzeniami (mięśnia sercowego), ale chorobami metabolicznymi, spowodowanymi utratą potasu w komórkach i przenikaniem do nich sodu[6]. Ten pogląd jest niemal identyczny z jednym z fundamentów teorii i praktyki dra Gersona. Jedyną różnicą było to, że dr Sodi stosował tę terapię wyłącznie do leczenia chorób serca i układu krążenia, podczas gdy dr Gerson odkrył, że jego terapia jest skuteczna w odniesieniu do większości chorób przewlekłych.

---

3 Thomas Thom, „Heart Disease and Stroke Statistics—2006 Update": Raport American Heart Association Statistics Committee and Stroke Statistics Subcommittee, Circulation 113 (11 stycznia, 2006): s. 85-151

4 Dr Joseph M. Price, *Coronaries/Cholesterol/Chlorine* (Nowy Jork: Jove Books, 1969), s. 37.

5 „Coronary Heart Disease," *MSN Encarta* (http://encarta.msn.com/encyclopedia_1741575718/Coronary_Heart_Disease.html).

6 E. Calva, A. Mujica, R. Nunez, K. Aoki, A. Bisteni i dr Demetrio Sodi-Pallares, „Mitochondrial biochemical changes and glucose-KCl insulin solution in cardiac infarct," *American Journal of Physiology* 211 (1966): s. 71-76.

Dr Sodi opublikował kilkanaście książek i ponad sto artykułów, opisując sukcesy w stosowaniu swojej terapii. Jedną z technik, jakie opracował wspólnie z francuskim lekarzem Henri Laboritem, było podanie kroplówki z GKI (glukoza-postas-insulina). Ten prosty proces, jaki wprowadzili, miał na celu użycie glukozy i insuliny jako nośników energii potrzebnej do transportu potasu poprzez membrany komórkowe do tkanek.

W międzyczasie lekarze specjalizujący się w leczeniu metodą Gersona również znaleźli zastosowanie dla GKI przy wprowadzaniu potasu do zniszczonych tkanek. Jednakże, ponieważ metoda Gersona jest już bardzo bogata w glukozę (dostarczaną z dużej liczby soków) oraz w potas (również dostarczany w sokach wzbogaconych roztworem potasu), potrzebne są jedynie niewielkie dawki insuliny. W efekcie, jako jeden z dodatków do Terapii Gersona, stosuje się podskórnie niewielkie dawki insuliny (3 – 5 jednostek).

Jednak co stało się z rewelacyjną metodą leczenia chorób serca doktora Sodi? Jedną z odpowiedzi znajdziemy w artykule z *Bucks Country Courier*[7]:

„Naukowcy mówią: 'Leczenie zawałów serca jest tak proste i tanie, że nawet kraje Trzeciego Świata mogą je stosować, daje nową szansę chorym i może ocalić do 75 000 pacjentów rocznie w samych tylko Stanach Zjednoczonych'. Badania przeprowadzone w 29 szpitalach na terenie Ameryki Łacińskiej wykazały, że umieralność pacjentów, którym podano mieszankę potasu, glukozy i insuliny w 24 godziny po ataku serca, zmniejszyła się o połowę w stosunku do pacjentów, którym tego środka nie podano. Dr Carl S. Apstein, profesor medycyny z Uniwersytetu w Bostonie, powiedział: 'Zmniejszenie przypadków zgonów jest radykalne – największe pośród wszystkich zastosowanych do tej pory metod. W żaden sposób nie można porównać innych metod leczenia ataków serca, takich jak preparaty rozpuszczające skrzepy, które zwykle kosztują setki dolarów dla jednego pacjenta, z mniej niż pięćdziesięcioma dolarami, jakie kosztuje GKI' ".

Stosowanie tej terapii zostało jednak odrzucone, przypuszczalnie z powodu „wątpliwości co do jej skuteczności"[8], jednak autor tego artykułu jest przekonany, że „wątpliwości te były spowodowane faktem, iż leczenie jest tanie i skuteczne, tak, że bardzo drogie operacje wszczepienia bajpasów, angioplastyka, transplantacje serca itp., nie byłyby już więcej potrzebne. Inte-

---
7 „Heart Attack Treatment Considered," Associated Press. *Bucks CountyCourier* (25 listopada, 1998).
8 Ibid.

resujące jest, iż obecnie specjaliści chorób serca stosują wymówkę, twierdząc, że terapia taka mogłaby być używana przez ludzi, których nie stać na droższe leczenie i tych z Trzeciego Świata"[9].

ROLA CHOLESTEROLU W CHOROBACH SERCA

W opinii publicznej cholesterol jest słabo powiązany z atakami serca i wylewami, ale każdy domyśla się, że związek ten istnieje. Cholesterol, delikatna woskowata substancja należąca do lipidów (tłuszczy) w układzie krwionośnym, jest naturalnie produkowany w wątrobie. Używany jest do wielu istotnych funkcji, takich jak produkcja hormonów, w tym hormonów płciowych i kortykosterydów. Cholesterol dzielimy na lipoproteiny o niskiej i wysokiej gęstości (odpowiednio LDL i HDL). Cholesterol HDL jest uznawany za niezbędny i wartościowy, będący w stanie oczyszczać krew ze szkodliwego cholesterolu LDL. Poziom cholesterolu LDL może mieć źródło w uwarunkowaniach genetycznych lub, co bardziej prawdopodobne, wynikać z typowej nowoczesnej diety nasyconej tłuszczami – oczywistym źródłem cholesterolu.

Zgodnie z opinią dr W. Virgil Browna[10], profesora w *Mount Sinai School* w Nowym Yorku, najbardziej niebezpiecznymi źródłami cholesterolu są hamburgery, cheeseburgery, pieczeń rzymska, pełne mleko i sery, steki, hot dogi i jajka. Ponieważ produkty te stanowią znaczny procent typowej diety Amerykanów, są głównym źródłem szkodliwego cholesterolu w organizmie. W efekcie cząsteczki cholesterolu osadzają się na ściankach tętnic i formują płytki, które z kolei powodują miażdżycę. Płytki ograniczają przepływ krwi w tętnicach, z łatwością mogą tworzyć zakrzepy blokując tętnice. Jeżeli dzieje się to w tętnicach wieńcowych, które otaczają serce, skutkiem jest atak serca; jeżeli w pobliżu mózgu, efektem będzie wylew.

Terapia Gersona jest wyjątkowo skuteczna nie tylko w redukcji poziomu szkodliwego cholesterolu, ale także w rozbijaniu płytek i oczyszczaniu tętnic dla znormalizowania przepływu krwi. Odnotowywaliśmy przypadki spadku cholesterolu we krwi o 100 jednostek w ciągu jednego tygodnia. Przyczynia się do tego dieta wolna od mięsa, tłuszczu, produktów mlecznych, jajek itp. Stosowanie oleju lnianego jest kolejnym ważnym czynnikiem wspomagającym. Wyciskany z uprawianych organicznie nasion lnu, olej lniany obfituje w ważne wielonienasycone kwasy tłuszczowe omega-3, a jest ubogi w kwa-

---

9 Ibid.
10 Lynn Fischer, W. Virgil Brown, *Lowfat Cooking For Dummies*, 1 edycja. (Mississauga, Ontario: John Wiley & Sons Canada, Ltd., 21 kwietnia, 1997), s. 235-6.

sy tłuszczowe omega-6, co odkryła dr Joanna Budwig[11]. Proporcja ta powoduje rozkład nadmiaru cholesterolu, który następnie jest wydalany przez układ krwionośny i wątrobę (na marginesie należy dodać, że diety bogate w kwasy tłuszczowe omaga-6 są ubogie w omega-3).

Jednym z natychmiastowych rezultatów stosowania Terapii Gersona jest zmniejszenie poziomu cholesterolu u pacjentów do tego stopnia, że mogą odstawić statyny przepisane przez lekarzy, które, będąc jednym z najczęściej przepisywanych na receptę lekarstw, są toksyczne i niebezpieczne[12]. Jednak lekarze czują się zmuszeni do ich stosowania, aby zapobiegać zawałom serca i wylewom. Będący w stanie funkcjonować bez tych lekarstw pacjenci Gersona unikają tym samym jeszcze jednego źródła toksyn. Każdy pozostały nadmiar cholesterolu jest eliminowany przez niacynę (witaminę B3), integralną częścią protokołu Gersona. Oczywiście palenie – kolejne źródło odkładania się cholesterolu w organizmie – jest surowo zabronione w czasie trwania całej terapii.

Terapia Gersona pomaga oczyścić tętnice z płytek, co zdaniem medycyny konwencjonalnej jest niemożliwe, zatem pacjenci unikają wylewów i ataków serca. Jest to naturalna metoda zapobiegania, skuteczna nawet u ludzi wykazujących genetyczne predyspozycje do zapadania na choroby serca, pomaga także pacjentom, którzy przeszli już atak serca, czy wylew, w powrocie do zdrowia, a nawet w odbudowaniu niektórych zniszczonych funkcji organizmu.

HISTORIA PRZYPADKU

Ta historia jest tylko jednym z długiej listy podobnych przypadków. W grudniu 1993 roku, ojciec Margaret W., jednej z wyleczonych metodą Gersona pacjentek, miał atak serca. Kiedy karetka zawiozła go do szpitala, przeszedł wylew. W następstwie spędził na oddziale intensywnej terapii trzy tygodnie, wszczepiono mu rozrusznik serca i podawano ogromną ilość lekarstw, a ostatecznie poproszono żonę chorego o zabranie męża do hospicjum. Jednak Margaret naciskała na matkę, żeby zabrała ojca do domu, a sama natychmiast zostawiła swoje sprawy, by dołączyć do rodziców.

Gdy zobaczyła ojca, była w szoku. Siedział na wózku inwalidzkim, część twarzy zwisała mu bezwładnie, z ust ściekała ślina. Pracowała nieustannie dzień i noc, przechodząc z ojcem na Terapię Gersona. Na początku poda-

---

11 Dr Johanna Budwig, *Flax Oil as a True Aid Against Arthritis, Heart Infarction, Cancer, and Other Diseases* (Vancouver, BC: Apple Publishing, 1994).
12 Lipitor® package insert, Pfizer Phamaceuticals.

wała mu kilka soków dziennie, podczas gdy wciąż przyjmował wszystkie przepisane lekarstwa, z czasem przechodząc coraz ściślej na pełny protokół terapii. Po trzech miesiącach starszy mężczyzna wstał z wózka. W sierpniu 1994, osiem miesięcy po ataku serca i wylewie, wybrał się do Wydziału Ruchu Drogowego, składając wniosek o prawo jazdy, które otrzymał. Pozostał w dobrym zdrowiu, świętował swoje 90-te urodziny w sierpniu 1996 i odszedł kilka lat później.

NADCIŚNIENIE

Ciśnienie krwi (siła wywierana przez krew na ściany arterii) pełni ważną rolę w utrzymania zdrowia człowieka. Średnie, prawidłowe ciśnienie krwi wynosi 120/80. Kiedy zwiększa się ponad 140/90 jest uznawane za nieprawidłowe i niebezpieczne, wiązane z chorobami nerek, chorobami wieńcowymi i chorobami naczyń mózgowych. Standardową procedurą medyczną jest podawanie lekarstw zmniejszających ciśnienie, które pacjenci muszą zażywać do końca swojego życia, żeby chronić nerki.

Wzrost ciśnienia może mieć wiele przyczyn. Główną jest zawężanie się naczyń krwionośnych w wyniku odkładania się płytek cholesterolu. Może być również spowodowany przez choroby nerek, arterii wieńcowej, czy nadczynność tarczycy. Stres, napięcie nerwowe i podekscytowanie mogą tymczasowo podnosić ciśnienie krwi.

Medycyna alopatyczna standardowo stosuje leki z grupy statyn do leczenia nadciśnienia. Zmniejszają one ciśnienie krwi czasem aż o 25 – 35 mm Hg, jednakże są bardzo toksyczne[13]. Co więcej, o czym lekarze rzadko informują pacjentów, mogą powodować impotencję[14]. Nie jest to zaskoczeniem, jeżeli weźmiemy pod uwagę, że lekarstwa te obniżają ciśnienie w tętnicach, wliczając ciśnienie konieczne do wywołania erekcji. Wiele małżeństw zostało zrujnowanych poprzez skutki uboczne działania statyn.

Ponieważ nadciśnienie jest uważane za chorobę, którą można leczyć jedynie paliatywnie, a która sama w sobie jest nieuleczalna, może być zaskoczeniem dla wielu wiadomość, że nadciśnienie można w łatwy sposób wyleczyć wolną od soli, w pełni wegetariańską dietą, jaka jest podstawą Terapii Gersona. W czasie, gdy rozpoczyna się leczenie, pacjent przyjmuje wszystkie lekarstwa przepisane przez lekarzy, jednakże po 3 dniach zmniejsza ich dawki o 50%, ponieważ terapia już działa. Po sześciu dniach konieczne jest

---
13 Ibid.
14 Kash Rizvi, John P. Hampson i John N. Harvey, „Systematic Review: Do lipid-lowering drugs cause erectile dysfunction? A systematic review," *Family Practice* 19 (1) (2002): s. 95-98.

całkowite odstawienie leków, ciśnienie pacjenta jest już w normie, a dalsze jego obniżanie może powodować omdlenia.

Nadciśnienie wraz z chorobami serca to niekwestionowani liderzy wśród zbierających śmiertelne żniwo chorób w Stanach Zjednoczonych[15]. Leczone Terapią Gersona, na którą z łatwością i szybko odpowiadają, szybko przestałyby być groźne, a dziesiątki tysięcy istnień ludzkich mogłoby zostać uratowane.

HISTORIA PRZYPADKU

G. C. w wieku 54 lat cierpiał na kilka poważnych dolegliwości, gdy pojawił się w klinice Gersona w Meksyku, zaraz po tym, jak usłyszał od swojego lekarza już po raz drugi wyrok śmierci. Pacjent cierpiał na marskość wątroby, refluks żołądkowy (bardzo nieprzyjemne cofanie się kwasów żołądkowych do przełyku), wrzody żołądka, bezdechy w czasie snu, chorobę płuc, cukrzycę, nadciśnienie, chroniczne zmęczenie i depresję. Przeszedł już zabieg wszczepienia bajpasów i stosował Viagrę® (co więcej, podwajał dawki bez widocznych rezultatów).

Siedemnaście miesięcy po rozpoczęciu Terapii Gersona wszystkie wyniki badań G. C. były w normie. Ostatnie badanie, jakie wykonał, było kompleksowym badaniem krwi, zawierającym testy wątrobowe, nerkowe i testy innych ważnych organów. Informował, że czuje się świetnie, ma wysoki poziom energii i nie potrzebuje więcej nawet myśleć o Viagrze. Dodatkowo żona pacjenta poddała się terapii razem z nim. W rezultacie ustąpiły jej comiesięczne, połączone z nudnościami, a nawet utratą świadomości migreny, które kończyły się nierzadko wizytami w szpitalu. Przestała palić, wygląda młodziej, ma więcej energii i czuje się naprawdę dobrze.

CUKRZYCA

Cukrzyca jest trzecią pod względem śmiertelności chorobą w USA, ustępując pola jedynie chorobom serca i nadciśnieniu[16]. Musimy rozróżnić dwa rodzaje cukrzycy – cukrzycę typu 1 lub inaczej cukrzycę wieku dziecięcego, oraz cukrzycę typu 2 – obie wymagają odrębnego podejścia. Generalnie rzecz ujmując, można powiedzieć, że „zwyczajowy sprawca", a mianowi-

---
15 „Heart Disease and Stroke Statistics—2004 Update," *American Heart Association* (1 stycznia, 2004).
16 „National Diabetes Fact Sheet," Centers for Disease Control and Prevention (www.cdc.gov/diabetes/pubs/estimates.htm).

cie współczesna dieta, dostarczająca nadmiaru cukrów i tłuszczy, jest także i w tym przypadku głównym winowajcą pojawiania się cukrzycy. Jeżeli dodamy do tego olbrzymie ilości cukru, jakie spożywamy codziennie w postaci słodyczy, ciasteczek, przetworzonej żywności, lodów i, co najgorsze – słodzonych napojów – całkowita suma będzie naprawdę przerażająca. Ciało człowieka i jego najbardziej narażony organ, trzustka, nie są w stanie oprzeć się zmasowanym atakom; po pewnym czasie pojawia się cukrzyca. Jednakże przyczyna cukrzycy typu 1 jest inna.

Cukrzyca typu 1 jest określana jako cukrzyca insulinozależna lub „typu dziecięcego"[17], co jest poprawne, ponieważ cierpiący na nią nie są w stanie wytwarzać insuliny w ilości pokrywającej zapotrzebowania organizmu. Insulina to hormon wydzielany przez komórki B wysp trzustki. Jest niezbędna do prawidłowego metabolizmu cukru we krwi i utrzymania jego prawidłowego poziomu. Niedostateczna produkcja insuliny jest zazwyczaj spowodowana poważnym uszkodzeniem lub infekcją trzustki, co oznacza, że wyspy trzustki są uszkodzone lub częściowo zniszczone, a te pozostałe nie są w stanie wytworzyć dostatecznie dużo insuliny.

W licznych przypadkach problem zaczyna się w dzieciństwie, stąd też nazwa: „cukrzyca typu dziecięcego". Dzieci mają tendencje do częstych przeziębień czy gryp, a ich rodzice zabierają je do pediatry, który rutynowo zapisuje antybiotyki. To tłumi symptomy choroby, ale układ immunologiczny dziecka jest w ten sposób dewastowany. W efekcie pojawia się coraz więcej infekcji, aż w pewnym momencie grypa jest poważna i trudno ją wyleczyć nawet przez kilka tygodni, choć ostatecznie ustępuje. Grypa okazuje się trzustkowa (zapalenie trzustki). Zwykle wkrótce potem diagnozuje się u dziecka cukrzycę.

W takim przypadku insulina jest produkowana w zbyt małych ilościach, a dziecko staje się zależne od podawanej (wstrzykiwanej) codziennie insuliny. Niestety, jest to problem ciągnący się przez całe życie i nasilający się z wiekiem. Ponieważ pacjentom zaleca się dietę bogata w proteiny i węglowodany, ostatecznie cierpią z tego powodu nerki, co doprowadza do konieczności dializ. Pojawiają się kolejne problemy w postaci odkładających się płytek cholesterolu i problemów z krążeniem, prowadzące nawet do utraty palców, stóp, czy nóg, spowodowanych niewydolnością krążenia i kończących się martwicą. W wieku dojrzewania dzieci z cukrzycą nie są w stanie się skoncentrować i nie osiągają dobrych wyników w nauce, nie rozwijają się też fizycznie tak, jak ich rówieśnicy.

Wszystkie te dolegliwości pojawiające się w młodym wieku są skutecznie likwidowane przez Terapię Gersona. Oczywiście, leczenie musi być do-

---

17 „Type 1 Diabetes," Children's Hospital of Wisconsin (www.chw.org/display/PPF/DocID/22658/router.asp).

stosowane do specyfiki choroby; pacjentom podaje się znacznie mniej soku z marchwi i jabłek, a więcej zielonych soków. Zmniejszane są porcje ziemniaków, które uzupełnia się innymi warzywami, podawana jest mniejsza ilość owoców, zwykle jest to jedno jabłko lub melon. Insulina jest w dalszym ciągu podawana zgodnie ze wskazaniami lekarzy, jednak większość pacjentów może znacząco obniżyć jej dawki.

Jeden z pacjentów, dwunastoletni chłopiec był w stanie zmniejszyć dawki insuliny o ⅔. Stał się prymusem w szkole, a nawet dogonił kolegów w rozwoju fizycznym. Innymi słowy, jego stan znacznie się poprawił. Jednakże nie mógł być wyleczony (w sensie całkowitego uwolnienia od konieczności podawania insuliny), ponieważ niemożliwa była odbudowa zniszczonych wysp trzustki, które normalnie powinny produkować brakującą insulinę. Do lekarstw podawanych chłopcu dołączono pikolinian chromu, który usprawnia wytwarzanie insuliny, ale nie wrócił już do pełnej sprawności.

Uwaga: Jeżeli pacjent rozpoczął dializę nerek, nie może stosować Terapii Gersona!

Cukrzyca typu 2 jest w pełni uleczalna metodą Gersona. W tym przypadku trzustka pacjentów produkuje wystarczające ilości insuliny, która jednak nie może dostać się do właściwych receptorów w komórkach, ponieważ są one zablokowane przez nadmiary cholesterolu[18].

Jak w przypadku większości diabetyków, pacjenci ci osiągają ogromne korzyści ze stosowania Terapii Gersona, która ze swoim protokołem wyłączającym tłuszcze zwierzęce, jest całkowicie wolna od cholesterolu. Co ważniejsze, odbudowana aktywność enzymów wraz z bogatym w kwasy omega-3 olejem lnianym, są w stanie oczyścić tkanki z nadmiaru cholesterolu. W przypadku większości pacjentów cholesterol wraca do normy po dwóch, trzech tygodniach, nawet jeśli odstawili lekarstwa redukujące jego poziom. Jest kwestią bardzo krótkiego czasu dotarcie insuliny we właściwe miejsce w komórkach; poziom glukozy (cukru) we krwi wraca do normy tak, że nie ma już dalszej potrzeby podawania insuliny.

Tym pacjentom również ogranicza się ilości soku z marchwi i jabłka, jak również spożycie słodkich owoców, szczególnie na początku terapii, jednakże później mogą już stosować pełny program kuracji, z normalną ilością soków, posiłkami obfitującymi w ziemniaki oraz płatkami owsianymi z owocami na śniadanie. Dostają także pikolinian chromu, z którego rezygnuje się pod warunkiem, że poziom cukru wraca do normy.

---

18 Ross Horne, *The Health Revolution* (Avalon Beach, NSW, Australia: Happy Landings, Pty. Ltd., 1980), s. 311-312.

HISTORIA PRZYPADKU

Nasz najpoważniej chory na cukrzycę pacjent miał 41 lat i ważył powyżej 140 kg. Jego poziom cukru we krwi wynosił 340 (prawidłowy poziom to poniżej 120) i nie można go było kontrolować ani insuliną, ani żadnym innym lekarstwem. W wieku 38 lat miał atak serca, po którym pozostało niebezpiecznie wysokie ciśnienie 240/110 (norma to 120/80), również nie do obniżenia przez lekarstwa. Dodatkowo cierpiał na podagrę. Jeżeli z jakiegoś powodu nie zażył codziennego lekarstwa na tę chorobę, miał bardzo bolesne ataki.

Podczas trwania Terapii Gersona jadł głównie warzywa z zieloną sałatą, pił zielone soki, a w jego diecie ograniczono ilość ziemniaków do jednego dziennie. Zamiast płatków owsianych, otrzymywał na śniadanie pełny talerz różnych surowych warzyw. Tak jak wszyscy stosował lewatywy, dodatkowo przyjmował pikolinian chromu wraz z pozostałymi suplementami. Zastrzyki z insuliny musiały być kontynuowane na początku terapii, potrzeby były monitorowane przez regularne badania krwi.

Pacjent tracił 0,5 – 1 kg dziennie bez poczucia głodu. Jako dodatek do trzech regularnych posiłków dostawał do pokoju kosz pełen warzyw na przekąskę (pacjenci wolni od cukrzycy dostają kosz owoców jako przekąski pomiędzy posiłkami lub jeśli czują się głodni w nocy). Znajdował w nim seler, marchewki, kalafior, rzodkiewki i pomidory. Przerwano podawanie środków na podagrę od pierwszego dnia terapii, a ataki nie wystąpiły.

Po dziesięciu tygodniach poziom cukru we krwi wrócił do normy i pacjent odstawił insulinę. Jego waga spadła o około 45kg i ważył 94kg, co było prawie w normie jak na jego wzrost. Ostatecznie jego ciśnienie również spadło do normalnego poziomu tak, że zupełnie odstawił lekarstwa.

KONFRONTACJA Z CHOROBAMI CHRONICZNYMI

Niestety, choroby opisane do tej pory nie są jedynymi zesłanymi na nas jako skutki naszych błędnych, wyniszczających zdrowie, współczesnych nawyków żywieniowych. W dzisiejszych czasach ludzie naprawdę sami sobie kopią groby poprzez złe odżywianie, zupełnie nieświadomi, jaką krzywdę sobie wyrządzają. Coraz to nowe poważne choroby wślizgują się niepostrzeżenie w nasze codzienne życie, powodując cierpienie i śmierć, mamy jednak tendencję do traktowania ich jako zła koniecznego, nie zadając sobie nawet pytania o przyczynę ich pojawienia się, ani dlaczego zabijają tak wielu ludzi w sile wieku.

Właśnie nadszedł czas, żeby zadać te pytania, wsłuchać się w odpowiedzi i zmienić nasze życie na lepsze. Pocieszającym jest fakt, że ciężkie choroby, spowodowane złą dietą mogą zostać cofnięte przez zmianę sposobu odżywiania. Dotyczy to zarówno często śmiertelnych chorób, które omówiliśmy do tej pory, jak również wielu zwyrodnieniowych, chronicznych dolegliwości, które mogą ciągnąć się latami, przynosząc wiele cierpienia, dyskomfortu, depresji i kiepskiej jakości życia. Współczesna medycyna może złagodzić ich skutki, ordynując syntetyczne leki, jednak nie może wyeliminować zasadniczego problemu leżącego u ich podstaw. Wielu ludzi naprawdę wierzy, że ich artretyzm czy osteoporoza są nieuleczalne, ale są w błędzie. Chociaż Terapia Gersona odnotowuje najbardziej spektakularne rezultaty w leczeniu nowotworów, jest jednakże równie skuteczna w walce z wszelkimi „nieuleczalnymi" chronicznymi dolegliwościami.

CHRONICZNE UPOŚLEDZENIE ODPORNOŚCI

ZESPÓŁ PRZEWLEKŁEGO ZMĘCZENIA

Zespół chronicznego zmęczenia znany jest pod nazwą myalgic encephalomyelitis. Rozprzestrzenia się dramatycznie szybko, podobnie jak pozostałe choroby powstałe na skutek nieprawidłowo działającego układu immunologicznego. Czasem jego postacie określane są „plagą yuppie", innym razem spotyka się go pod nazwą choroby Epsteina-Barra. Jest to nazwa bardzo trafna, gdyż przyczyna choroby została określona jako niezdolność organizmu do przezwyciężenia infekcji wirusowej Epsteina-Barra. Ponieważ nie ma terapii medycznych przeciwko wirusom – antybiotyki są w takich przypadkach bezużyteczne – choroba ta nie tylko została uznana za nieuleczalną, ale nie podejmuje się nawet prób jej leczenia.

W niektórych przypadkach – wśród ludzi cierpiących na pogłębiające się symptomy osłabienia, trudności z koncentracją i bóle mięśni – odkryto, że pierwotną przyczyną nie był jedynie wirus Epsteina-Barra, lecz wirus ten prawdopodobnie zmutował się w inne formy i te zmutowane wirusy są również powodem występowania dolegliwości. Na tym etapie nazwa choroby została zmieniona na zespół chronicznego zmęczenia, co odnosi się do jednego z jej symptomów. Niestety, zmiana nazwy nie zmieniła nic w kwestii jej „nieuleczalności".

HISTORIA PRZYPADKU

To, co już wiemy na temat zdolności Terapii Gersona do odbudowy zniszczonego, poważnie osłabionego układu immunologicznego, powinno nam wyjaśniać, dlaczego jest ona tak skuteczna w walce z tą chorobą. Przypadek jednego z pacjentów dobrze obrazuje ten proces. Historia dotyczy inżyniera w średnim wieku, który po 20 latach pracy zmuszony był pozostawić ją z powodu infekcji wirusowej. Otrzymał plakietkę „kierowca inwalida", choć były wątpliwości, czy w ogóle może prowadzić, czasami nie był nawet w stanie znaleźć swego samochodu na parkingu. Już na początku pełnej Terapii Gersona czuł się dużo lepiej, sam mówił: „nie czułem się jeszcze tak dobrze, jak moi koledzy, jak chciałbym się czuć, niemniej już znacznie lepiej, z nową energią, świeższym spojrzeniem i uczuciem jakbym znów miał 25 lat w wieku lat 55. Moja koordynacja, wzrok i słuch znów były bardzo dobre – mogę dziś robić wszystko to samo, co robiłem, gdy miałem 30 lat".

STWARDNIENIE ROZSIANE

Przypuszcza się, że stwardnienie rozsiane (MS) jest chorobą autoimmunologiczną. W takich przypadkach utrzymuje się, że układ immunologiczny pacjenta atakuje własne tkanki powodując uszkodzenia i zniszczenia. W przypadku MS mówi się że: „następuje pobudzenie układu immunologicznego i jego odpowiedź uaktywniająca limfocyty, a zwłaszcza limfocyty T, skierowane przeciw antygenom mieliny, która stanowi bardzo istotny składnik osłonki nerwów, umożliwiający ich prawidłowe funkcjonowanie"[19]. Nerwy są przewodnikami impulsów elektrycznych i wymagają izolacji otoczki mielinowej, aby nie powstawały spięcia elektryczne. Kiedy powłoki mieliny są zniszczone pojawiają się spięcia i fałszywe komunikaty przesyłane są wzdłuż mięśni. Efektem są typowe objawy stwardnienia rozsianego.

Choroba zwykle pojawia się pomiędzy 20 a 40 rokiem życia, częściej spotykana jest w chłodniejszym klimacie. Jej symptomy to osłabiona kondycja ogólna, niestabilny chód, oczopląsy (niekontrolowane ruchy oczu) i częste oddawanie moczu. W początkowej fazie choroby często dochodzi do samoistnych remisji, przy czym choroba zwykle pojawia się w coraz bardziej zaawansowanym stadium. Wielu pacjentów ostatecznie ląduje na wózku inwalidzkim, a nawet zostaje przykutych do łóżka.

---

19 Note 1 (*Taber's*), supra.

Jedyną trudnością w stosowaniu Terapii Gersona w leczeniu tej choroby jest fakt, że w początkowych tygodniach terapii, typową reakcją jest pogorszenie się stanu pacjentów. Jest to najprawdopodobniej spowodowane procesem detoksykacji, który usuwa produkty infekcji z powłoki mieliny. Proces ten powoduje tymczasowe, dodatkowe ubytki w izolacji, stąd nasilenie objawów. Co zrozumiałe, pacjenci są tym przestraszeni, wielu z nich porzuca terapię, błędnie uznając, że nie działa, a zamiast tego jedynie zaostrza objawy. Jeżeli jednak pacjent przetrwa ten okres, wówczas, z pomocą diety i detoksykacji, izolacja zostaje odbudowana, udowadniając tym samym, że choroba nie jest nieuleczalna. Równie ważny jest fakt, że, ponieważ Terapia Gersona odbudowuje i wzmacnia układ immunologiczny, stwardnienie rozsiane nie może być chorobą spowodowaną przez ten układ. Jeżeli byłoby, wzmocniony układ immunologiczny spowodowałby odwrotny do wyleczenia skutek.

HISTORIA PRZYPADKU

Urodzony w 1960 roku J. S. wychowany był na farmie i przez całe życie wystawiony na działanie przeróżnych środków chemicznych stosowanych w rolnictwie. Doskwierały mu wielorakie dolegliwości i zdarzały się wypadki – pierwszy poważny wydarzył się, gdy miał sześć lat, a jego pozostałością był nierówny chód. Po poważnym upadku, który spowodował uszkodzenie barku, zaczął przyjmować silne środki przeciwbólowe pozwalające mu normalnie funkcjonować.

Pierwszym symptomem nieznanej jeszcze wówczas choroby, był upadek spowodowany nieopanowaniem ruchu nóg. Równocześnie mężczyzna niemalże stracił wzrok w jednym oku. W marcu 1995 roku, w wieku 35 lat, J. S. poddał się badaniu neurologicznemu w *Benefis Hospital in Great Falls* w Montanie, gdzie dowiedział się, że cierpi na stwardnienie rozsiane. Chociaż choroba ta ma tendencje do częściowych nawrotów o zaostrzonych objawach, w przydatku J. S. nie było żadnej poprawy; jego stan zmieniał się ze złego na jeszcze gorszy. Jego lekarz orzekł, że nie ma żadnych nadziei na wyleczenie.

W lutym 1996 J. S. rozpoczął pełną Terapię Gersona. Niemal natychmiast wzrosła jego energia, chód stał się równy i znów mógł pracować na farmie, przestrzegając jednocześnie wymagającego programu kuracji. Przed jesienią jego wzrok poprawił się, a pozostałe symptomy zniknęły. Przed 2002 rokiem jedynym pozostałym objawem choroby był nieco pogorszony wzrok w oku, które było zaatakowane. Do dnia dzisiejszego J. S. jest w stanie sprostać 16-godzinnemu dniu pracy w gospodarstwie, nie przeszkadza mu też ciepło, które wcześniej powodowało znaczne osłabienie organizmu. Przez cały czas on i jego rodzina starają się stosować jak najwięcej z elementów Terapii Gersona.

Uwaga: Aspartam, sztuczny słodzik, sprzedawany w USA pod nazwą *NutraSweet* lub *Spoonful*, jest silnie toksyczny dla układu nerwowego i może imitować symptomy stwardnienia rozsianego[20]. Jest podejrzewany o spowodowanie epidemii pozornego stwardnienia rozsianego[21], która nie ma nic wspólnego z chorobą genetyczną. W wielu przypadkach symptomy choroby znikają po odsunięciu aspartamu z diety chorego[22] (zobacz: Rozdział 5).

HIV

Ludzki wirus upośledzenia odporności (HIV), przyczyniający się do rozwoju AIDS (zespół nabytego upośledzenia odporności), rozszerza się gwałtownie i bez kontroli. Chemioterapia, opracowana jako lekarstwo mające mu przeciwdziałać, jest w najlepszym razie jedynie tymczasową ulgą. Nie znaleziono jeszcze skutecznej szczepionki na HIV. Ponieważ choroba ta jest ściśle związana z niewydolnością układu immunologicznego, wydaje się logiczne, że Terapia Gersona powinna być w stanie ją pokonać. O ile wiemy, tak właśnie się dzieje. Ponieważ jednak większość kuracji metodą Gersona wykonuje się w klinice w Meksyku, a meksykańskie Ministerstwo Zdrowia nie zezwoliło na leczenie pacjentów zarażonych HIV w tym miejscu, mamy niewiele doświadczenia z tą chorobą. Faktem jest jednak, że dwoje pacjentów, mających pozytywne testy HIV, leczących się w domu, wyzdrowiało i przestało być nosicielami wirusa. Ciągle jednak nie możemy jednoznacznie stwierdzić, że terapia jest skuteczna w zwalczaniu HIV, mając jedynie dwa udokumentowane przypadki wyleczeń.

Znaleźliśmy wszakże w książce profesora Harolda. D. Fostera „*What Really Causes AIDS*"[23], inny dowód na to, że terapia dietą, połączona z suplementacją selenu, jest skuteczna w leczeniu HIV. Dr Foster odkrył, że w miejscach, gdzie ziemia jest bogata w selen, ludność wykazuje znaczną odporność na wirus HIV. Natomiast w miejscach, gdzie ziemia jest uboga w selen, przeciwnie – ludzie są podatni na wiele chorób, w tym na raka. Był on również w stanie zaprezentować, że nosiciele wirusa HIV, przy od-

---

20 Dr H., J. Roberts, *Aspartame Disease: An Ignored Epidemic* (West Palm Beach: Sunshine Sentinel Press, 1 maja, 2001).
21 Ibid.
22 Ibid.
23 Harold D. Foster, *What Really Causes AIDS* (Victoria, BC: Trafford Publishing, 6 czerwca, 2006).

powiedniej diecie wspomaganej suplementami selenu, zdrowieli, a wyniki badań ich krwi wykazywały, że nie są już nosicielami. Przy okazji odkrył, że orzech brazylijski ma najwięcej selenu spośród wszystkich roślin, prawie siedem razy więcej, niż następny w kolejności produkt[24].

WIRUSOWE ZAPALENIE WĄTROBY TYPU B I C

Żółtaczka lub inaczej wirusowe zapalenie wątroby, nie powinna w ogóle istnieć. Wątroba, ten niezwykle ważny organ, ma ogromne rezerwy we własnym układzie immunologicznym. W normalnych warunkach jest to bardzo silny mechanizm zapobiegający zapadaniu na żółtaczkę. Jednakże fakt, że choroba ta się pojawia i rozszerza coraz bardziej w całym społeczeństwie, jeszcze raz dowodzi osłabiania układu immunologicznego wśród całej populacji.

Zasadniczo żółtaczka typu B i C to ta sama choroba. Zostały jednak tak sklasyfikowane dlatego, że każda z nich jest powodowana przez inny wirus, znany odpowiednio jako wirus żółtaczki B lub C. W każdym z tych przypadków choroba jest zaraźliwa, a więc wymagana jest szczególna higiena w opiece nad pacjentem, sporządzaniu i podawaniu posiłków. Jedyne leczenie, jakie oferuje ortodoksyjna medycyna, polega na wypoczynku i diecie.

Choroba powoduje, że enzymy wątrobowe się podnoszą. Niestety, chociaż ich aktywność jest zwykle zmniejszana w momencie, gdy pacjent przezwycięży pierwszą, ostrą fazę choroby, nie wracają już do normy. Z czasem wątroba jest coraz bardziej zniszczona, co skutkuje tym, że znów podnosi się poziom enzymów i wirusów. Proces ten może ostatecznie prowadzić do raka pierwotnego wątroby lub innych złośliwych nowotworów.

Ponieważ Terapia Gersona jest w stanie wzmocnić i odbudować układ immunologiczny, odnotowaliśmy wiele wyleczeń żółtaczki, wraz z powrotem poziomu enzymów do normalnego stanu.

HISTORIA PRZYPADKU

L. M. w wieku lat 54 była chora, nie miała energii nawet, żeby przejść na drugą stronę ulicy i nie była w stanie strawić posiłków. Ostatecznie, w *University of Chicago*, postawiono jej diagnozę: chroniczna, agresywna żółtaczka z marskością wątroby. Poziom enzymów wątrobowych był niezwykle

---

24 Brazil nuts—50.20 RDA; next highest are mixed nuts—7.14 RDA.

wysoki – SGOT wynosił 1360 (norma: 0 – 30) – lekarz oznajmił, że zostało jej dwa lata życia.

Rozpoczęła Terapię Gersona w styczniu 1995 roku. W ciągu trzech tygodni poziom enzymu SGOT zmniejszył się znacznie, bo o 200 jednostek, ale jej powrót do zdrowia był powolny. Trwało 1,5 roku zanim testy wątrobowe wróciły do prawidłowych wartości; po dwóch latach pacjentka wróciła do swego normalnego stanu. Cytując jej wypowiedź: „Czułam się lepiej niż kiedykolwiek i miałam niewiarygodną energię".

CHOROBY KOLAGENU

Kolagen to nierozpuszczalne białko znajdujące się w tkankach łącznych ciała, takich jak skóra, kości, ścięgna i chrząstki. Choroby kolagenu są spowodowane różnymi przyczynami, w tym osłabioną wątrobą czy układem pokarmowym lub gromadzeniem niedostatecznie strawionych białek zwierzęcych. Przedstawione poniżej choroby zalicza się do tej kategorii.

TOCZEŃ RUMIENIOWATY UKŁADOWY

Toczeń rumieniowaty układowy (SLE) jest określany jako choroba autoimmunologiczna. Jej pochodzenie „jest nieznane"[25], co należy rozumieć, że jej przyczyny nie są zrozumiane. SLE jest poważną chorobą, dającą wiele poważnych objawów, mogącą zaatakować każdy organ. Jednym z jej pierwszych symptomów jest rumień policzków w kształcie motyla. SLE opisywana jest jako chroniczna choroba zapalna tkanki łącznej w obszarze skóry, stawów, nerek, błony śluzowej i układu nerwowego. Nierzadko choroba doprowadza do śmierci pacjenta.

Bez względu na jej fatalną reputację, SLE jest stosunkowo łatwo wyleczalna Terapią Gersona. Czas potrzebny do wyzdrowienia jest ściśle związany z rodzajem i długością konwencjonalnego leczenia, jakiemu pacjenta wcześniej poddano. W ekstremalnie ciężkich przypadkach, kiedy chory był leczony przy pomocy prednizonu (syntetyczny hormon glikokortykosteroidowy używany jako środek przeciwzapalny) przez długi czas, wymagane jest więcej czasu, aby odbudować wątrobę, nadnercza i układu immunologicznego.

---

25 Note 1 (*Taber's*), supra.

HISTORIA PRZYPADKU

A. B. urodziła się w Australii w 1951 roku, wyszła za mąż w wieku 20 lat, a wkrótce potem pojawiły się u niej bóle oraz obrzęki kolan i stawów. W czasie, gdy była w ciąży z drugim dzieckiem, wszystkie te symptomy ustąpiły, żeby wrócić tuż po urodzeniu syna. Przez kilka lat jej lekarz nie mógł wykryć przyczyn tych dolegliwości. W roku 1976 specjaliści w Melbourne zdiagnozowali u niej SLE, diagnoza została potwierdzona również po konsultacji specjalistów z USA.

W roku 1978 miała okresy całkowitego wyłączenia z życia. W rok później zaczęto jej wstrzykiwać kortyzon. Kolana miała spuchnięte do rozmiarów piłki futbolowej, lekarze zdecydowali więc o osuszaniu ich i zastrzykach z kortyzonu. Nocami płakała z bólu pomimo przyjmowania środków przeciwbólowych W 1992 roku bóle były już tak silne, że potrzebowała morfiny, a lekarze przyznali, że więcej nic już nie mogą zrobić. Jej mąż w jakiś sposób dowiedział się o Terapii Gersona, która, wszystko na to wskazywało, mogłaby jej pomóc. Jednak A. B. nie zgodziła się na nią ze względu na lewatywy. Kilka miesięcy później była już tak chora, że zdecydowała się spróbować programu Gersona.

Wkrótce po rozpoczęciu terapii A. B. mogła w normalny sposób oddawać mocz, co wcześniej było niemożliwe od kilku miesięcy. Jej kryzysy ozdrowieńcze były gwałtowne, ale lewatywy przynosiły ulgę. A. B przyznawała, że czasami zdarzało jej się robić odstępstwa od diety, ale każde takie naruszenie protokołu kończyło się wizytą w szpitalu po morfinę. Przed rokiem 1994 jej stan poprawił się znacząco, tak że po raz pierwszy od 20 miesięcy mogła się cieszyć dłuższymi okresami życia wolnymi od bólu. W roku 1999 przestała przyjmować leki i nie przyjmuje ich do dzisiaj, jest w stanie biegać w ogrodzie w swoim wiejskim domku – całkiem niezłe osiągnięcie, jeżeli weźmiemy pod uwagę, że kilka lat wcześniej nie mogła podnieść talerza ze stołu. Pozbyła się także częstych infekcji, które wcześniej były jej zmorą.

CHOROBY REUMATYCZNE/REUMATOIDALNE ZAPALENIE STAWÓW

Istnieje wiele różnych form chorób reumatycznych, najczęściej powiązanych z reumatoidalnym zapaleniem stawów. Najczęściej objawiają się jako zapalenia mięśni lub stawów, które od czasu do czasu mogą nawracać, ale nie powodują trwałych zmian. Zgodnie z informacjami medycznymi[26], przyczyny tych dolegliwości są nieznane i nie ma na nie specyficznej terapii. Najbardziej rozpowszechniona z tej grupy chorób jest choroba zwyrodnieniowa stawów, normalnie związana z wiekiem, która powoduje chroniczne zmiany, najczęściej w najbardziej obciążonych stawach (np. kolana, biodra, kręgi). Charakteryzuje się zmianami kości i chrząstek stawowych (silna tkanka podporowa zapewniająca, że kości w stawach nie dotykają się), które stają się cienkie i słabe, w wyniku czego kości ocierają się o siebie powodując przetarcia, zranienia i ostre, szarpiące bóle.

O ile konwencjonalna medycyna może jedynie przynieść ulgę w cierpieniu, ale nie jest w stanie zatrzymać choroby, to stosując Terapię Gersona uzyskuje się dobre wyniki, zmniejszenie bólu i zniwelowanie niektórych deformacji kości. Jeśli kuracja jest kontynuowana, może zatrzymać postępy choroby, a nawet cofnąć ją do pewnego stopnia. Jednakże, tak jak w innych chorobach związanych z uszkodzeniem kości, powrót do zdrowia jest długotrwały i pacjenci często nie są chętni do stosowania tak długiej i wymagającej wysiłku terapii. Częściej satysfakcjonują ich środki przeciwbólowe, jakie oferuje współczesna medycyna.

Pochodzenie reumatoidalnego zapalenia stawów (RA) również nie zostało odkryte, a choroba leczona jest przez podawanie środków łagodzących jej objawy. Może się rozszerzać na wszystkie stawy powodując obrzęki i silne bóle. Jest rutynowo leczona aspiryną, prednizonem i jeszcze silniejszymi środkami przeciwbólowymi. Jako że RA jest określana jako autoimmunologiczna choroba (układ immunologiczny atakuje swoje własne tkanki), leczy się ją środkami stosowanymi w leczeniu nowotworów, po to by sparaliżować układ immunologiczny.

Metoda ta nie przynosi żadnych korzyści, powodując jedynie, że organizm jest dużo bardziej wyniszczony, a wtedy Terapia Gersona wymaga więcej czasu. Pacjenci, którzy nie poddali się wcześniej konwencjonalnemu leczeniu, reagują bardzo dobrze na kurację. RA jest zaostrzana, o ile nie wywoływana, przez nadmierne spożycie białka zwierzęcego – uboga w proteiny dieta Gersona skutkuje natychmiastowym zmniejszeniu obrzęków, bólów i rozpoczęciu właściwego procesu powrotu do zdrowia. Z czasem pacjent całkowicie zdrowieje.

---

26 M. A. Krupp i M. J. Chatton, eds., *Current Medical Diagnosis & Treatment* 1983 (Los Altos, CA: Lange Medical Publications, 1983); zobacz także D. J. McCarty, ed., *Arthritis & allied conditions, a textbook of Rheumatology*, 9 edycja, (Philadelphia: Lea & Febiger, 1979) („Choroby tkanki łącznej są zwykle nabyte i określenie ich przyczyny jest niemożliwe w większości przypadków").

HISTORIA PRZYPADKU

W 1970 roku D. P. była w szkole średniej dobrze zapowiadającym się sportowcem. Jej trener doradzał, żeby piła dużo mleka, aby wzmocnić mięśnie i dostarczyć organizmowi białka. W ciągu roku, tuż przed jej 19-tymi urodzinami pojawiła się RA, z zapaleniem stawów, opuchnięciami i zwapnieniami. Leczenie ortodoksyjne z prednizonem i złotem okazało się nieefektywne; w 1976 roku była już obłożnie chora, dokuczały jej przewlekłe bóle.

Jej wszystkie stawy były sztywne: palce, nadgarstki, łokcie, kolana i kostki. W dodatku pojawiły się palpitacje serca i trudności z oddychaniem. Była blada, anemiczna, cierpiała na hipoglikemię, ledwo mogła chodzić i spać. W maju 1979 roku zjawiła się w klinice Gersona; w ciągu sześciu tygodni była całkowicie wolna od bólu, większość narośli na stawach zmniejszyła się, a w nadgarstki zaczęła wracać ich dawna sprawność. W dwa lata później mogła już jeździć na nartach wodnych, wyszła za mąż i założyła rodzinę.

SKLERODERMIA

Ta trzecia w kolejności przypadłość związana z kolagenem, jest, podobnie jak poprzednie, określana jako choroba autoimmunologiczna[27]. Sklerodermia powoduje chroniczne stwardnienie i kurczenie się skóry oraz tkanki łącznej, co powoduje, że normalne ruchy, np. zginania palców, stają się bardzo trudne lub wręcz niemożliwe. Choroba może w skrajnych przypadkach rozszerzyć się na organy wewnętrzne. Pomimo powszechnej opinii o nieuleczalności, stan pacjentów cierpiących na tę dolegliwość poprawia się diametralnie w czasie kuracji Gersona, co może prowadzić do całkowitego wyleczenia.

POZOSTAŁE DOLEGLIWOŚCI

W tym miejscu prezentujemy w kolejności alfabetycznej wiele różnych chorób i dolegliwości, które niszczą zdrowie ogromniej liczby ludzi w wysoko rozwiniętych społeczeństwach. Reprezentują one jedynie drobny wycinek z długiej list chronicznych przypadłości, które błędnie klasyfikowane są jako nieuniknione i nieuleczalne. Pomijając ich zaskakująco różnorodne

---

27 T. Colin Campbell i Thomas M. Campbell II, *The China Study: Startling Implications for Diet, Weight Loss and Long-term Health* (Dallas: BenBella Books, 2005), s. 184

charakterystyki, wyróżnić należy cechę wspólną wszystkich tych zagrożeń naszego zdrowia: wszystkie pochodzą z błędnych nawyków żywieniowych i w związku z tym dobrze odpowiadają na leczenie Terapią Gersona.

ASTMA

Astma, niewydolność układu oddechowego, rozprzestrzenia się coraz gwałtowniej. Szacuje się, że obecnie 25 milionów Amerykanów w różnych grupach wiekowych cierpi na astmę[28]. W atakach astmy mięśnie otaczające drogi oddechowe zaciskają się, a jednocześnie pojawia się obrzęk wewnętrzny dróg oddechowych. W efekcie mniej powietrza może dostać się do środka i wydostać na zewnątrz, co objawia się charczeniem, skróceniem oddechu i kaszlem. Ataki mogą trwać kilka minut, ale mogą przedłużać się nawet do jednego dnia. Mogą stać się niebezpieczne, powodując niepokój, a nawet ataki paniki chorego.

Astma ma wiele przyczyn. Są wśród nich z pewnością ogólne zanieczyszczenie powietrza, pyłki, roztocza kurzu i pleśnie; jednakże największym winowajcą są alergie pokarmowe i nietolerancja leków. Astma ma także silne psychosomatyczne podłoże, w szczególności u młodych ludzi, u których choroba może samoczynnie ustąpić, jeżeli zostaną rozwiązane problemy emocjonalne leżące u jej podstaw. Mamy wtedy do czynienia tylko z fizyczno-dietetycznymi jej aspektami.

Jeżeli to te aspekty są zaniedbane, szczególnie w odniesieniu do dzieci, astma jest łatwo wyleczalna przy stosunkowo niewielkich zmianach diety i stylu życia. Niemniej w każdej grupie wiekowej należy wyeliminować jeden po drugim najbardziej podejrzane potencjalne czynniki chorobotwórcze – sery, czekoladę, owoce cytrusowe i wyroby pszenne – aby stwierdzić, który z nich jest winowajcą i musi zostać na stałe odstawiony. Koniecznie należy wyeliminować z jadłospisu dzieci mleko i jego pochodne. Jest to wbrew zaleceniom lekarzy medycyny konwencjonalnej, którzy rekomendują matkom podawanie dzieciom odpowiedniej dla nich rozwoju i wzrostu ilości mleka. Jeżeli matki stosują się do tych zaleceń, zapisane leki nie przynoszą poprawy stanu zdrowia przez miesiące, a nawet lata; jednakże choroba cofa się z łatwością w momencie wyłączenia z jadłospisu mleka.

W przypadku dorosłych wyzdrowienie zajmuje więcej czasu, co wynika głównie z tego, że z reguły wcześniej przez lata byli leczeni lekarstwami i inhalacjami, co spowodowało znacznie poważniejsze uszkodzenia. Dlatego, zamiast podawania jakichś dodatkowych leków, jedynym zaleceniem jest

---

28 „Asthma Explained: the Search for Asthma Relief" (www.asthmaexplained.net).

przejście na łagodną formę Terapii Gersona, która wyłącza białka zwierzęce. Astma jest wyleczalna bez względu na wiek z jednym wyjątkiem – jeżeli pacjent był przez długi czas leczony prednizonem, wtedy wyzdrowienie staje się bardzo trudne. Tak samo, jak w przypadkach wielu innych chorób, długie leczenie prednizonem powoduje poważne szkody w organizmie, których przezwyciężenie zajmuje dużo więcej czasu.

HISTORIA PRZYPADKU

Historia D. B., tak jak zapamiętała to jej matka, zaczęła się, gdy dziewczynka miała sześć miesięcy i dostała pierwszego ataku astmy. Przed ukończeniem drugiego roku życia miała ataki dwa razy w miesiącu, każdy trwający siedem dni. Dziewczynka przeszła test na 40 różnych alergenów, po czym zapisano jej lekarstwa i zastrzyki. Taka kuracja trwała 6 lat. Zastrzyki pogarszały jej stan; opadały jej ramiona i puchły oczy. Trochę później jej matka odkryła, że lekarstwa, które przyjmowała córka, niszczyły jej wątrobę. Kiedy zapytała o to lekarza usłyszała, że biorąc pod uwagę stan jej córki, szkody wyrządzane przez lekarstwa wątrobie były najmniejszym złem.

Poszukując lepszej odpowiedzi kobieta odkryła, że sposób odżywiania może mieć coś wspólnego z problemami jej córki. Znalazła informację o Terapii Gersona, kiedy D. B. miała 9 lat i natychmiast zmieniła nawyki żywieniowe rodziny. Chociaż dziewczynka nie stosowała lewatyw, to już sama zmiana diety spowodowała, że ataki już nigdy się nie powtórzyły. Ma teraz 38 lat, jest w stanie bawić się ze swoim psem, golden retrieverem, bez żadnych objawów alergii czy ataków astmy.

ALERGIE I NIETOLERANCJA POŻYWIENIA

Zgodnie z autorytarną definicją[29], alergie są nabytą lub wrodzoną upośledzoną reakcją immunologiczną na alergeny, które normalnie nie powodują takiej reakcji. Te reakcje nie zawsze pojawiają się przy pierwszym kontakcie z alergenem i mogą ujawnić się dopiero w kolejnych kontaktach. Alergenem może być żywność, pyłki, kurz, detergenty, pleśnie lub środki chemiczne stosowane w gospodarstwach domowych. Wywołują one szeroką gamę reakcji poczynając od zaczerwienienia skóry, poprzez swędzenie, obrzęki języka i dziąseł, aż po zaburzenia oddechu, nudności, skurcze i wymioty. Najpoważniejszą reakcją na alergeny żywnościowe może być wstrząs ana-

---

29 Note 1 (*Taber's*), supra.

filaktyczny, który jest nagły, intensywny i potencjalnie może być fatalny w skutkach; dotyczy wielu części organizmu i wymaga natychmiastowej pomocy lekarskiej.

Nietolerancja pewnych produktów spożywczych jest znacznie łagodniejszym objawem. Nie narusza układu immunologicznego, jej symptomy ograniczają się do gazów, wzdęć i bólu brzucha. Oczywistym środkiem zaradczym dla tych i poważniejszych reakcji alergicznych na jedzenie jest obserwacja i unikanie potraw wywołujących opisane wyżej objawy.

Prawdopodobnie z powodu coraz większego poziomu zanieczyszczeń oraz rosnącej niewydolności układu immunologicznego człowieka, różne rodzaje alergii rozprzestrzeniają się znaczniej szybciej niż kiedykolwiek. Zgodnie z niektórymi szacunkami, jeden na czterech Amerykanów cierpi na jakiś rodzaj alergii[30], a ponad 50 milionów ma katar sienny[31]. Medycyna leczy alergie lekarstwami łagodzącymi objawy, co przynosi ulgę, ale też niezmiennie niepożądane skutki uboczne.

Zupełnie inaczej działa Terapia Gersona – większość alergii pokarmowych znika, kiedy pacjenci przechodzą na czyste, organiczne pożywienie. Poprawa często jest zaskakująco szybka. Dla przykładu, silna alergia pacjenta na marchewkę ustąpiła w ciągu jednego dnia. U innego pacjenta alergia na cebulę cofnęła się po tygodniu kuracji. Z drugiej jednak strony, ciężkostrawne pożywienie, które jest zabronione w trakcie Terapii Gersona (np. soja, owoce morza, mleko, orzechy czy orzeszki ziemne) w dalszym ciągu powodowałyby reakcje alergiczne.

Wielu pacjentów, którzy cierpieli na migreny – które w ich mniemaniu miały podłoże alergiczne – doświadczało natychmiastowej ulgi zaraz po rozpoczęciu terapii. Nawet pewne drobne reakcje alergiczne na zapachy czy pyłki, zmniejszają się w czasie terapii, a w niektórych przypadkach całkiem ustępują. Chociaż Doktor Gerson zabronił spożywania owoców jagodowych na początku terapii, gdyż powodują one często alergiczne reakcje, to po 18 do 24 miesiącach pacjenci mogą jeść jagody bez obawy wystąpienia alergii.

NAŁOGI

Wszelkiego rodzaju nałogi to plaga naszych czasów. Pojawiają się w różnych formach, ale wszystkie niezmiennie prowadzą do chorób, a nawet

---

30 „Allergy Facts and Figures," Asthma and Allergy Foundation of America (www.aafa.org/display.cfm?id=9&sub=30#prev).
31 Ibid.

śmierci, jeżeli nie potrafimy się z nimi szybko rozstać. Ludzie uzależniają się z różnych powodów. Młodzież eksperymentuje z narkotykami, ponieważ jest to w modzie. Inni próbują złagodzić swoje psychiczno-emocjonalne problemy za pomocą alkoholu czy twardych narkotyków. W istocie ludzie mogą się uzależnić od wielu różnych substancji, takich jak nikotyna, alkohol, pigułki nasenne, cukier, mleko, środki uspokajające, środki przeciwbólowe, lekarstwa na recepty oraz oczywiście jedzenie – największy nałóg będący przyczyną alarmującego rozszerzania się epidemii otyłości. Poza wszelkimi czynnikami większość nałogów jest spowodowana – lub co najmniej zaostrzana – przez niedobory wartości odżywczych w pożywieniu. W rzeczywistości ciało domaga się pokarmu bogatego w wartościowe składniki odżywcze, nie narkotyków ani alkoholu, z pewnością też nie martwego pożywienia. Ludzie uzależnieni nie zdają sobie jednak z tego sprawy i kontynuują przyjmowanie niewłaściwych substancji, co prowadzi do coraz większego głodu – w ten sposób powstaje błędne koło.

Odnotowaliśmy wiele przypadków nowo przybyłych, uzależnionych pacjentów, którzy otrzymawszy co godzinę świeżo wyciśnięty sok, prawie natychmiast tracili pociąg do środka uzależniającego. Jednakże symptomy wychodzenia z nałogu też mogą się pojawić niemal natychmiast, gdyż ciało jest w stanie uwolnić dużo toksycznych resztek, które pozostawały w nim przez długi czas. Są one przenoszone przez układ krwionośny do wątroby i muszą być wydalone.

Lewatywy z kawy świetnie spełniają tutaj swoje zadanie, a w efekcie uzależnienia – nawet te najcięższe, wychodzenie z których związane jest nieodłącznie z symptomami głodu narkotycznego – ustępują podczas Terapii Gersona w ciągu trzech dni. Wyjście z uzależnienia od morfiny, podawanej czasem przez długi czas pacjentom cierpiącym na przewlekłe bóle, zabiera trochę więcej czasu.

HISTORIA PRZYPADKU

Kilka lat temu E. H, młody człowiek w wieku lat 34, przywieziony został do kliniki Gersona w Meksyku i opowiedział nam smutną historię: wszyscy jego przyjaciele, którzy zażywali narkotyki, zmarli. Był świadomy faktu, że i u niego zaczęły pojawiać się złowrogie symptomy, otwarcie mówił, że jeżeli Terapia Gersona nie będzie w stanie mu pomóc, spodziewa się swojej śmierci za mniej więcej trzy miesiące. Było silnie uzależniony nie tylko od kokainy, ale także od tytoniu. Kombinacja tych dwóch trucizn powodowała duże kłopoty z oddychaniem i bóle w klatce piersiowej.

Jak każdy uzależniony, E. H. był przerażony perspektywą wychodzenia z nałogu i efektami głodu narkotycznego. Istotnie, czasami mogą one być nie do wytrzymania, jeżeli osoba nie jest dostatecznie silna. Na szczęście wychodzenie z nałogów przy pomocy Terapii Gersona pozwala na znacznie łatwiejsze radzenie sobie z tymi objawami. W chwili, gdy E. H. zaczął pić 13 soków dziennie, niemal natychmiast odnotował zniknięcie pociągu do środków odurzających, od których był uzależniony. Kiedy wraz z tym pojawiły się symptomy wychodzenia z nałogu, szybko okazało się, że lewatywy z kawy świetnie sobie z nimi radzą. W rezultacie bardzo miło spędzał kolejne dni pobytu w klinice, spożywając odżywczy pokarm kompensujący brak narkotyków i stosując lewatywy likwidujące objawy wychodzenia z uzależnienia.

Jednak zupełnie odrębną kwestą były noce. Pierwszy sok podawany jest o godzinie 7 rano, a ostatnia lewatywa o 22 dzień wcześniej, tak więc pacjent pozostawał przez 8 godzin bez wsparcia. E. H. budził się z koszmarnych snów co około cztery godziny każdej nocy. Toksyny rozlewały się po organizmie bez kontroli i pomocy w ich wydaleniu. Postanowiono więc zastosować dodatkową lewatywę w środku nocy, około 3 nad ranem, dodatkowo podając pacjentowi owoce, by uzupełnić poziom cukru we krwi oraz odrobinę herbaty ziołowej. To pozwoliło na skuteczne odprowadzenie toksyn, a E. H. był w stanie przespać całą noc bez koszmarów.

Procedurę tę kontynuowano przez trzy lub cztery następne noce, po czym objawy wychodzenia z nałogu można już było opanować w ciągu dnia, tak że pacjent mógł spać całą noc bez przerw. Prawdziwym jednak problemem w przypadku nałogów jest powrót chorego do domu. Jeżeli życie codzienne pacjenta pełne jest kontaktów ze znajomymi i członkami rodziny używającymi uzależniających substancji, wtedy jest bardzo prawdopodobne, że świeżo wyleczony pacjent ponownie po nie sięgnie, niwecząc wszystkie efekty Terapii Gersona.

ZESPÓŁ NADPOBUDLIWOŚCI PSYCHORUCHOWEJ (ADHD)

Zespół nadpobudliwości psychoruchowej (ADHD) to nowa choroba, specyficzna dla naszych czasów. Dotyczy dzieci, które wykazują zaburzone, trudne do kontroli zachowania: ciągłą nadpobudliwość, agresję, impulsywność i niezdolność do koncentracji. Oficjalne źródła mówią[32], że ADHD

---

32 „Neurology of Attention Deficit Disorder," Neurology and ADHD: Our Attention Deficit Disorder Brain, The ADHD Information Library (www.newideas.net/neurology.htm).

może być spowodowana zaburzeniami centralnego układu nerwowego – teza co najmniej dyskusyjna.

Ponad 30 lat temu dr Benjamin Feingold[33] opracował skuteczną terapię dietetyczną na tę przypadłość, bardzo zbliżoną w założeniach do Terapii Gersona. Wyłączył on z jadłospisu wszystkie sztuczne dodatki smakowe i barwniki, środki konserwujące, pewne rodzaje cukrów, drożdże i salicylany. W zamian włączył świeże, najlepiej organiczne pożywienie. Jego metoda spotkała się zarówno z entuzjastycznym przyjęciem, jak i ostrą krytyką – to drugie głównie ze strony przedstawicieli przemysłu spożywczego[34].

Od tego czasu wielu naturopatów i dietetyków uzyskiwało dobre rezultaty w leczeniu ADHD u dzieci poprzez proste zmiany nawyków żywieniowych: wyłączenie wszelkich dodatków i zastąpienie ich zdrowymi, organicznymi produktami. Niestety, ortodoksyjni lekarze nieobeznani z zasadami zdrowego odżywiania, przepisują dzieciom z ADHD Ritalin, silnie uzależniającą substancję bardzo podobną do kokainy. Nic dziwnego, że w efekcie pojawiają się straszne skutki uboczne, w tym nieodwracalne uszkodzenia mózgu[35]. Lek ten jest przepisywany nawet dzieciom poniżej szóstego roku życia, czasami tylko na podstawie słów opiekunów, że zachowanie dziecka jest nienormalne, a opiekunowie życzą sobie, by było ciche i posłuszne – w zasadzie jak zombie.

Przerażający jest fakt, że prawie milion dzieci w Ameryce zażywa Ritalin[36], a liczba ta rośnie. Matki wdzięczne są lekarzom za przepisanie leku likwidującego agresję i nadpobudliwość u dzieci, ponieważ nie rozumieją prawdziwych – spowodowanych złym odżywianiem – przyczyn takiego zachowania swoich pociech, nie mają pojęcia, jak sobie z nim radzić w sensowny i skuteczny sposób. Lekarze pediatrzy też nie wiedzą, jak pomóc im we właściwy sposób, są szkoleni tylko w leczeniu lekarstwami.

Nawet średnio zaawansowany program Terapii Gersona likwiduje ADHD niemal natychmiast.

DEPRESJA

Na całym świecie depresja staje się jednym z głównych problemów zdrowotnych, powodując wiele cierpienia, prowadząc do bezradności, ży-

---

33 Feingold® Association of the United States (www.feingold.org).
34 Bernard Rimland, „The Feingold Diet: An Assessment of the Reviews by Mattes, by Kavale and Forness and Others," *Journal of Learning Disabilities* 16 (6) (czerwiec-lipiec 1983): s. 331-3.
35 Dr Peter R. Breggin, „Report to the plenary session of the NIH consensus conference on ADHD and its treatment" (18 listopada, 1998).
36 Kelly Patricia O'Meara, „Ritalin Proven More Potent Than Cocaine – Nearly 10 Million Kids Drugged," *Insight* (2001).

ciowych dramatów oraz rosnącego spożycia leków. Zgodnie z prognozami WHO[37], przed rokiem 2020 kliniczna depresja stanie się drugą co do wielkości przyczyną niezdolności do pracy. Alarmujące jest również to, że już dziś coraz więcej dzieci i młodych ludzi zapada na depresję; w efekcie u wielu z nich pojawiają się zaburzenia w odżywianiu lub rozwijają się mechanizmy autodestrukcyjne.

Musimy wyróżnić dwa rodzaje depresji – jeden spowodowany czynnikami psychologicznymi, a drugi fizycznymi – chociaż często oba występują razem i wzajemnie na siebie oddziałują. Życie człowieka nigdy nie było wolne od trudności i problemów, a pojawiająca się w nich następstwie depresja powinna być łagodzona poprzez profesjonalne psychologiczne wsparcie (zobacz: Rozdział 24).

Zajmiemy się w tym miejscu depresją spowodowaną czynnikiem psychologicznym, kierując naszą uwagę na umysł człowieka. Należy jasno stwierdzić, że nasze myślenie, spojrzenie na świat, reakcje uczuciowe, sposoby radzenia sobie z codziennymi problemami, kontrola ruchów, równowaga psychiczna i wiele, wiele innych ważnych aktywności, jest ściśle związanych z mózgiem. Zatem jego funkcja jest zasadnicza, a człowiek zależy od zdrowia i poprawnego działania komórek mózgowych. Chociaż jest to relatywnie niewielki organ w porównaniu z resztą naszego ciała, jednak to właśnie mózg zużywa około dwie piąte tlenu dostarczanego do organizmu i jedną piątą krwi. Możemy z ogromną dozą prawdopodobieństwa założyć, że potrzebuje też dużej dawki odżywczego pokarmu – witamin, minerałów i enzymów – aby sprawnie wykonywać swoje niewiarygodnie skomplikowane zadania. Ponieważ typowa amerykańska dieta jest bardzo uboga w składniki odżywcze, jasnym jest, że potrzeby mózgu nie są zaspokojone. Dodatkowo, jako część centralnego układu nerwowego, tkanki mózgu są tak wyspecjalizowane, dużo bardziej niż tkanki innych organów, że większość z nich nie może się regenerować.

Co za tym idzie, jeżeli komórki mózgu są niedostatecznie odżywione, nie mogą poprawnie działać, ich krucha równowaga jest zachwiana i dochodzi do zaburzeń mentalnych. Dotyczy to psychozy maniakalno-depresyjnej, schizofrenii, bezsenności, chronicznego niepokoju, a przede wszystkim depresji. Większość z tych objawów łagodzi się w 90% przez podanie witamin (inozytolu)[38].

---

37 Dr Simon Gilbody, „What is the evidence on effectiveness of capacity building of primary health care professionals in the detection, management and outcome of depression?," World Health Organization, Regional Office for Europe (grudzień 2004).
38 Dr Carl C. Pfeiffer, Mental and Elemental Nutrients: A Physician's Guide to Nutrition and Health Care (New Canaan, CT: Keats Publishing, Inc., 1975), s. 145.

Dwukrotny laureat Nagrody Nobla, Linus Pauling[39], stwierdził, że w przypadku 60 % pacjentów ze schizofrenią leczonych witaminami, dochodzi albo do znaczącej poprawy, albo do całkowitego ustawienia objawów. Dr Abram Hoffer[40] odkrył, że niacyna (witamina B3) zmniejsza poziom cholesterolu, a nadmiary cholesterolu są czynnikiem zwiększającym ryzyko wystąpienia schizofrenii. Był w stanie przywrócić tysiące pacjentów cierpiących na schizofrenię do normalności lecząc ich dużymi dawkami niacyny i kwasu askorbinowego (witaminy C).

W normalnych warunkach mózg jest chroniony przed wniknięciem do niego toksyn poprzez barierę krew-mózg (BBB), membranę, która kontroluje przepływ substancji z krwi do mózgu. BBB może zostać uszkodzona lub zniszczona przez mikrofalówki, napromieniowanie, wysokie ciśnienie krwi, infekcje i co najważniejsze, silne zanieczyszczenie organizmu, które powoduje, że bariera blokująca przedostawanie się toksyn do mózgu przestaje działać. W efekcie błędne koło niedoborów odżywienia i toksyczności zaczyna się obracać, wskutek czego pojawia depresja i inne choroby umysłowe.

Obserwowane ostatnio zjawisko pojawiania się nowych antydepresyjnych leków jest prawie tak samo niepokojące, jak rozprzestrzenianie się klinicznej depresji. Te silnie toksyczne środki są przepisywane nawet małym dzieciom, chociaż znamy dobrze skutki uboczne ich podawania, prowadzące czasem do pogorszenia się stanu do tego stopnia, że dochodzi do samobójstw i zabójstw[41]. Działająca na zgoła różnych od takiego podejścia zasadach, standardowa Terapia Gersona, jest w stanie szybko poprawić stan pacjentów, nawet tych, którzy przeszli wcześniej kuracje lekami i cierpią z powodu wywołanych przez nie powikłań. Stosowane w terapii odtruwające organizm lewatywy i odżywienie komórek ciała, w tym mózgu, wartościowym pokarmem, są najszybszą i najbezpieczniejszą metodą na walkę z depresją.

HISTORIA PRZYPADKU

Przed dziewięciu laty Charlotte Gerson podróżowała przez Stany Zjednoczone z serią wykładów dla różnych środowisk, pewnego razu zatrzymując się w małym, uroczym hoteliku. Kierownik hotelu, P. B., zainteresował się

---

39 Ibid., s. 12
40 Dr Abram Hoffer, „Megavitamin B-3 therapy for schizophrenia," *Canadian Psychiatric Association Journal* 16 (1971): s. 499-504.
41 „Death a Risk of Antipsychotics," Associated Press, *Nature* (23 października, 2005), Alliance for Human Research Protection (www.ahrp.org/infomail/05/10/23.php).

tym, co Charlotte robi i przyznał, że sam cierpi na kliniczną depresję, którą kontroluje za pomocą lekarstw przepisywanych przez lekarza. Przyznał, że brał udział w wojnie wietnamskiej i był wystawiony na działanie „Agent Orange" (fitotoksyczny preparat stosowany przez Amerykanów w wojnie wietnamskiej do niszczenia roślinności – przyp. tłum.).

Kiedy Charlotte powiedziała mu o programie Gersona, P. B mający 50 lat, zakupił publikacje dotyczące terapii i rozpoczął ją własnym sumptem w domu, najlepiej jak umiał. W grudniu 2006 roku napisał list z wiadomością, że wyleczył chorobę, odstawił wszystkie lekarstwa, czuł się bardzo dobrze, nie cierpiał już dłużej z powodu działania efektów ubocznych leków i wiódł normalne, aktywne życie.

CHOROBA CROHNA

Medyczne określenie choroby Cohna to ileitis regionalis. Jest to przewlekłe zapalenie końcowej części jelita cienkiego lub początkowej jelita grubego, zmienne fazy choroby prowadzą od nasilenie do złagodzenia objawów. Pacjenci cierpią na biegunkę, bóle brzucha, utratę wagi, anemię, a ostatecznie, po kilku latach choroby, na niedrożność jelit. Zgodnie z *Taber's Cyclopedic Medical Dictionary* przyczyna choroby jest nieznana[42]. Ponieważ ortodoksyjna medycyna nie ma lekarstwa na tę chorobę, ostatecznym krokiem jest zabieg usunięcia części jelita cienkiego lub grubego.

HISTORIA PRZYPADKU

M. G miała zaledwie 15 lat, kiedy zdiagnozowano u niej chorobę Cohna. Większość czasu w tym roku spędziła na podróżach pomiędzy domem a szpitalem *General Hospital in Sault Ste. Marie* w Ontario, zaniedbując poważnie obowiązki szkolne. Kilkakrotnie, gdy odwiedzała szpital, stadium choroby graniczyło już z wystąpieniem niedrożności jelita, M. G. nie była w stanie strawić pożywienia, ważyła zaledwie 36 kg. Lekarz zaproponował operację, na którą się nie zgodziła. W ostatniej chwili jej rodzina dowiedziała się o Terapii Gersona i dziewczynka rozpoczęła ją w domu. Chociaż jej jelito było prawie zablokowane, to lewatywy z kawy szybko przyniosły ulgę tak, że nie musiała już odwiedzać szpitala. Po trzech miesiącach bóle zniknęły, wróciła dawna energia, a w ciągu roku dziewczynka przytyła 12 kg i mogła normalnie uczęszczać do szkoły. Dziś studiuje medycynę i ma się dobrze.

---

42 Note 1 (*Taber's*), supra.

MIGRENA

Migreny definiowane są jako powtarzający się, często jednostronny, pulsujący, nagły atak bólu głowy. Ostry, pulsujący ból pojawia się najczęściej w parze z nadwrażliwością na światło i dźwięk, nudnościami i/lub wymiotami. Ataki powtarzają się i mogą trwać od 4 do 72 godzin. Migreny są bardzo pospolitą dolegliwością – cierpi na nie prawie 30 milionów Amerykanów[43]. Leczenie ogranicza się do podawania środków przeciwbólowych, czasami nawet morfiny, wraz z ich niepożądanymi skutkami ubocznymi. Dla przykładu, jeden z najczęściej zapisywanych Amerykanom leków został ostatnio oskarżony o nadmierne zwiększanie kwasowości krwi, prowadzące do tworzenia się kamieni w nerkach[44].

Migreny mogą pochodzić z wielu różnych źródeł. Niektóre związane są z problemami stomatologicznymi, takimi jak nierówny zgryz, czy zaburzenia funkcjonowania mięśni szczękowych. Innym razem jest to blokada lub niewielkie przesunięcie w kręgosłupie, które należy nastawić u dobrego kręgarza. Jednak miażdżąca większość migren powodowana jest alergiami pokarmowymi lub nietolerancją na jakieś pożywienie. Najczęstszymi „podejrzanymi" są ser, czekolada i owoce cytrusowe.

Jako młody lekarz Max Gerson często cierpiał na silne, wyniszczające migreny. Po licznych eksperymentach odkrył, że jego problem był spowodowany toksycznym jedzeniem, głównie solonym i mocno przyprawionym mięsem. Aby wyzdrowieć, opracował wolną od soli i ubogą w tłuszcz wegetariańską dietę, która stała się ważnym elementem jego metody leczenia. Dopracował ją później i udoskonalił tak, że stała się podstawą Terapii Gersona, wykorzystywanej dziś na całym świecie do leczenia ogromnej większości przewlekłych chorób. Wielu pacjentów, którzy decydują się na program Gersona, błyskawicznie zdrowieje z dłu-

---

43 National Headache Foundation: Educational Resources (www.headaches.org/consumer/topicsheets/migraine.html). The National Headache Foundation donosi, że ponad 29,5 miliona Amerykanów cierpi na migreny, przy czym problem ten dotyczy trzy razy więcej kobiet niż mężczyzn w wieku od 15 do 55 lat. Dodatkowo, 70% do 80% z tych przypadków ma przypadki migren w rodzinach. Wielu cierpiących na migreny jest diagnozowanych jako cierpiący na bóle głowy typu napięciowego lub zatokowego, co w efekcie powoduje, że ponad 50% migren jest nieprawidłowo zdiagnozowanych. Goldberg wykazał, że przypadki migren zwiększyły się o ponad 60 % w ciągu ostatnich 10 lat. The National Center for Health Statistics donosi, że około 30 milionów dniówek i 4.5 miliarda dolarów rocznie jest traconych z powodu migrenowych bólów głowy. Co więcej, badania wskazują, że jedna osoba na pięć miała w swoim życiu doświadczenia z migreną. *Zobacz także:* Jerry Adler and Adam Rogers, „The new war against migraines," Newsweek (11 stycznia, 1999), s. 46-52. Artykuł ten stwierdza że w tamtym czasie było ponad 25 milionów Amerykanów ze zdiagnozowaną migreną.
44 Topamax® Ortho-McNeil Neurologics, Inc. (www.topamax.com/topamax/index.html).

gotrwałych migren, pozbywając się bólu na resztę swojego życia – chyba, że wracają do jedzenia produktów, które spowodowały chorobę w przeszłości.

ENDOMETRIOZA

Endometrium jest to błona śluzowa pokrywająca wewnętrzne ścianki macicy. W czasie płodnego okresu życia kobiety błona śluzowa złuszcza się i jest wydalana co miesiąc jeżeli nie dochodzi do zapłodnienia i zagnieżdżenia zarodka. Jeżeli organizm lub układ hormonalny są niesprawne, endometrium może przenieść się do innych części obszaru miednicowego, w tym ścian jamy brzusznej. W miarę, jak warunki się pogarszają i cykle menstrualne przestają być regularne, endometrium może przenieść się poza obszar macicy, stając się złośliwym, dającym przerzuty rakiem szyjki macicy[45].

HISTORIA PRZYPADKU

Przypadek S. T. wzorcowo ilustruje przebieg choroby. Pacjentka miała problemy ginekologiczne od samego początku miesiączkowania. Trzydzieści pięć lat później zdiagnozowano u niej endometriozę ze współczynnikiem D i C. W końcu przeszła częściowe chirurgiczne usunięcie ognisk endometrialnych, ale problem pozostał. W 1979 roku wykryto raka macicy z „nietypowymi" (nieregularnymi, niepasującymi do normy) komórkami we krwi. Znalazła również grudki w piersiach, ale nie były one dalej diagnozowane. Kolejny zabieg był już przygotowany, jednak S. T. ostatecznie odmówiła operacji, zamiast tego zmieniła dietę. Jakiś czas wcześniej słuchała wykładu Charlotte Gerson i zdecydowała wówczas, że jeżeli ktokolwiek w jej rodzinie będzie miał nowotwór, będzie go leczył Terapią Gersona. S. T. poddawała się pełnej kuracji przez dwa lata, została wyleczona, pozostaje sprawna i zdrowa, prowadząc intensywny tryb życia do dzisiaj.

CHOROBLIWA OTYŁOŚĆ

Przypadłość ta jest definiowana jako „otyłość w stopniu zakłócającym normalną aktywność organizmu, w tym oddychanie"[46]. Otyłość większa niż 45 kg ponad średnią wartość uwzględniającą wiek, płeć i budowę ciała, jest

---
45 Note 1 (*Taber's*), supra, s. 1342
46 Ibid., s. 642

już określana jako „chorobliwa". Nie tak dawno temu nadmiernie otyli ludzie przyciągali krytyczne spojrzenia na ulicy. W dzisiejszych czasach jest ich zbyt wielu, żeby mogli zwrócić na siebie uwagę. Nagły rozrost sieci fast foodów na całym świecie oraz stale rosnące spożycie wysoko przetworzonego pożywienia, rozpaliły globalną epidemię niebezpiecznej otyłości pośród wszystkich grup wiekowych.

W marcu 2004 roku kilkakrotnie ogłoszono w radio (KNX-1070 AM w Los Angeles), że *Center for Disease Control* w Atlancie uznał otyłość jako numer jeden wśród możliwych do uniknięcia przyczyn chorób, wyprzedzając w tym rankingu nawet palenie papierosów.

Słowo „chorobliwa" oznacza „charakterystykę wskazującą na chorobę". Słownik medyczny w istocie klasyfikuje otyłość jako element przyczyniający się do chorób takich jak cukrzyca (typu 2), nadciśnienie oraz niektóre rodzaje nowotworów[47]. W czasie publikacji tego słownika (1993) oceniano, że 34 miliony dorosłych Amerykanów cierpi na otyłość[48]. Bardziej aktualny raport (2001) opublikowany przez *Center for Science in the Public Interest*[49] stwierdza, że już dwie trzecie dorosłych Amerykanów ma nadwagę. Dane statystyczne z roku 1980, dotyczące otyłości, zwiększyły się dwukrotnie do roku 2001[50]; przypadki cukrzycy wzrosły dziewięciokrotnie od 1958 roku[51], a choroby serca wciąż pozostają na pierwszym miejscu wśród przyczyn zgonów[52].

Co najgorsze, otyłość zaczęła się rozprzestrzeniać wśród dzieci, które upodabniają się do swoich wylegujących się przed telewizorem rodziców, stając się powoli „kanapowcami". Pomiędzy 1980 a 1994 rokiem otyłość wśród dzieci w USA zwiększyła się o 100%[53]; obecnie jedno na cztery dzieci jest otyłe, zgodnie z raportem Franka Bootha i Donna Krupa[54]. Brak ruchu

---
47 Ibid., s. 641
48 Ibid.
49 „Overweight and Obesity: Introduction," DHHS-Centers for Disease Control and Prevention (www.cdc.gov/nccdphp/dnpa/obesity/index.htm) (ostatnie uaktualnienie: 26 sierpnia, 2006): „Od połowy lat siedemdziesiątych powszechność występowania nadwagi i otyłości zwiększyła się gwałtownie, zarówno wśród dzieci jak i dorosłych. Dane z dwóch badań przeprowadzonych przez NHANES pokazują, że otyłość wśród dorosłych w wieku 20-74 lat zwiększyła się z 15% (badania z 1976-1980) do 32.9% (badania z 2003-2004)."
50 „Obesity in children," *New England Journal of Medicine* 350 (2004): s.2362-74.
51 „National diabetes fact sheet: general information and national estimates on diabetes in the United States, 2005," U.S. Department of Health and Human Services, Centers for Disease Control and Prevention (Atlanta, GA) (2005) (www.cdc.gov/diabetes/pubs/pdf/ndfs_2005.pdf).
52 „Heart Disease is the Number One Cause of Death," Centers for Disease Control and Prevention, Division for Heart Disease and Stroke Prevention (www.cdc.gov/DHDSP/announcements/american_heart_month.htm).
53 „AOA Fact Sheets: Obesity in Youth," American Obesity Association (www.obesity.org/subs/fastfacts/obesity_youth.shtml).
54 Frank Booth (boothf@missouri.edu).

jest istotnym elementem przyczyniającym się do tego tragicznego bilansu, ponieważ – zgodnie z tymi samymi autorami – dziecko średnio spędza rocznie 900 godzin w szkole i 1023 godziny przed telewizorem. Otyłość dzieci jest szczególnie niebezpieczna, ponieważ rozwijającemu się organizmowi dziecka jest znacznie trudniej radzić sobie z licznymi skutkami nadmiernej wagi, niż organizmowi dorosłego człowieka. Kilku brytyjskich badaczy stwierdziło, że po raz pierwszy w historii człowieka, wkrótce stanie się normalne to, że rodzice będą żyć dłużej niż ich dzieci[55].

Cieszący się wielką popularnością film z ostatnich lat, „Super Size Me", ujawnił prawdę o zgubnych skutkach odżywiania się w fast foodach. Spurlock, zdrowy 33 letni mężczyzna, przez 30 dni wszystkie swoje posiłki jadł w McDonaldzie, by sprawdzić, jakie będą skutki takiego sposobu odżywiania dla jego organizmu. Poprzez cały czas trwania eksperymentu pozostawał pod stałą kontrolą lekarza, dr Daryla Isaacsa, który oświadczył, że Spurlock „był wyjątkowo zdrową osobą, która poważnie się rozchorowała stosując dietę McDonalda"[56]. W pewnym momencie doktor namawiał nawet Morgana Spurlocka do zaprzestania eksperymentu, bo jego wątroba uległa znacznemu powiększeniu, ale filmowiec kontynuował doświadczenie. Po miesiącu Spurlock powiedział: „Rozchorowałem się niewiarygodnie. Na twarzy pojawiły się plamy i miałem olbrzymi brzuch (przytył 11 kg w 30 dni). Kolana zaczęły mnie boleć przez nagły przyrost wagi. To było niesamowite i przerażające"[57]. Poza tym jego wątroba stała się toksyczna, poziom cholesterolu wzrósł ze 165 do 230, jego libido zmniejszyło się, cierpiał też na bóle głowy i depresję. Przez kilka początkowych dni swojej eksperymentalnej diety, Spurlock wymiotował przez okno samochodu, a lekarz badający go, był zszokowany, jak dramatycznie stan całego organizmu się pogarszał.

Nie można winić jedynie matek za błędne nawyki żywieniowe i brak ruchu u dzieci. Bardzo niewiele matek otrzymuje w tym względzie pomoc lekarzy pediatrów wiedzących niewiele o prawidłowym odżywianiu. Wszystkim im wpajano w czasie studiów medycznych teorię „białek, węglowodanów i tłuszczy", powodując, że nie są w stanie rozpoznać szkód wyrządzanych przez ulubione dziecięce smakołyki. Dla przykładu, produkty zwierzęce używane w fast foodach są zniszczone wysoką temperaturą, słabo przyswajalne, zbyt obfite w cholesterol i sól, zaś ubogie w prawdziwe składniki odżywcze – witaminy, minerały, czy enzymy. W efekcie nie zaspokajają uczucia głodu, co wytwarza błędne koło, prowadzące do, z jednej strony nadmiernego je-

---
55 „Research finds fatal flaw in industry's food labelling scheme" (1 marca, 2007). Sustainweb (www.sustainweb.org/news.php?id=169).
56 „Super Size Me," Academy Award-winning documentary film by Morgan Spurlock, director (21 maja, 2004) (Kanada).
57 Ibid.

Terapia doktora Gersona 103

dzenia, a z drugiej do niedożywienia dzieci. Jeżeli dziecko prosi o więcej po zjedzeniu posiłku, instynktowną reakcją rodzica jest podać mu dodatkową porcję; nie zdają sobie oni sprawy, że żadna dodatkowa porcja nie zrekompensuje niedoboru podstawowych składników odżywczych.

Typowa amerykańska dieta powoduje, że dzieci są głodne, mają niski poziom energii, więc spędzają swój wolny czas wylegując się bezczynnie. Żeby uzupełnić braki energetyczne zaczynają „czegoś szukać". Niestety, znajdują napoje zawierające kofeinę i sztuczne słodziki, papierosy pełne toksycznych substancji, a w końcu sięgają po alkohol i narkotyki, dające na krótko zastrzyk energii i prowadzące do nałogów.

To samo błędne koło dotyczy także ludzi dorosłych. Ponieważ konwencjonalna, współczesna dieta pozbawiona jest składników odżywczych, organizm nie jest usatysfakcjonowany posiłkiem i błaga o więcej – o więcej, ale nie w sensie ilościowym, lecz jakościowym; domaga się właściwego, wartościowego pożywienia, którego potrzebuje, żeby spokojnie i sprawnie funkcjonować. Smutne jest jednak to, że ludzie nie rozumiejąc tego procesu, próbują zaspokoić potrzeby ciała deserami, lodami, ciastkami, czy cukierkami. To oczywiście w dalszym ciągu nie satysfakcjonuje organizmu, w zamian zwiększa wagę ciała, podnosi poziom cholesterolu, ciśnienie krwi, a ostatecznie prowadzi do cukrzycy i innych, jeszcze poważniejszych chorób. Otyłość jest stanem chorobowym i można ją pokonać jedynie przez zmianę na wolną od niezdrowych pokarmów, bogatą w roślinne składniki odżywcze, dietę.

Nie trzeba mieć doktoratu z dietetyki, by wiedzieć, że wszystkie rodzaje cukru powodują otyłość oraz że współczesna zachodnia dieta, pełna wysoko przetworzonych pokarmów, jest zbyt bogata w cukier. Jednakże, jeżeli chodzi o oficjalną politykę dotyczącą odżywiania, ten podstawowy fakt jest często przemilczany, co jest podyktowane komercyjnym interesem, który często stoi w konflikcie z prawdziwym interesem publicznym. Jeden z punktów spornych pojawiających się ostatnio, dotyczy dozwolonej górnej granicy cukru w pożywieniu. Cytując, za zgodą autora, rekomendacje członka WHO, profesora T. Colina Campbella[58], zamieszczone na ten temat w jego książce: *The China Study*:

„Rekomendacje dotyczące dodatków cukru w produktach są skandaliczne, podobnie zresztą, jak poziomu białek. Kiedy raport FNB (*Food and Nutrition Board*) był publikowany, grupa ekspertów zebranych przez WHO (*World Health Organization*) i FAO (*Food and Agriculture Organization*) przygotowała nowy raport na temat dietetyki, odżywiania i zapobiegania chorobom przewlekłym. Profesor Philip James, jeden z uczestników tego

---
58 Note 27 (Campbell), supra, s. 309-10.

spotkania, zabierał głos w sprawie zalecanych dodatków cukru w pożywieniu. Początkowe doniesienia wskazywały, że WHO/FAO przychylały się w tym reporcie do rekomendacji 10% bezpiecznego górnego limitu cukru w pożywieniu, dużo mniej, niż zalecanie przez FNB 25%. Jednakże w dyskusję, już w jej początkowym stadium, włączyli się politycy, tak jak to robili w przypadku wcześniejszych raportów dotyczących cukru. Zgodnie z najnowszymi danymi z biura Dyrektora Generalnego WHO: 'reprezentanci producentów i przetwórców cukru (*US Sugar Association and the World Sugar Research Organization*), zorganizowali silny lobbing, aby zdyskredytować raport WHO i wstrzymać jago publikację'(...)Zgodnie z doniesieniami londyńskiej gazety *The Guardian*, amerykański przemysł cukierniczy próbował zastraszyć WHO i wręcz 'rzucić ją na kolana', jeżeli nie podda się i nie przyjmie ich wytycznych w tej sprawie. Członkowie WHO opisywali te groźby jako 'równoznaczne z szantażem'. Przemysłowcy wywierali nawet publiczny nacisk na Kongres Amerykański, by ograniczył dotacje w wysokości 406 milionów dolarów na WHO, jeżeli ta utrzyma limit cukru na poziomie 10%. Pojawiały się sygnały(...), które mówiły, że administracja Busha skłaniała się do poparcia stanowiska przemysłu cukrowniczego(...). Więc ostatecznie, w kwestii limitów dodatków cukru do żywności, mamy obecnie dwa standardy: 10% dla wspólnoty międzynarodowej i 25% dla Stanów Zjednoczonych".

Jest to zdanie profesora Campbella. Jednak jasne jest, że bez względu na oficjalne dane, epidemia otyłości dotykająca Amerykanów nie jest jedynie wynikiem braku ćwiczeń fizycznych!

OSTEOPOROZA

Znana także jako zrzeszotnienie kości, choroba, której objawem jest postępujący ubytek masy kostnej, staje się niestety coraz bardziej powszechna. Powoduje złamania lub pęknięcia kości w wyniku najlżejszych uderzeń, takich jak upadek czy inne drobne wypadki. Pęknięcia są niezwykle bolesne i goją się bardzo powoli – lub, w przypadkach starszych osób, nie goją się wcale. Poważne złamania, wymagające tygodni rekonwalescencji w łóżku, mogą prowadzić do infekcyjnych odleżyn lub innych bardzo groźnych powikłań.

Na osteoporozę cierpi więcej kobiet niż mężczyzn, więc zakłada się, że choroba jest spowodowana wiekiem i związaną z następującą po okresie menopauzy utratą żeńskiego hormonu płciowego estrogenu, brakiem ruchu i paleniem. Jednakże my sami mieliśmy przypadek młodego, 28 letniego mężczyzny cierpiącego na tę dolegliwość! Konwencjonalna medycyna ordynuje terapię hormonalną, witaminę D i regularne ćwiczenia fizyczne. Najlepsze, co może w ten sposób osiągnąć, to zwolnienie postępów choroby, ale nie wyleczenie. Co więcej, podawanie żeńskich hormonów płciowych może spowodować raka piersi, jajników lub macicy; ciało nie jest w stanie wykorzystać wapnia i syntetycznej witaminy D. Jasnym jest, że taka terapia nie odbudowuje w żaden sposób masy kostnej.

W trakcie przeprowadzonych międzynarodowych badań odkryto, że kobiety w Południowo-Wschodniej Azji, które regularnie noszą swoje dzieci i opiekują się nimi, nie cierpią na osteoporozę. Faktycznie choroba ta jest nieznana w tej części świata. Odnosząc się do tego faktu, *Physicians Committee for Responsible Medicine* (PCRM) stwierdza: „Codzienne spożycie wapnia w Singapurze wynosi 389 mg/dzień, mniej niż połowę dziennej dawki w USA. Jednak wskaźnik złamań kości w Singapurze jest pięć razy mniejszy niż w USA, gdzie spożycie wapnia jest dużo wyższe"[59]. W dalszej części raport PCRM głosi: „Sposób odżywiania i styl życia sprzyjające utratom wapnia zawierają następujące elementy: białko zwierzęce, sód, kofeinę, fosfor, tytoń i siedzący tryb życia"[60]. Jedno z badań pokazało, że „wyeliminowanie mięsa z jadłospisu zmniejszyło ubytki wapnia w moczu o połowę"[61]. Co więcej, „zmniejszenie codziennych dawek sodu o połowę powoduje, że zapotrzebowanie na wapń zmniejsza się o 160 mg/dzień. Wpływ unikania nikotyny na stan kości można udowodnić: palacze mają o 10% słabsze kości, niż niepalący"[62].

Wbrew jasnym naukowym dowodom[63] świadczącym niezbicie, że suplementacja wapnia nie jest odpowiedzią na osteoporozę, w styczniu 2007 roku zapoczątkowano nową kampanię promującą spożycie mleka, sponsorowaną przez *National Fluid Milk Processor Promotion Board*. Pośród wielu haseł jedna z reklam mówi: „Ze swym bogactwem wapnia mleko jest jedną z najlepszych rzeczy na świecie"[64]. Plakaty ukazują znane kobiety i mężczyzn prezentujących piękne wąsy z mleka. PCRM złożyła skargę *w Federal Trade Commission* w Waszyngtonie, wskazując, że „zwiększenie spożycia mleka jest jedną z najgorszych możliwych strategii ochrony kości, a sugerowanie, że jest inaczej, to niebezpieczne wprowadzanie w błąd opinii publicznej"[65].

---

59 „Doctor's file complaint over new milk ads," *Nutrition Health Review* (Wiosna 1995).
60 Ibid.
61 Ibid.
62 Ibid.
63 R. L. Weinsier i C. L. Krumdieck, „Dairy foods and bone health: examination of the evidence," *American Journal of Clinical Nutrition* 72 (2000): s. 681-689.
64 Note 59 (NHR), supra.
65 Ibid.

PCRM stwierdza również, że istotnie wapń jest niezbędny w diecie, ale jego rodzaj znajdujący się w zielonych warzywach jest znacznie lepiej przyswajalny, niż ten znajdujący się w mleku. Dodają także: „Nadmierne spożycie wapnia nie oszuka hormonów i nie spowoduje, że będą produkować więcej kości, tak samo, jak większe dostawy cegły nie spowodują, że ekipa budowlana wzniesie większy dom"[66].

W miarę pojawiania się nowych dowodów, staje się coraz bardziej oczywistym, że osteoporoza, tak jak wiele innych przewlekłych chorób, jest głównie wynikiem złych nawyków żywieniowych. Dalsze potwierdzenia tego faktu znajdziemy w słowach Johna Robbinsa, pisarza, autora bestsellerów, uważanego za światowego eksperta w dziedzinie dietetyki połączonej ze środowiskiem naturalnym i zdrowiem. Pisze on: „Jedno z długoterminowych badań dowiodło, że tak mała dawka protein, jak 75 g dziennie (mniej niż ¾ tego, co średnio spożywa Amerykanin jedzący mięso) powoduje, że więcej wapna jest wydalane z moczem, niż wchłaniane w organizmie, skutkując zaburzeniami równowagi wapnia na tle dietetycznym"[67].

Wszystkie badania dostarczają tych samych wyników: im więcej spożywamy protein, tym więcej wapnia tracimy. Dr John McDougall, jeden z wiodących medycznych autorytetów w Ameryce zajmujących się powiązaniem dietetyki z chorobami, dodaje: „Pragnę podkreślić, że efekt utraty wapnia w następstwie spożycia protein nie jest punktem spornym w kręgach naukowych. Wiele badań przeprowadzonych w ciągu ostatnich 55 lat niezmiennie wykazało, że najważniejszą zmianą w żywieniu, jaką możemy wprowadzić, aby utrzymać poprawną równowagę wapnia w organizmie, jest zmniejszenie dawek protein, jakie spożywamy każdego dnia"[68].

Wszystkie powyższe przykłady są kolejnymi dowodami na to, że Terapia Gersona nie tylko utrzymuje równowagę wapniową na właściwym poziomie, ale jest w stanie cofnąć osteoporozę przez ograniczenie białek zwierzęcych, soli i nikotyny, dostarczając jednocześnie wapnia pochodzenia roślinnego, razem z koniecznymi do rozprowadzenia go w kościach enzymami. Faktem jest, że u ogromnej liczby leczonych pacjentów zwiększyła się masa kostna, a dolegliwości i bóle związane z osteoporozą ustąpiły.

---

66 Ibid.
67 John Robbins, *Diet for a New America* (Novato, CA: New World Library, 1998).
68 Dr John McDougall, *The McDougall Program for Women* (Nowy Jork: Plume, 2000).

HISTORIA PRZYPADKU

Po upadku na nierównym chodniku, jedna z dawno temu wyleczonych pacjentek Gersona, A. C, została skierowana przez swojego lekarza na prześwietlenie, żeby sprawdzić, czy jej biodro uległo uszkodzeniu. Biodro nie było ani złamane ani pęknięte, odkryto jednak osteoporozę w trzech miejscach w kręgosłupie. Lekarz, który obwieścił pacjentce złe nowiny, zaproponował środki przeciwbólowe, jednak ta odmówiła twierdząc, że nie czuje bólu. Zamiast tego skontaktowała się z Charlotte Gerson, która poleciła jej picie dodatkowego litra świeżego soku jabłkowo-marchewkowego i spożywanie większych ilości zielonych warzyw, jako dodatków do jej codziennego jadłospisu opartego na diecie Gersona. Charlotte dodała: „Jeżeli lekarze powiedzą ci, że osteoporoza jest nieuleczalna, nie wierz im".

A. C zrobiła, co jej polecono. Sześć miesięcy później, na jej wniosek, lekarz znów skierował ją na prześwietlenie. Wyniki pokazały, że choroba się nie pogłębiała, wręcz przeciwnie, zauważono znaczącą poprawę. Lekarz przekazywał jej dobre wieści bez jakiegokolwiek śladu zaskoczenia czy zainteresowania tym niezwyczajnym faktem, oferując ponownie środki przeciwbólowe, chociaż nie uskarżała się na bóle. Minęło już około 15 lat odkąd to się zdarzyło, A. C ma dzisiaj 80 lat i nie ma żadnych oznak osteoporozy.

CHOROBY ZĘBÓW

Jest smutnym faktem, że koncepcja holistyki jest słabo rozumiana i nie obejmuje zdrowia uzębienia, chociaż jest ono integralna częścią ciała i może silnie wpływać na jego całą kondycję. Bardzo rzadko lekarza biorą pod uwagę stan uzębienia pacjentów, którzy skarżą się na różne dolegliwości; czasem są to skłonności do infekcji, osłabienie lub inne, trudne do zdiagnozowania, zaburzenia metabolizmu. Powodem tego jest fakt, że zęby należą do innego działu medycyny, którego lekarze pierwszego kontaktu nie uwzględniają.

Ignorowanie stanu uzębienia jest poważnym błędem; co gorsze, leczenie ich w nieprawidłowy sposób jest jeszcze większym błędem. Zaledwie kilka lat temu stomatologia stała się świadoma problemów wynikających z kanałowego leczenia zębów. George Meinig, były Przewodniczący *Root Canal Society*, czytając książkę napisaną około 100 lat temu przez Westona Price[69], zaczął rozumieć, że katastrofalnym w skutkach błędem było wiercenie w kanałach zębowych, wypełnianie ich i zakładanie, że w ten sposób problem jest rozwiązany.

---

69 Weston Price, *Nutrition and Physical Degeneration*, 15 edycja. (New Canaan, CT: Keats Pub., 2003).

W książce tej dr Price relacjonuje, jak pewnego razu został poproszony o wyleczenie zębów kobiety obłożnie chorej na reumatoidalne zapalenie stawów (RA). Usunął zęby leczone wcześniej kanałowo, wyczyścił i wysterylizował je, a następnie wszczepił pod skórę królikom. W ciągu pięciu dni u zwierząt rozwinęła się choroba RA; w ciągu 10 dni króliki zmarły. W międzyczasie pacjentka poczuła się lepiej, była w stanie wstać z łóżka, zniknęła większość bólu i opuchlizn, a ostatecznie całkiem wyzdrowiała.

Dr Price był pod wrażeniem wyników eksperymentu i zdecydował się rozszerzyć zakres badań. Kiedykolwiek usuwał zniszczony ząb, powtarzał procedurę sterylizacji i wszczepiania go królikom. Ku jego zdumieniu, każda z chorób, na jaką cierpiał pacjent pojawiała się u królików w przeciągu pięciu dni, a w ciągu dziesięciu dni zabijała je. Zdarzyło się tak dziesiątki a nawet setki razy, często w przypadkach pacjentów cierpiących na choroby serca, nerek i różne inne. Wtedy dr Price przeprowadził kolejne dwa eksperymenty. Pierwszy z nich polegał na wszczepieniu zdrowego zęba, który zdrowa osoba straciła w wyniku wypadku; królik pozostał zdrowy i ostatecznie przeżył 15 lat. W następnym, ząb chorej osoby wyjałowił w autoklawie (pod ciśnieniem, w temperaturze 121°C); nic to nie zmieniło, króliki wciąż umierały na chorobę właściciela zęba.

Zrozumiawszy szkody biochemiczne, jakie leczenie kanałowe powoduje w całym ciele pacjenta, George Meinig porzucił pracę w Root Canal Society, i napisał książkę pod tytułem „Root Canal Cover Up"[70], odsłaniając fakty pierwotnie odkryte i zapisane przez dra Price.

Dr Meinig wyjaśniał w niej, że tak naprawdę są dwa ważne czynniki w kanałowym leczeniu zębów. Pierwszy z nich to usunięcie nerwu leczonego zęba, wskutek czego pokarm nie może się przedostawać przez naczynia włosowate ani też resztki metaboliczne nie mogą być z niego wydalane. Drugi to fakt, że w perforowanych kanałach pojawiają się bakterie i wirusy, które penetrują kość żuchwy i mogą z czasem spowodować poważne infekcje kości. Toksyny z tych infekcji są uwalnianie do krwiobiegu, powodując permanentne zatrucie.

Niestety, nawet głębokie infekcje powodujące wydrążanie kości nie są bolesne, tak że często pacjent nie jest świadomy tego problemu. Nawet standardowy rentgen zębów nie wykaże uszkodzenia kości, są w stanie je wykryć jedynie nowoczesne, panoramiczne zdjęcia. Jedynym skutecznym w takim przypadku rozwiązaniem jest usunięcie zęba i wyczyszczenie infekcji z otworu tak, żeby kość mogła się wyleczyć.

Jeżeli dentysta zauważy ropień na końcu zęba, zapewne zaoferuje pacjentowi leczenie kanałowe. Nie zgadzajcie się na taki zabieg. Wypełnienie

---

70 George Meinig, *The Root Canal Cover-Up* (Ojai, CA: Bion Publishing, 1994).

kanału skurczy się ostatecznie troszeczkę pozwalając bakteriom i wirusom na wnikanie do środka, co spowoduje jeszcze więcej problemów. Dentysta będzie zapewniał, że materiał używany obecnie do wypełnień nie zbiega się. Jednakże, nawet jeżeli jest to prawdą, ciągle pozostaje problem martwego zęba, wypełnionych bakteriami kanałów i stałego źródła infekcji w organizmie. Niestety, lepiej usunąć zęba niż pozwolić na jego kanałowe leczenie.

Oprócz kanałów zębowych istnieje jeszcze wiele innych problemów stomatologicznych, takich jak paradontoza, infekcje dziąseł i próchnica, które są łatwo wykrywalne i usuwalne. Wszystkie one powinny być wyleczone, tak aby żadna infekcja w jamie ustnej nie zakłóca powrotu do zdrowia. W momencie, kiedy rozumiemy organizm jako nierozerwalną całość, staje się jasne, w jaki sposób nierozwiązane i ignorowane problemy stomatologiczne mogą powodować poważne szkody w innych częściach ciała.

Wypełnienia zawierające rtęć nie powinny być nigdy stosowane. Dostępnych jest bardzo wiele wyników[71] badań udowadniających szkody powodowane przez uwalnianie maleńkich cząsteczek rtęci w czasie przeżuwania, picia i połykania. Te małe, ale nieustannie uwalniane dawki silnej toksyny, są wchłaniane przez płuca, układ trawienny i docierają do krwi, powodując poważne szkody. Bez względu na wyniki badań naukowych potwierdzających ryzyko, niektórzy dentyści z *American Dental Association* głośno krzyczą, że rtęć jest zupełnie bezpieczna, jeżeli znajduje się w zębach[72]. Nie jest. W dzisiejszych czasach jest wiele innych, minimalnie toksycznych substancji, możliwych do stosowania jako plomby.

Korony to oddzielny problem. Korona nigdy nie powinna być zakładana na wypełnieniu rtęciowym, tak samo złoto nigdy nie powinno być używane, jeżeli rtęć znajduje się w jakiejkolwiek innej części jamy ustnej (rozwiązanie znane także pod nazwą wypełnień amalgamatowych). Pomiędzy tymi dwoma materiałami generowane jest maleńkie napięcie elektryczne, które może zakłócać działanie enzymów i innych czynników trawiennych, działających w jamie ustnej. Jeżeli konieczna jest korona, powinna być ona zrobiona z innego materiału, takiego jak plastik lub porcelana.

Znieczulenie dentystyczne powinno być stosowane z rozwagą. Kiedy ciało jest oczyszczone z toksyn, staje się dużo bardziej czułe na środki chemiczne, w tym te używane do znieczuleń w stomatologii. Jest bardzo ważne, by pacjenci poprosili dentystę o następujące rzeczy przed podaniem znieczulenia:

---

71 Hal A. Huggins, *It's All in Your Head* (Nowy Jork: Avery Publishing(Penguin Group), 1 czerwca, 1993).
72 „Science Versus Emotion in Dental Filling Debate: Who Should Choose What Goes in Your Mouth?," American Dental Association Media Services press release (Chicago) (25 czerwca, 2002).

- Żeby użył nie więcej niż ⅓ lub ½ normalnej dawki.
- Nie używał adrenaliny w lekach złożonych.
- Zaczął pracę do razu (znieczulenie działa szybko).

Po powrocie od stomatologa pacjent powinien zastosować lewatywę z kawy, bez względu, czy akurat było to planowane, czy nie. Każdy dodatkowy ból prawdopodobnie zniknie po kolejnej lewatywie.

Uwaga: Jeżeli dentysta zaleca pacjentowi przyjęcie antybiotyku, nie należy odmawiać. Infekcje zębowe mogą być bardzo poważne, nawet zagrażające życiu.

HISTORIA PRZYPADKU

Mieliśmy wielu pacjentów, u których stan zdrowia poprawiał się radykalnie po usunięciu leczonych kanałowo zębów. Jedna z pacjentek cierpiących na raka piersi wolno wracała do zdrowia. Kiedy jej mąż zaczął podejrzewać, że może to mieć coś wspólnego z chorobami zębów hamujących proces zdrowienia, kobieta udała się do dentysty. W istocie, wyleczono próchnicę, a zainfekowane zęby zostały usunięte. W tym samym czasie pozostałości guza w piersi gwałtownie zniknęły, kobieta wyzdrowiała i pozostawała w dobrej kondycji przez wiele lat.

W innym przypadku, młoda dziewczyna, która wyszła za sportowca i miała nadzieję urodzić dziecko, zachodziła szybko w ciążę, ale przeszła trzy poronienia z rzędu. Pełna diagnoza dentystyczna pozwoliła odkryć, że cierpiała na poważną próchnicę kości żuchwy. Kiedy ząb został usunięty, infekcja zatrzymana, a kość wyczyszczona, kobieta wkrótce urodziła bez najmniejszych komplikacji trójkę dzieci.

Jeden z ojców napisał do nas, aby wyrazić swój zachwyt raportem jaki został opublikowany w wydawanym przez Gerson Institute *„Gerson Healing Newsletter"*[73], w którym pisaliśmy o szkodach powodowanych przez kanałowo leczone zęby. Pod jego wpływem zabrał swojego syna, cierpiącego od wielu lat na schizofrenię, na którą nie pomagały żadne leki, na kompleksowe badania dentystyczne. Kiedy zęby jego syna zostały sprawdzone, a leczone kanałowo zęby usunięto, chłopak stopniowo wyzdrowiał i nie potrzebował już dalszego leczenia.

---

73 *Gerson Healing Newsletter*, Vol. 14, No. 5 (wrzesień-październik 1999), s. 9.

FIBROMIALGIA

Chociaż ta przewlekła choroba nie jest śmiertelna, opisujemy ja również jako kolejny wymowny przykład jednej z wielu chorób spowodowanych przez zatrucie organizmu. Fibromialgia objawia się silnym, przewlekłym bólem mięśni i tkanki miękkiej otaczającej stawy. Wysiłki, żeby kontrolować ten ból za pomocą leków przeciwzapalnych, również kortykosterydów, nie są skuteczne, nie ma również, jak do tej pory, żadnej efektywnej terapii na tę chorobę. Leki przeciwbólowe pomagają pacjentom przetrwać noce. Zgodnie z ostrożnymi szacunkami *National Fibromyalgia Research Assotiation*, ponad 6 milionów Amerykanów cierpi na tę dolegliwość[74].

W świetle naszych doświadczeń fibromialgia jest zasadniczo toksycznymi warunkami powstałymi w organizmie z powodu połączonego działania zanieczyszczeń powietrza i wody, trujących dodatków chemicznych stosowanych w rolnictwie i dodatków do wysoko przetworzonej żywności. W pewnym momencie ciało nie jest w stanie dłużej wydalać tych trucizn. Aby nie przeciążać wątroby i utrzymywać toksyny (inhibitory enzymów) z dala od podstawowych organów, organizm broni się, uwalniając toksyny do mięśni i tkanki łącznej. Powoduje to ból, który ostatecznie staje się nie do zniesienia.

Tak jak wszystkie przypadłości związane z nadmiarem toksyn, fibromialgia poddaje się z łatwością działaniu organicznej, wegetariańskiej i wolnej od toksyn diety Gersona, połączonej z intensywną detoksykacją przez lewatywy z kawy. Odnotowaliśmy kilka przypadków, w których ulga i ostatecznie ustąpienie bólu pozwalające pacjentom na normalną aktywność, następowały w kilka dni. W poważniejszych przypadkach, kiedy pacjentom podawano duże dawki przeciwbólowych leków, czy u obłożnie chorych pacjentów, kilka tygodni zajęło, zanim pojawiła się poprawa i rozpoczął proces zdrowienia.

HISTORIA PRZYPADKU

Zapamiętaliśmy trochę zabawne doświadczenie z poważnie, prawie obłożnie, chorą kobietą, która zjawiła się w klinice Gersona w Meksyku. Cierpiała na fibromialgię od wielu lat i po długich staraniach udało jej się znaleźć lekarza, który uznawany był na niekwestionowany autorytet w tej dziedzinie. Jednakże lekarz ten również cierpiał na zaawansowaną fibromialgię i fak-

---

74 National Fibromyalgia Research Association (www.nfra.net).

tycznie nie mógł jej pomóc. Wprost przeciwnie, gdy kiedyś zadzwoniła do niego po szczególnie ciężkiej nocy, w odpowiedzi na jej żale i prośby o pomoc doktor powiedział: „Znam to dobrze, nie musi mi pani tego mówić!". Kobieta wróciła do zdrowia po kuracji Gersona.

OGRANICZENIA W STOSOWANIU TERAPII GERSONA

Musimy pamiętać, że bez względu na ogromny potencjał w leczeniu różnorodnych schorzeń, Terapia Gersona nie jest uniwersalnym panaceum i są choroby, które może wyleczyć tylko częściowo lub nie może wcale. Są ważne powody, dla których ta wysoce skuteczna, dwuczłonowa, składająca się z super-odżywienia i detoksykacji metoda, nie znajduje zastosowania w pewnych okolicznościach. W tym rozdziale podzieliliśmy je zwięźle na dwie kategorie: choroby, które trudno leczy się Terapią Gersona i choroby, których nie można nią wyleczyć

CHOROBY, KTÓRE TRUDNO SIĘ LECZY TERAPIĄ GERSONA

GUZ MÓZGU

Odnotowaliśmy całkowite, choć trwające dłużej niż zwykle, przypadki wyleczenia guza mózgu, lecz były również przypadki niepowodzeń. Problemem nie jest nowotwór sam w sobie, ale umiejscowienie guza. Jako jedną z reakcji ozdrowieńczych, ciało prawie zawsze wytwarza stan zapalny, który sam w sobie jest pożądany, ponieważ płyny zapalne niszczą tkanki guza. Jednak powoduje to również obrzęki w normalnych tkankach. Guz mózgu jest ulokowany w czaszce, gdzie nie ma miejsca na takie obrzęki. Dochodzi natomiast do powstania wysokiego ciśnienia wewnątrz czaszki, co jest często powodem napadów padaczki. Trzeba podejść do tego procesu bardzo ostrożnie, umiejętnie zmniejszając stan zapalny, tak by ograniczyć ataki padaczki, zarazem, niestety, blokując proces zdrowienia. Bardzo trudno jest znaleźć złoty środek pomiędzy zezwoleniem na pojawienie się stanu zapalnego, a idącymi za nim silnymi bólami głowy i padaczką. Co zrozumiałe, wywołuje to również dylemat u pacjentów; wielu z nich porzucało w takiej sytuacji Terapię Gersona i wracało do ortodoksyjnego leczenia.

PRZERZUTY DO KOŚCI

Niektóre rodzaje nowotworów powodują przerzuty (rozprzestrzenianie się złośliwych komórek i pojawianie guzów wtórnych) do innych tkanek. Większość nowotworów prostaty i piersi, jeżeli daje przerzuty, wędrują one do kości. Tkanka kostna jest bardzo trudna w leczeniu. Zszyta rana w normalnej tkance goi się w ciągu tygodnia do dziesięciu dni, podczas gdy pęknięcie kości będzie się goić kilka tygodni, a nawet miesięcy. Ponieważ przerzuty do kości są bolesne, pacjent musi być zdeterminowany i silny psychicznie, będąc świadomym, że powrót do zdrowia zajmie sporo czasu.

OTWARTY NOWOTWÓR PIERSI

Chociaż doktor Gerson ostrzegał, że nowotwory gruczołów są trudne w leczeniu, generalnie rak piersi dobrze poddawał się kuracji terapią przez wiele lat. Sytuacja zmienia się, jeżeli guzy przebijają się przez skórę. Otwarte rany, które z łatwością mogą zostać zainfekowane, są dużo trudniejsze do wyleczenia i wymagają ogromnej troski i cierpliwości.

BIAŁACZKA

Jest wiele przewlekłych rodzajów białaczki, zwykle tych związanych z wiekiem, które nie stanowią specjalnego problemu. Jednakże ostra białaczka, szczególnie pojawiająca się u dzieci, musi być szybko powstrzymana. Nie jest to łatwe. Z wielu powodów, takich jak trudności we wprowadzeniu pełnej, intensywnej Terapii Gersona, opór dzieci, czy inne zewnętrzne problemy, skuteczność terapii jest mniejsza, a działanie wolniejsze. Gdy tak się dzieje, ostra białaczka może przebiegać zbyt gwałtownie dla terapii, która nie może jej szybko powstrzymać.

SZPICZAK MNOGI

Podobnie jak białaczka, również i ta choroba nie zalicza się do typowych, objawiających się guzem nowotworów. Jest to choroba szpiku kostnego, z komórkami plazmatycznymi „formującymi mnogie guzy"[75]. Dochodzi do penetracji otaczającej takie miejsce kości – głównie wytwarzających krew długich kości górnych części nóg – ale także innych części szkieletu.

---

75 Note 1 (Taber's), supra, s. 1260.

Choroba pojawia się częściej u mężczyzn, w proporcji 2:1 w stosunku do występowania u kobiet[76]. Ponieważ uszkadza wytwarzające krew kości, prowadzi do anemii i chorób nerek. Jak już wyjaśnialiśmy wcześniej, leczenie kości jest zawsze dużo trudniejsze i ta reguła ma też zastosowanie w leczeniu szpiczaka mnogiego. Zabiera to więcej czasu, i – zgodnie z obserwacjami doktora Gersona potwierdzonymi w najnowszych badaniach[77] nad szpiczakiem – wymaga większych dawek witaminy B12, niż inne rodzaje nowotworów. Z powodu zaatakowania kości przez złośliwe komórki szpiczaka możliwe jest również pojawianie się patologicznych złamań kości (złamania osłabionych kości bez wyraźnej, zewnętrznej przyczyny). Leczenie takich przypadków Terapią Gersona trwa bardzo długo.

DŁUGOTRWAŁE LECZENIE PREDNIZONEM LUB/I CHEMIOTERAPIA

Wszystkie lekarstwa syntetyczne są toksyczne[78], a co za tym idzie zażywanie ich przez długi czas powoduje poważne uszkodzenie wątroby. Prednizon, silny steryd, rutynowo przepisywany na stwardnienie rozsiane, toczeń, artretyzm i wiele innych dolegliwości, wyczerpuje siły obronne organizmu i powoduje znaczące wyniszczenia organów[79]. Jeżeli uszkodzenia te stają się nadmierne w wyniku długotrwałego przyjmowania leku, wówczas pełne wyleczenie staje się niezwykle trudne lub wręcz niemożliwe (np. pełna odbudowa wątroby i innych ważnych organów).

Chemioterapia jest jeszcze bardziej toksyczna. Wprawdzie mieliśmy wielu pacjentów po chemioterapii, którzy wracali do zdrowia, trzeba jednak podkreślić, że po osiągnięciu pewnego punktu krytycznego, szkody spowo-

---

76 Note 26 (Krupp/Chatton), supra.
77 Carmen Wheatley, w książce Michaela Gearina-Tosha, *Living Proof: A Medical Mutiny* (Londyn: Simon & Schuster, 2002), Załącznik, s. 267.
78 Dr Carolyn Dean, *Death by Modern Medicine* (Belleville, Ontario: Matrix Vérité, Inc., 2005); Doktor Carolyn Dean i Gary Null, „Death by Medicine"(www.healthe-livingnews.com/articles/death_by_medicine_part_1.html).
Dla sprawdzenia statystyk dotyczących rocznej liczby i kosztów zgonów spowodowanych szkodliwym oddziaływaniem lekarstw *zobacz także* J. Lazarou, B. Pomeranz i P. Corey, „Incidence of adverse drug reactions in hospitalized patients." *Journal of the American Medical Association* 279 (1998): s. 1200-1205; D. C. Suh, B. S. Woodall, S. K. Shin i E. R. Hermes-De Santis, „Clinical and economic impact of adverse drug reactions in hospitalized patients." *Annals of Pharmacotherapy* 34 (12) (grudzień 2000): s. 1373-9; Dr Abram Hoffer, „Over the counter drugs." *Journal of Orthomolecular Medicine* (Ontario, Kanada) (maj 2003). Przedrukowane w Death by Modern Medicine (supra), Załącznik C, s. 349-58.
79 „Prednisone," MedicineNet.com (www.medicinenet.com/prednisone/article.htm).

dowane przez silną chemioterapię są już nieodwracalne. Obowiązującą generalnie zasadą jest, że pacjenci leczeni przez długi okres czasu toksycznymi lekarstwami wolniej wracają do zdrowia niż ci, którzy przyjmowali leki krótko lub, co jest sytuacją optymalną, nie przyjmowali ich wcale.

CHOROBY, KTÓRYCH NIE MOŻNA WYLECZYĆ TERAPIĄ GERSONA

Lista przewlekłych chorób, które można wyleczyć poprzez Terapię Gersona jest długa i zawiera kilkaset pozycji. Jednakże, niewielka część chorób, głównie tych, które związane są z centralnym układem nerwowych, nie odpowiada dobrze lub nie odpowiada wcale na tę naturalną kurację. Trzeba zrozumieć, że centralny układ nerwowy, obejmujący mózg i rdzeń kręgowy, jest tak wysoce wyspecjalizowanym układem, że nie jest w stanie odbudować zniszczonych tkanek. Z tego powodu jest praktycznie niemożliwe wyleczenie poważnych uszkodzeń w tym układzie.

STWARDNIENIE ZANIKOWE BOCZNE

Stwardnienie zanikowe boczne (ALS) jest znane jako choroba neuronu ruchowego lub, potocznie, jako choroba Nehringa. Chociaż ortodoksyjna medycyna utrzymuje, że jej przyczyny są nieznane, nasze doświadczenie wskazuje, że wszystkie osoby cierpiące na nią były wystawione na intensywne działanie pestycydów. Znamiennym jest fakt, że kiedy byliśmy w stanie znaleźć zdrowe wątroby młodych cieląt i przygotować z nich sok dla pacjentów, wykazywali oni znacząca poprawę stanu zdrowia. Ponieważ jednak wątroba cieląt w dzisiejszych czasach nie jest już dłużej bezpieczna (wątroby są zakażone bakteriami), pacjenci chorzy na ALS wykazują bardzo niewielką poprawę stanu zdrowia w czasie Terapii Gersona, chociaż wyniszczenie postępuje znacznie wolniej, niż bez zastosowania terapii. Uznajemy to za porażkę.

CHOROBA PARKINSONA

Choroba Parkinsona (PD) należy do grupy chorób określanych mianem zwyrodnienia ośrodkowego układu nerwowego, charakteryzując się utratą neuronów produkujących dopaminę. Podstawowe objawy PD to: drżenie rąk, ramion, nóg, szczęki i twarzy; sztywność kończyn i mięśni; spowolnienie ruchów; niestabilności postawy; trudności z koordynacją i równowagą ciała. W miarę, jak symptomy się nasilają, pacjent ma problemy z chodzeniem, mówieniem i wykonywaniem najprostszych zadań.

PD, nazywana dawniej drżączką poraźną, dotyka zwykle ludzi po 50 roku życia. Alopatyczne leczenie zazwyczaj opiera się na podawaniu dopaminy i kilku innych lekarstw, co pomaga pacjentom funkcjonować przez pewien czas, ale nie leczy choroby. Terapia Gersona również nie przynosi efektów w tym wypadku.

CHOROBA ALZHEIMERA

Choroba ta, określana jako demencja starcza, spowodowana jest zanikiem kory mózgowej. Zgodnie z *Taber's Cyclopedic Medical Dictionary*, powoduje „postępujący i nieodwracalny zanik funkcji intelektualnych, apatię, zaburzenie nowy i ruchu, zagubienie i utratę pamięci"[80]. W wielu przypadkach choroba poddaje się dobrze kuracji Gersona, która łagodzi i/lub cofa najpoważniejsze objawy. Jednakże jedynie te komórki mózgu, które są chore lub nawet uszkodzone, mogą być podleczone czy nawet odbudowane. Martwe komórki są stracone, więc choroba nie może być wyleczona.

PRZEWLEKŁA NIEWYDOLNOŚĆ NEREK

Jeżeli jest zaawansowana w stadium wymagającym dializ, jest nieodwracalna. Funkcją nerek jest usuwanie szkodliwych produktów przemiany materii (mocz, kwas moczowy i kreatynina), jak również nadmiaru minerałów (sodu i potasu) oraz toksycznych substancji z krwi, po to by utrzymać równowagę systemu. Praca ta wykonywana jest przez niezwykle delikatny system filtrów, woreczków i kłębuszków nerkowych – jeżeli te ostatnie tracą swoją przesączalność w wyniku zapalenia i nadmiaru toksyn, nie mogą już dłużej dobrze funkcjonować i w następstwie pojawia się choroba.

Jeżeli w wyniku choroby nerki są zniszczone w stopniu nie większym niż 80 %, a 20% nerek może działać normalnie, stan ten może być leczony, a pacjent ma szanse na poprawę i przeżycie. Jeżeli jednak komórki nerek, podobnie do komórek mózgu, są zniszczone, nie ma ratunku. Dlatego pacjenci, którzy poddali się leczeniu Terapią Gersona i ich stan się poprawił, nie mogą już nigdy wrócić do normalnej, standardowej diety. Ceną za przeżycie jest

---

80 Note 1 (Taber's), supra, s. 510.

pozostanie na protokole Gersona przez całe życie. Krótko mówiąc, ta choroba nerek może być leczona i można znacznie przedłużyć życie pacjenta, ale nie można jej wyleczyć całkowicie. W momencie, gdy rozpoczęto dializy, zwykle dzieje się to, gdy nerki pracują na 10% swojej wydolności, pacjent nie powinien zaczynać Terapii Gersona.

ROZEDMA PŁUC

Rozedma płuc to kolejną choroba, której symptomy mogą być znacznie złagodzone, ale nie może być całkiem wyleczona. Jest to przewlekła choroba płuc, powodująca zmiany w pęcherzykach płucnych filtrujących dwutlenek węgla do wydalenia i pozwalających tlenowi wnikać do krwi. Dochodzi do niej w wyniku zniszczenia płuc na skutek palenia papierosów, zanieczyszczenia środowiska czy infekcji, tak że płuca tracą swoją przepuszczalność i wymiana gazowa jest poważnie zakłócona. Chore tkanki mogą zostać odbudowane, ale tkanki zniszczone są bezpowrotnie stracone. Prawdopodobnie pacjent może żyć normalnie z płucami funkcjonującymi w 50%, ale nie mogą one zostać odbudowane.

DYSTROFIA MIĘŚNIOWA

Uważana za chorobę genetyczną, przypadłość ta objawia się zmianami patologicznymi (ubytkami) we włóknach mięśniowych i tkance łącznej. Proces ten zaczyna się zwykle już w dzieciństwie, występuje częściej u chłopców niż u dziewcząt. Podłoże choroby jest określane jako „zaburzenie spowodowane nieprawidłowym odżywianiem lub przemianą materii"[81]. W leczeniu metodą Gersona odnotowywaliśmy dobre wyniki, jednak znacznie częściej nie było postępów w leczeniu i musimy uznać ją za nieuleczalną. W jednym przypadku, kiedy zdiagnozowano dystrofię Kuchenna, która jest zazwyczaj śmiertelna, pacjent przeżył ponad 20 lat.

PODSUMOWANIE

Terapia Gersona będzie nieskuteczna, a nawet może spowodować szkody wśród następujących chorych, którzy nie powinny stosować jej pod żadnym pozorem:

---

81 Ibid., s. 595.

- Pacjenci dializowani (bogata w potas dieta Gersona uniemożliwiłaby dializy, do których potrzebny jest sód).
- Pacjenci z przeszczepionymi organami (terapia spowodowałaby odrzucenie organu).
- Pacjenci z przerzutami czerniaka do mózgu (jedyny przypadek, kiedy czerniak, wyleczalny w każdej innej części ciała, nie odpowiada na kurację).
- Pacjenci z nowotworami trzustki leczeni chemioterapią (rak trzustki jest wyleczalny pod warunkiem, że nie stosowano chemii).

ROZDZIAŁ VII

Odbudowa mechanizmów obronnych organizmu

Oczekuję z optymizmem nadejścia zdrowych i szczęśliwych czasów, które nastaną tak szybko, jak szybko dzieci zostaną nauczone zasad prostego i racjonalnego życia. Musimy wrócić do natury, a natura jest Bogiem.
– Luhter Burbank (1849-1926)

Lekarze i społeczeństwo skupili się wyłącznie na leczeniu lekarstwami z uszczerbkiem dla co najmniej jednej z podwalin dobrego zdrowia – właściwego odżywiania.
– Dr Mary Keith, St. Michel Hospital, Toronto, Ontario

Jak do tej pory dla czytelnika powinny być oczywiste dwa podstawowe fakty:

- Zdrowie i dobra kondycja każdego człowiek są poddawane nieustannym atakom ze strony tych elementów współczesnego życia, które podkopują naturalne siły obronne organizmu i jego zdolność do samoleczenia, prowadząc do nieprzebranej rzeszy różnych chorób.
- Całościowy, precyzyjnie ułożony dietetyczny program Terapii Gersona jest w stanie cofnąć szkodliwe zmiany, odbudować siły obronne organizmu i pozwolić ciału na samoleczenie.

W swoim sposobie myślenia dr Gerson zawsze wiązał ściśle siły obronne organizmu z mechanizmem uzdrawiania. W istocie niezmiennie obserwował w swojej praktyce, że najpierw następowało załamanie lub osłabienie mechanizmu uzdrawiania organizmu, a dopiero potem pacjent zapadał na daną chorobę. Co więcej, był przekonany, że pojawienie się śmiertelnych chorób (np. raka) świadczy o krańcowym, najpoważniejszym załamaniu tych mechanizmów. Żeby odwrócić ten destrukcyjny proces i wyzdrowieć potrzebne jest ogromne zaangażowanie i sporo pracy.

Największym, być może, odkryciem dra Gersona było powiązanie pojawiania się przewlekłych chorób z leżącymi u ich podstaw niedoborami i zatruciem organizmu. Jego podejście różni się wielce od podejścia medycyny konwencjonalnej, która woli przypisać konkretną przyczynę do pojedynczej choroby, zapominając poszukać podstawowego problemu leżącego u podwalin wielu z nich. To unikalne podejście jest jednym z wielu czynników wyróżniających metodę Gersona od medycyny konwencjonalnej.

W chwili, kiedy podstawowe problemy zostaną rozpoznane, można przystąpić do leczenia: niedobory są uzupełniane poprzez super-odżywianie; toksemia likwidowana przez systematyczną detoksykację. Pomimo ich życiodajnego znaczenia, metody te są proste, przystępne i przejrzyste. Przede wszystkim, mają sens.

Jako że znamy już główne założenia programu Gersona (zobacz: Rozdział 3), nadszedł więc czas, aby przyjrzeć się dokładnie ich praktycznemu zastosowaniu.

SUPER-ODŻYWIANIE

Odpowiedzią na niedobory w organizmie jest podanie pacjentowi maksymalnej ilości możliwie najlepszego pożywienia. Jednakże, ludzie poważnie chorzy często nie są w stanie jeść zbyt dużo. Ich apetyt i trawienie nie są dobre, tak samo zresztą jak wypróżnianie. Ze względu na to, jedynym sposobem, by posunąć się do przodu jest podawanie soków, ponieważ prawie każdy pacjent jest w stanie – i zazwyczaj jest chętny – wypić co godzinę świeżo przygotowaną szklankę soku. W momencie, kiedy proces ten zostaje wprowadzony, zapewnia stałe dostawy odżywczego pokarmu potrzebującemu ich rozpaczliwie organizmowi.

Część z ekstremalnie osłabionych pacjentów, którzy nie są w stanie podołać zwyczajowej, 8 uncjowej (ok. 230 ml) szklance soku co godzinę, dostaje na początku kuracji zmniejszone do 4 – 6 uncji (ok. 120-170 ml) porcje. Ku ich zaskoczeniu, po kilku dniach podawania soków i intensywnej detoksykacji, mogą zjeść trzy pełne, wegetariańskie posiłki dziennie, przygotowane ze świeżych, organicznych produktów i wypić 13 standardowych szklanek soku, w międzyczasie przekąszając jeszcze owoce. Kiedy pacjenci osiągają już ten stopień super-odżywniania, każdy z nich konsumuje około 9 kg produktów spożywczych dziennie.

Krytycy Terapii Gersona uważają przygotowywanie co godzinę soków na uciążliwe (z pewnością takie jest!), sugerując, że można podać w zamian witaminy i minerały. Nie zdają sobie oni sprawy z faktu, że chore ciało nie jest w stanie przyswoić i użyć substancji wyprodukowanych chemicznie, które po prostu „przelatują" przez cały organizm nie powodując nic dobrego. Jedynie żywe, świeże, surowe warzywa i owoce są dobrze wchłaniane, w szczególności w formie soków, co pozwala ominąć proces trawienia i powoduje ich natychmiastową asymilację.

DETOKSYKACJA

W chwili, kiedy ciało zostaje zalane odżywczym sokiem, jest on gwałtownie absorbowany i wypiera zgromadzone w komórkach toksyny do krwiobiegu, który z kolei transportuje je do wątroby, nadrzędnego organu odtruwającego organizmu. Jednakże pacjent rozpoczynający Terapię Gersona po dotychczasowym odżywianiu tzw. nowoczesną dietą, ma już zgromadzone w wątrobie znaczne ilości toksyn z dodatków do żywności, resztek pestycydów i pozostałej chemii stosowanej w rolnictwie oraz z innych źródeł – wszystko to blokuje jego wątrobę. W efekcie wątroba nie może poradzić sobie z nowymi toksynami wypartymi z komórek przez dostarczone im odżywcze substancje.

Toksyny te, jeżeli nie są szybko usunięte, mogą prowadzić do zagrażającego życiu samozatrucia organizmu lub śpiączki wątrobowej, stąd żywotna rola silnej detoksykacji za pomocą częstych lewatyw z kawy, będąca kamieniem węgielnym Terapii Gersona. Jest kilka różnych antyrakowych terapii, niszczących tkanki guza na różne sposoby bez usuwania martwych, toksycznych odpadków z wątroby. Aby umożliwić wątrobie pozbywanie się tych toksyn powoli i stopniowo, kuracje te muszą być wstrzymane, co znacznie zmniejsza ich skuteczność. Terapia Gersona, z jej stałą, intensywną detoksykacją działa nieprzerwanie, co wyjaśnia jej skuteczność oraz uzasadnia, dlaczego lewatywy z kawy są nieodłączną i integralna częścią protokołu. Bez nich dodatkowa porcja świeżo uwolnionych toksyn spowodowałaby nowe uszkodzenia w wątrobie. Ktokolwiek ma zamiar rozpocząć Terapię Gersona, musi uwzględnić stosowanie lewatyw z kawy jako niezbędnego elementu kuracji.

ROZDZIAŁ VIII

Dlaczego Terapia Gersona działa?

Podstawowe założenia metody Gersona są proste i jasne, jej praktycznie zastosowanie przez ponad 60 lat dowiodło jej skuteczności, przynosząc nadzwyczajne efekty. A jednak pozostaje pytanie: czy istnieją jakieś współczesne badania naukowe, które potwierdzałyby efektywność metody Gersona, opracowanej tak wiele lat temu, częściowo intuicyjnie, częściowo przez ciągłe badania i obserwacje kliniczne, ale bez użycia skomplikowanych metod badawczych? Mówiąc prościej, czy ktokolwiek odkrył, dlaczego terapia ta działa?

Odpowiedź brzmi: tak. Od czasu śmierci dra Gersona w 1959 roku, grupy wybitnych naukowców i badaczy udowodniły i potwierdziły działanie tej czy innej z zastosowanych przez niego metod. Kiedy weźmiemy pod uwagę wyniki wszystkich tych cząstkowych badań, znajdziemy odpowiedź, dlaczego terapia ta, stosowana całościowo, jest tak efektywna. W tym rozdziale zaprezentujemy najbardziej uderzające ze znanych naukowych potwierdzeń.

W latach 70-tych, lekarz, matematyk i biofizyk doktor Freeman Widener Cope pisał w rozprawie naukowej: „Na drodze eksperymentalnej zaobserwowano, że bogata w potas i uboga w sód dieta stosowana w Terapii Gersona leczy wiele zaawansowanych stadiów raka"[1]. W innej pracy Cope stwierdził, że jeżeli komórka jest uszkodzona w jakiś sposób, to samo zjawisko może się pojawić w komórkach w całym ciele pacjenta; „Najpierw komórka traci potas, następnie absorbuje sód, później nabiera zbyt dużo wody. Kiedy komórka ma już w sobie zbyt dużo wody, wytwarzanie energii razem z syntezą białek i metabolizmem lipidów (tłuszczy) są zahamowane. Gerson był w stanie opanować zespół wyniszczenia tkanek, który rozpoznał już w latach 20-tych w wyniku badań klinicznych, stosując swoje dietetyczne podejście eliminujące sód, wprowadzające duże ilości potasu oraz jego dodatkową suplementację, znajdując też sposób na eliminację toksyn z ciała przez wątro-

---

[1] Freeman Widener Cope, „A medical application of the Ling Association- Induction Hypothesis: the high potassium, low sodium diet of the Gerson cancer therapy," *Physiological Chemistry and Physics* 10 (5) (1978): s. 465-468

bę"². Jest to niezwykle zwięzłe uzasadnienie wszystkich metod dra Gersona, łącznie ze ścisłym zakazem spożywania białek i tłuszczy, których zniszczone komórki nie mogą prawidłowo przetwarzać, dodatkowymi dawkami potasu i koniecznością detoksykacji wątroby.

W roku 1988, dr Patricia Spain Ward, historyk na Uniwersytecie w Illinois w Chicago, zaprezentowała znakomitą monografię na temat Terapii Gersona, napisaną na zlecenie *U.S. Office of Technology Assessment*. Choć jej praca nie opierała się na nowych badaniach, warto o niej wspomnieć, by stworzyć pełny i jasny obraz. Określała doktora Gersona jako „naukowca naukowców" i „najwybitniejszego obserwatora klinicznych fenomenów"³. Dr Ward pisała w swoich obserwacjach, że pacjenci stosujący bogatą w potas i ubogą w sód dietę wydalali ogromne ilości sodu w moczu, a poprzez wykluczenie białek zwierzęcych z diety, te ilości jeszcze się zwiększały. Dodawała: „Dr Gerson wykazał, że medycyna konwencjonalna, uparcie stojąca po stronie podawania dużych ilości protein (białek) zwierzęcych, była w błędzie i wstrzymał podawanie białek zwierzęcych pacjentom przez co najmniej sześć do ośmiu tygodni"⁴.

Ważne badanie, potwierdzające słuszność podejścia dra Gersona do zagadnienia białek zwierzęcych u chorych, zostało opublikowane przez dra Roberta A. Gooda z Uniwersytetu w Minnesocie, nazywanego „ojcem współczesnej immunologii". Przeprowadził on eksperyment na świnkach morskich, karmiąc jedną grupę wolną od zwierzęcych protein paszą, a drugą standardową karmą. Dr Good oczekiwał, że układ immunologiczny grupy zwierząt karmionych paszą bez protein będzie szwankował, ale stało się dokładnie odwrotnie. Limfocyty T świnek karmionych bezproteinowo stały się niesamowicie aktywne i pozostały aktywne przez długi czas. Dr Good zdał sobie sprawę, że poprzez wyłączenie białek zwierzęcych doszło do stymulacji układu immunologicznego zwierząt, co potwierdzało tym samym wcześniejsze odkrycia dra Gersona⁵.

Pacjenci podczas Terapii Gersona otrzymują wystarczające ilości łatwo przyswajalnych białek roślinnych w świeżych sokach, ziemniakach i płatkach owsianych, stanowiących podstawowe składniki diety. Utarło się błędne przekonanie, że tylko pokarm pochodzenia zwierzęcego zawiera proteiny. Wprost przeciwnie, zwierzęta takie jak owce, świnie i bydło są wegetarianami.

---

2 Freeman Widener Cope, „Pathology of structured water and associated cations in cells (the tissue damage syndrome) and its medical treatment," *Physiological Chemistry and Physics* 9 (6) (1977): 547-553.
3 Patricia Spain Ward, „History of the Gerson Therapy" (1988) na zlecenie The U.S. Office of Technology Assessment.
4 Ibid.
5 Dr Robert A. Good, *The Influence of Nutrition on Development of Cancer Immunity and Resistance to Mesenchymal Diseases* (Nowy Jork: Raben Press, 1982).

Kanadyjski naukowiec, dr Harold D. Forster z Uniwersytetu Victoria, podszedł do problemu śmiertelności z powodu chorób nowotworowych z punktu widzenia niedoboru minerałów w ziemi i jakości wody. Przeprowadził on wstępną komputerową analizę 200 przypadków „spontanicznego" (częściowe lub kompletne zniknięcie guza bez stosowania terapii, które mogłyby takie skutki spowodować[6]) cofnięcia się różnych rodzajów raka.

W wyniku starannych badań profesor Forster odkrył, że ustąpienie objawów choroby nie było wcale spontaniczne – sukces większości z tych wyleczeń polegał na kombinacji konwencjonalnego leczenia z drastyczną zmianą stylu życia i różnymi terapiami komplementarnymi. Z 200 pacjentów 10 stosowało dietę Gersona, a wielu innych włączyło w leczenie część z jej protokołu (np. świeże soki i detoksykację). Jadłospis pozostałej grupy pacjentów opierał się częściowo lub w całości na tym samym protokole, zwiększając odsetek osób, do których wyleczenia w jakimś stopniu przyczyniła się Terapia Gersona. Najważniejszym wnioskiem wyciąganym przez profesora Forstera, w oparciu o wyniki tych badań, było stwierdzenie, że spontaniczne ustąpienie objawów raka było faktycznie dalekie od bycia spontanicznym. Przypadki te zostały jedynie w ten sposób zaklasyfikowane przez ortodoksyjną medycynę, ponieważ były wynikiem niekonwencjonalnych – alternatywnych i komplementarnych – terapii.

Jedną z najważniejszych technik używanych w Terapii Gersona jest detoksykacja poprzez wątrobę\żółć, uzyskiwana za pomocą lewatyw z kawy. Dr Gerson wiedział, że procedura ta rozszerza woreczek żółciowy pozwalając wątrobie na uwolnienie zgromadzonych toksycznych substancji. Jego odkrycie zostało w ostatnim czasie potwierdzone przez naukowców – Wittenberga, Sparminsa i Lama[7] – z Departamentu Patologii na Uniwersytecie w Minnesocie, którzy udowodnili, że lewatywy z kawy stymulują układ enzymatyczny (transferazę S-glutationową) w wątrobie, co pozwala na usunięcie toksycznych wolnych rodników z krwiobiegu. Normalna aktywność enzymów jest zwiększana poprzez lewatywy z kawy o 600 – 700%, co wydatnie poprawia jej oczyszczanie. Kawa jest też bogatym źródłem potasu, co dodatkowo chroni przed skurczami jelit, zwiększając zawartość potasu w mięśniach gładkich okrężnicy.

W 1990 roku, w jednym z niemieckich medycznych periodyków, w artykule zatytułowanym „Doświadczenia z użyciem terapii dietetycznych w chi-

---

6 „Lifestyle Changes and the 'Spontaneous' Regression of Cancer: An Initial Computer Analysis." *International Journal of Biosocial Research* 10 (1) (1988): s. 17-33.
7 V. L. Sparmins, L. K. T. Lam i L. W. Wattenberg, „Proceedings of the American Association of Cancer Researchers and the American Society of Clinical Oncology," *Abstract* 22 (1981): s. 114, 453.

rurgii onkologicznej", ukazały się bardzo interesujące wyniki badań[8]. Autor artykułu, dr Peter Lechner z Departamentu Onkologii w austriackim Gratz, opisywał w nim trwające 6 lat kliniczne badania nad zmodyfikowaną wersją Terapii Gersona stosowaną przez 60 chorych na raka pacjentów, którzy byli także leczeni w sposób konwencjonalny.

Dr Lechner donosił w nim, że jego mocno okrojona wersja Terapii Gersona, była stosowana jako technika wzmacniająca, nie jako alternatywa do konwencjonalnego, ortodoksyjnego leczenia. Co więcej, pacjenci stosowali tę terapię w domu, co czyniło niemożliwym ścisły jej monitoring. Lecz nawet wtedy, po 6 latach terapii, dr Lechner był w stanie stwierdzić następujące fakty w doniesieniu do tych przypadków:

- Generalnie pacjenci cierpieli mniej z powodu komplikacji pooperacyjnych oraz niekorzystnych skutków ubocznych naświetlania i/lub chemioterapii.
- Pacjenci potrzebowali mniej środków przeciwbólowych i psychotropowych.
- Przerzuty do wątroby rozwijały się wolniej.
- Stan psychiczny pacjentów był dobry przez cały czas trwania terapii.
- Wyniszczenie spowodowane niedożywieniem, które normalnie pojawia się w zaawansowanym stadium choroby, było zatrzymane lub co najmniej mocno spowolnione w większości przypadków.
- Jedna z 77-latnich pacjentek została całkowicie wyleczona nawet bez stosowania konwencjonalnych terapii, jedynie stosując dietę.

W wyniku tych sześcioletnich badań dr Lechner i jego współpracownicy byli również w stanie uzasadnić przydatność lewatyw z kawy, opierając się na niezależnych badaniach C. Djerassiego z 1959 roku i Kaufmanna z 1963 roku[9]. Wykazali, że dwa aktywne diterpeny znajdujące się w kawie – kafestol i kahweol – zwiększały siedmiokrotnie transferazę S-glutationową, co, jak wiemy z przytaczanych wcześniej wyników badań w Minnesocie, gra główną rolę w procesie eliminacji toksyn z wątroby.

Podsumowując ten wątek należy stwierdzić, że chociaż wnioski dra Lechnera są ostrożne i umiarkowane, z jego raportu wynika jasno, że nawet mocno okrojona wersja Terapii Gersona daje nieoczekiwane, bezprecedensowo dobre rezultaty w leczeniu pacjentów z przerzutami nowotworów złośliwych.

---

8   Dr Peter Lechner, „Experiences with the Use of Dietary Therapy in Surgical Oncology," *Aktuelle Ernaehrungsmedizin* 2 (5) (1990).
9   C. Djerassi, „The Structure of the pentacyclic Diterpene Cafestol," *Journal of the American Chemical Society* 81 (1959): s. 2386-2398; zobacz również P. Kaufmann i A. K. Sengupta, „Zur Kenntnis der Lipoid in der Kaffeebohne. III Die Reindarstellung des Kaweals," *Fette, Seifen und Anstrichmittel* (Berlin) 65 (7) (1963): s. 529-532.

Najnowsze, dogłębne badania nad przeciwnowotworowymi komponentami diety Gersona, przeprowadzone zostały przez Carmen Wheatley[10], członkinię *Orthomolecular Oncology Group* w Wielkiej Brytanii. Zainteresowała się tym tematem idąc tropem doświadczeń swojego przyjaciela, profesora Michaela Gearin-Tosha z Oksfordu, u którego zdiagnozowano szpiczaka mnogiego w 1994 roku. Prognozy były fatalne: sześć do dziewięciu miesięcy życia bez leczenia i rok do dwóch lat przy zastosowaniu „właściwej" chemioterapii. Profesor Gearin-Tosh odmówił leczenia, po długich poszukiwaniach natrafił na Terapię Gersona decydując się na nią, łącząc ją z medytacją, akupunkturą i chińskimi ćwiczeniami oddechowymi. Opisał przebieg całego procesu powrotu do zdrowia, począwszy od diagnozy aż do swojego obecnego stanu, w wyśmienitej, bardzo przy tym zabawnej książce: „*Living Proof: A Medical Mutiny*"[11] (wbrew przewidywaniom, żył 11 lat i ostatecznie zmarł z powodu zatrucia krwi po zabiegu dentystycznym).

Patrząc na historię swojego przyjaciela, dr Wheatley zaintrygował fakt, że doktor Gerson, najwyraźniej intuicyjnie, wyselekcjonował takie składniki diety do swojej terapii, które od tego czasu, czyli przez ponad 50 lat, były stopniowo odkrywane jako składniki pokarmowe mające antyrakowe działanie. Opisała swojej wnioski w opracowaniu pod tytułem „*The Case of the 0,005% Survivor*"[12], które było recenzowane naukowo przez czterech wybitnych lekarzy i ostatecznie opublikowane jako posłowie w książce profesora Gearin-Tosha.

Dr Wheatley wskazuje na fakt, że dieta Gersona zawiera kilka produktów żywnościowych, które w wyniku ostatnich badań zostały zaklasyfikowane jako jedne z kluczowych komponentów przeciwnowotworowych (np. olej lniany z jego ważnym komponentem, wielonienasyconym kwasem tłuszczowym omega-3; owoce bogate w minerały i bioflawony; warzywa z rodziny kapustowatych, głównie kalafior, kapusta i brokuły, których antynowotworowe właściwości odkrywane są obecnie w trakcie prowadzonych naukowych badań nad dietetyką)[13]. Komentuje ona: „warzywno-owocowa dieta Gersona mogłaby stać się tematem wyczerpujących badań w świetle nowoczesnej dietetyki poświeconej problemowi nowotworów. Chociaż dr Gerson nie miał dostępu do takiej wiedzy naukowej, jaka znana jest dzisiaj, opracował empirycznie dietę zapewniającą dużą ilość antynowotworowych produktów pacjentowi cierpiącemu na raka, produktów nieprzetworzonych i w dawkach farmakologicznie aktywnych"[14].

---

10 Carmen Wheatley, w książce Michaela Gearin-Tosha, Living Proof: A Medical Mutiny (Londyn: Simon & Schuster, 2002): Załącznik, s. 267-308.
11 Ibid.
12 Ibid.
13 Ibid.
14 Ibid.

Terapia doktora Gersona

W pozostałej części swojego raportu dr Wheatley poświęca więcej uwagi pozostałym składnikom kuracji Gersona, poczynając od soków aż po lewatywy z kawy, znajdując dla nich wszystkich naukowe uzasadnienie. Jako podsumowanie, pozwolę sobie zacytować jeden z jej błyskotliwych komentarzy: „Konwencjonalne metody leczenia raka stosowane w medycynie – chemioterapia i radioterapia – rutynowo ścierają się z problemem osłabionego układu immunologicznego pacjenta i robią niewiele, żeby go wzmocnić. Chociaż, jak wykazał dr Gerson, to sprawny układ immunologiczny jest tym, co niezbędne, żeby pokonać raka i dlatego właśnie jego odbudowa zwiększa szanse przeżycia pacjentów"[15].

Coraz bardziej oczywiste, w miarę upływu czasu i braku sukcesów w leczeniu nowotworów konwencjonalnymi metodami, staje się poszukiwanie naukowego rozwiązania w naturalnych terapiach i przyznanie im należnego miejsca w głównym nurcie medycznym. Badania te dowodzą i potwierdzają, że zasady i stosowanie w Terapii Gersona są sensowne i skuteczne, oferując niezwykle logiczny i skuteczny sposób na wyzdrowienie i utrzymanie dobrego stanu zdrowia.

---

15 Ibid.

CZĘŚĆ II

Kompletny przewodnik po Terapii Gersona w praktyce

To, co przeczytałeś do tej pory, było zapoznaniem z filozofią i podstawowymi zasadami Terapii Gersona, wyjaśnieniem jej podejścia do zagadnienia zdrowia i procesu uzdrawiania. Powinno to pozwolić na pełne zrozumienie, że optymalne odżywianie jest jedynym kluczem do zdrowia i dobrego samopoczucia, jak również najpotężniejszym narzędziem w walce z chorobami i cierpieniem.

Nadszedł czas, żeby zapoznać się z praktyczną stroną tej unikalnej metody. Kolejne rozdziały prowadzą krok po kroku przez wszystkie komponenty z których składa się program, w sposób, w jaki opracowany został przez Maxa Gersona i praktykowany w ciągu ostatnich 60 lat przez tysiące ludzi na całym świecie. Cokolwiek jest twoim zamiarem – czy będzie to nadzieja na wyleczenie z poważnej choroby, chęć pozbycia się mniej poważnych dolegliwości, czy po prostu zmiana stylu życia na zapewniający zdrowie i dobrą kondycję – oto najlepsza droga wiodąca do jego realizacji.

Należy jednak zapamiętać jedną rzecz: jeżeli decydujesz się na Terapię Gersona, żeby wyleczyć jedną z poważnych chorób, musisz wziąć pod uwagę, że jest to poważne przedsięwzięcie, wymagające determinacji, wytrwałości i dobrego zrozumienia całego programu leczenia. Większą część procesu leczenia należy wykonywać samodzielnie, bo nawet jeżeli możesz poddać się leczeniu w klinice Gersona w Meksyku, to i tak główna część procesu powrotu do zdrowia dokonuje się w domu. Oznacza to, że jesteś jedyną osobą odpowiedzialną; nie ma nikogo, kto by cię pilnował i upewniał się, że ściśle przestrzegasz wszystkich zasad. Jednakże, ponieważ jesteś wystarczająco świadomy, aby wybrać tę prawdziwie uzdrawiającą terapię, szybko zdasz sobie również sprawę, że jedyną osobą, która ucierpi w wyniku nawet najmniejszych odchyleń od protokołu terapii, będziesz ty sam!

Wymagana samodyscyplina staję się łatwiejsza w momencie, kiedy pojawia się poprawa, której większość pacjentów doświadcza prawie natychmiast, nawet po kilku dniach kuracji. Taka poprawa (np. lepszy apetyt, złagodzenie bólu, więcej energii i lepszy sen) jest przekonującym dowodem na to, że terapia działa i dostarcza pacjentom silnego bodźca motywującego.

Wciąż niewielu jest przeszkolonych lekarzy praktykujących metodę Gersona i posiadających uwierzytelnienie Instytutu Gersona. Trudno ich znaleźć. Bądź świadomy, że pojawiają się nieprzeszkoleni terapeuci, którzy utrzymują, że są specjalistami w Terapii Gersona – mogą oni wyrządzić więcej szkody niż pożytku. Najlepszym rozwiązaniem będzie znalezienie życzliwego lekarza, który zgodzi się nadzorować postępy leczenia bez prób wprowadzania zmian w protokole terapii. Głównym jego zadaniem będzie pomoc w przeprowadzaniu badań krwi i moczu, które muszą być wykonywane co cztery do sześciu tygodni na początku terapii, a później już trochę rzadziej. Ponieważ wyniki badań pacjentów stosujących Terapię Gersona różnią się od wyników osób stosujących konwencjonalne metody leczenia, w Rozdziale 26 prezentujemy w jaki sposób interpretować te wyniki.

ROZDZIAŁ IX

Gospodarstwo domowe pacjenta

Bez względu na to, czy pacjent może sobie pozwolić na pobyt w klinice Gersona w Meksyku, czy też decyduje się rozpocząć i prowadzić ją sam w domu, najdłuższa część kuracji – do dwóch lub nawet więcej lat w przypadku nowotworów złośliwych lub znacznie mniej w mniej poważnych przewlekłych chorobach – będzie miała miejsce w domu pacjenta. Przez cały czas trwania kuracji dom powinien być zamieniony w swego rodzaju prywatną klinikę, gdzie wszystko sprzyja nadrzędnemu celowi, jakim jest wyzdrowienie, a wszystko, co może zakłócać ten proces, jest zakazane.

Jak to robimy? Całkiem prosto: należy stale pamiętać o dwóch bliźniaczych filarach programu Gersona – detoksykacji i super-odżywianiu. Wszyscy pacjenci cierpiący na choroby chroniczne są zanieczyszczeni toksynami, ich organizmom brakuje też podstawowych wartości odżywczych. Pierwszem zadaniem do wykonania w domowym obejściu jest pozbycie się wszystkich toksycznych chemikaliów, szkodliwych materiałów i urządzeń. Znajdziemy ich długą kolekcję w każdym, nowocześnie urządzonym i wyposażonym domu. Chemiczne środki czyszczące, gadżety i oszczędzające wysiłku urządzenia emitujące szkodliwe promieniowanie, nazywane smogiem elektromagnetycznym, są używane na co dzień i nieuniknione. Pozbywamy się ich jedynie, kiedy rozumiemy ich zgubny wpływ na zdrowie.

Drugim filarem terapii jest zapewnienie pacjentom bardzo bogatego w składniki odżywcze pożywienia, co wiąże się z kluczową rolą właściwie wyposażonej kuchni, która staje się najważniejszym miejscem w domu, centrum, gdzie codziennie przygotowywane są w dużych ilościach świeże posiłki i soki.

Zacznijmy od wyliczenia wyposażenia dla właściwie, efektywnie działającej kuchni Gersona.

LODÓWKA

Do magazynowania dużej ilości organicznej żywności potrzebna będzie jedna bardzo duża lub dwie średnie lodówki. Idealnym miejscem do magazynowania warzyw niewymagających przechowywania w lodówce będzie chłodna, najlepiej ciemna, spiżarnia lub pralnia.

SOKOWYCISKARKA

Ponieważ świeże, organiczne soki są jednym z najważniejszych składników Terapii Gersona, konieczne jest zapewnienie ich jak najlepszej jakości. Konieczne jest zaopatrzenie się w najlepszą i najwydajniejszą sokowyciskarkę, która będzie służyła do codziennego przygotowania dużej ilości soków przez co najmniej dwa lata.

Na rynku jest wiele różnych rodzajów tego typu urządzeń. Najpopularniejsze i najtańsze są sokowirówki, jedne z pierwszych szeroko dostępnych sokowyciskarek. Wytwarzają one jednak sok bardzo zubożony, wiele cennego materiału jest marnotrawionego, soki nie mają potrzebnych enzymów, a co za tym idzie, sokowirówki nie nadają się do zastosowania w Terapii Gersona.

Kolejnym z urządzeń jest sokowyciskarka Champion, która wyciska znacznie więcej minerałów i enzymów. Jednak samo w sobie jest to niewystarczające, gdyż otrzymujemy nie czysty sok, ale warstwę papki warzywno-owocowej pływającej w wodzie. Champion może być używany w terapii, ale jedynie jako rozdrabniacz z którego otrzymujemy pulpę. Kupowany jest z zawsze z dodatkową plastikową płytką, którą umieszczamy zamiast sitka pod głowicą rozdrabniającą, co pozwala na otrzymanie pulpy z wyciskanych warzyw i owoców. W kolejnym kroku pulpa ta wędruje do ręcznej prasy, wyposażonej w hydrauliczny podnośnik, gdzie wyciskany jest właściwy sok. Koszt obu tych urządzeń waha się w granicach 600 $. Sokowyciskarka Champion jest szeroko dostępna w USA i kilku innych krajach. Odnośnie prasy należy skontaktować się z firmą *The Juice Press Factory* (www.juicepressfactory.com)

Inne rodzaje sokowyciskarek, sprowadzane z Korei czy produkowane w USA, wyposażone są w dwa splatające się spiralne groty, które mielą naciskając na siebie wzajemnie. Wytwarzają lepszej jakości sok niż Champion stosowany samodzielnie (bez prasy) i mogą być używane, jeśli pacjent nie cierpi na raka. Jednakże, taki proces wyciskania soków nie jest zgodny z dwukrokową metodą zalecaną przez dra Gersona, w której skład wchodzi rozdrabniacz i prasa w celu otrzymania najlepszego z możliwych soku. Mówi się nawet, że te sokowyciskarki potrafią wycisnąć więcej enzymów niż Norwalk (zobacz poniżej), ale nie wspomina się o ważnych minerałach. Koszt tych urządzeń waha się w granicach 750 $ – 900 $.

Najlepszą, dwukrokową sokowyciskarką jest Norwalk z hydrauliczną prasą, dostępna w bardzo stylowym wykończeniu ze stali nierdzewnej lub drewna. Naturalnie, w każdym z tych modeli, wszystkie części urządzenia mające kontakt z sokiem są wykonane ze stali nierdzewnej. Sokowyciskarka ta jest w pełni automatyczna, z prostym dźwigarem uruchamiającym prasę. Dostawca zapewnia korzystne warunki gwarancji i serwisu, jest to jednak najdroższa z sokowyciskarek (2195 $ – 2295 $). Model z wykończeniami ze stali nierdzewnej dostępny jest również w opcji regulowanego do 220 i 240 Voltów napięcia stosowanego w Europie. Aby uzyskać więcej informacji, należy zadzwonić pod numer 800-405-8423 (spoza USA +1 760 436 9684) lub odwiedzić stronę internetową *Norwalk Juicers California* (www.nwjcal.com) (sokowyciskarka dostępna jest także w Polsce – przyp. tłum.).

UTRZYMANIE SOKOWYCISKARKI

Poza rutynowym utrzymaniem maksymalnej czystości w kuchni, należy zwrócić baczną uwagę na to, by sokowyciskarka była zawsze czysta, wolna od przyschniętego soku i pozostałości owoców. Ponieważ są to resztki surowych roślin, mogą się łatwo psuć, wysychać, przyciągać insekty i zarazki.

Żeby uniknąć ryzyka zanieczyszczeń, sokowyciskarka musi być czyszczona po każdym użyciu. Nie powinno zajmować to zbyt wiele czasu, gdyż elementy sokowyciskarki mające kontakt z sokiem wykonane są ze stali nierdzewnej, można je łatwo zdjąć, opłukać, wysuszyć i założyć do ponownego użycia. Należy używać tylko czystej gąbki lub szmatki, przeznaczonych wyłącznie do mycia sokowyciskarki. Nie wolno używać mydła ani płynu do mycia naczyń, jest też niezwykle ważne, aby nawet najmniejsza ilość płynu, mydła czy innego detergentu nie została na elementach sokowyciskarki i nie weszła w kontakt z warzywami/owocami, z których wyciskamy sok. Jeżeli używamy sokowyciskarki Norwalk, trzeba pamiętać o przetarciu powierzchni talerza prasy.

Worek używany do prasowania pulpy powinien być dokładnie płukany w czystej wodzie – bez detergentów – po każdym wyciśnięciu soku i trzymany w lodówce do czasu następnego użycia. Najlepiej mieć osobny worek do wyciskania soku z marchewki/jabłek i osobny do zielonego soku.

Wieczorem, kiedy wszystkie soki zostały już wyciśnięte, można użyć niewielkiej ilości mydła do ostatecznego umycia urządzenia, a następnie należy wytrzeć ją bardzo dokładnie i upewnić się, że resztki mydła zostały całkowicie usunięte. Nawet maleńka ilość mydła lub płynu, która dostałaby się do soku, może spowodować biegunkę, skurcze jelit lub coś jeszcze gorszego. To samo dotyczy worka do prasowania pulpy. Trzeba wypłukać go w wodzie z niewielką ilością mydła, wyczyścić dokładnie i trzymać na noc w lodówce.

Jeżeli używany jest rozdrabniacz (np. Champion) i ręczna prasa, obowiązują te same zasady. Oba urządzenia należy skrupulatnie myć i czyścić z mydła.

KUCHENKA I PIEKARNIK – ELEKTRYCZNE CZY GAZOWE?

Żaden rodzaj nie jest idealny. Temperaturę gotowania łatwiej kontrolować w kuchence gazowej. Jednakże gaz spala tlen i, jeżeli pacjent spędza czas w kuchni, wówczas powietrze zubożone w tlen może działać ze szkodą dla chorego. Kuchnia musi być dobrze wentylowana, co może być trudne w chłodne, zimowe dni. Rekomendujemy zainstalowanie w kuchni/pokoju dziennym generatora ozonu, po to by przywrócić właściwy poziom tlenu w powietrzu.

Uwaga: Jeżeli poziom tlenu jest zbyt wysoki, może dojść do samozapłonu.

Kuchenki i piecyki elektryczne są droższe w użytkowaniu w większej części Stanów Zjednoczonych. Ich zaletą jest jednak to, że są czystsze i nie zużywają tlenu, tak jak urządzenia gazowe. Jednakże znacznie trudniej kontrolować w urządzeniach elektrycznych temperaturę gotowania – niezwykle ważną dla prawidłowego przyrządzania potraw.

KUCHENKI MIKROFALOWE

Z powodu ich widocznej skuteczności i łatwości w użyciu urządzenia te rozpowszechniły się ogromnie w USA i na całym świecie, przy nieświadomości poważnego ryzyka dla zdrowia związanego z ich użytkowaniem. Wiele kuchenek mikrofalowych ma nalepkę mówiącą o gwarancji bezpieczeństwa potwierdzonej laboratoryjnie, co zapewnia wiarę większości społeczeństwa, że tak jest. Niestety, nie jest to prawdą.

Badania przeprowadzone w Szwajcarii[1] i w każdym innym miejscu na świecie, dowodzą niezbicie, że mikrofalówki powodują szkodliwe chemiczne reakcje w żywności, niszcząc składniki odżywcze, tworząc nienaturalne struktury molekularne i zamieniając naturalne aminokwasy w toksyczne substancje. Temperatura w kuchence jest nierówna, nie dosięga środka dużych potraw, które są wewnątrz niedogotowane, zamiast tego tworzą się „gorące

---

[1] Hans Hertel i Bernard H. Blanc, „Microwave Ovens" (Vol. 22, No. 2) and „Microwaves the Best Article Yet." Price-Pottenger Nutrition Foundation, *PPNF Journal* 24 (2) (Lato 2000).

plamy" na zewnątrz potrawy. Płyny mogą się przegrzewać i powodować silne oparzenia podczas wyjmowania potraw. Co gorsze, kuchenki mikrofalowe emitują promieniowanie w kuchni nawet wtedy, gdy nie są używane i dosłownie „gotują kucharza"[2] (co interesujące, z powodu troski o zdrowie społeczne używanie mikrofalówek zostało zakazane w byłym Związku Radzieckim w 1976 roku![3]). Jeżeli posiadasz kuchenkę mikrofalową, pozbądź się jej. Jeżeli nie można jej usunąć, odłącz ją od napięcia i nie próbuj używać pod żadnym pozorem.

GARNKI I NACZYNIA

Każdy kontakt pożywienia z aluminium powoduje, że niewielkie ilości (lub nawet duże ilości w przypadku niektórych warzyw, jak np. pomidorów) aluminium rozpuszczają się i przenikają do pożywienia. Metal ten jest bardzo toksyczny, powoduje uszkodzenia mózgu i jest oskarżany o przyczynianie się do choroby Alzhaimera[4].

Wyrzuć wszystkie aluminiowe przedmioty i nie pozwól żeby folia aluminiowa miała jakikolwiek kontakt z jedzeniem. Używaj garnków ze stali nierdzewnej, najlepiej z grubą powierzchnią grzewczą, ze szkła (Pyrex®) lub emaliowanych żeliwnych garnków. Najlepsze sztućce to te ze stali nierdzewnej lub drewniane. Jeżeli możesz, używaj srebrnych sztućców (małe ilości koloidalnego srebra uwalniane ze srebrnych noży, łyżeczek czy widelców są wartościowym stymulantem dla układu immunologicznego).

Nie używaj garnków ciśnieniowych; gotują one w bardzo wysokiej temperaturze, która zabija składniki odżywcze. Jedną z podstawowych zasad kuchni Gersona jest bardzo powolne gotowanie, w niskiej temperaturze, żeby uniknąć takich szkód. Uszkodzona powłoka emaliowa na starych garnkach jest toksyczna[5] – lepiej trzymaj się od nich z daleka.

---

2   Ibid.
3   Ibid.
4   Virginie Rondeau, Daniel Commenges, Hélène Jacqmin-Gadda i Jean- François Dartigues, „Relation between Aluminum Concentrations in Drinking Water and Alzheimer's Disease: An 8-year Follow-up Study," *American Journal of Epidemiology* 152 (2000): s. 59-66.
5   Dixie Farley, „Dangers of Lead Still Linger," U.S. Food and Drug Administration, *FDA Consumer* (styczeń-luty 1998) (www.cfsan.fda.gov/~dms/fdalead.html).

DESTYLATORY

Choć może to brzmieć zaskakująco, pacjenci Gersona nie piją wody. Z dwóch powodów. Z jednej strony, codzienne 13 szklanek świeżego, organicznego soku, płynna zupa, sałatki i owoce dostarczają im bogatego w najlepsze składniki odżywcze płynu. Z drugiej strony, woda może rozcieńczać ich i tak już słabe soki trawiennie, nie dostarczając żadnych odżywczych składników. Jednakże woda w Terapii Gersona używana jest w kuchni – do gotowania, herbat i oczywiście lewatyw z kawy organicznej – jest zatem bardzo ważne, aby zapewnić jej najwyższą jakość.

Na rynku dostępnych jest wiele różnych rodzajów filtrów do wody, wliczając filtry na bazie odwróconej osmozy, które mogą być zastosowane tylko wtedy, jeżeli woda jest wolna od bardzo toksycznego fluoru (zobacz: Rozdział 5). Najbezpieczniej uchronić się od zanieczyszczeń, toksycznych chemikaliów i fluoru instalując domowy destylator wody.

W sklepach dostępnych jest wiele rozmaitych destylatorów w różnych cenach. Wybór musi uwzględniać koszt i ilość wody potrzebną w gospodarstwie domowym. Pacjent potrzebuje około 7 do 11 litrów wody w ciągu 24 godzin, a jeśli pozostali członkowie rodziny są na diecie Gersona lub stosują lewatywy, wtedy zużycie wody będzie większe.

Destylator musi być podłączony do wody i wymaga oddzielnej baterii, dlatego wielu pacjentów instaluje je w pralni lub garażu. Urządzenie musi być odłączone i oczyszczone co 3 dni. Szlam pozostały po przefiltrowaniu wody przekona każdą osobę, że potrzebuje tak dobrze oczyszczonej wody, jak to tylko możliwe.

Destylacja działa w taki sposób, że woda podgrzewana jest do temperatury, w której zamienia się w parę, następnie przechodzi przez rurę schładzającą zamieniającą ją z powrotem w ciecz. Ponieważ minerały, nieczystości i dodatki nie przechodzą w stan lotny, zostają na dnie naczynia, pozostawiając parę wolną od szkodliwych substancji. Jednakże płyny lotne, takie jak frakcje benzenu, również parują i wracają z powrotem do przedestylowanej wody. Aby usunąć te substancje, każdy destylator powinien posiadać dodatkowy filtr węglowy, przez który przechodzi woda wpadając do oddzielnego pojemnika, a niepożądane lotne substancje zostają w filtrze.

Czasami profesjonalni medycy utrzymują, że „woda destylowana usuwa minerały z organizmu" i nie powinna być używana[6], ale nie mają racji. Minerały znajdujące się w wodzie (np. sód lub wapń) są zwykle pochodzenia nieorganicznego i dlatego są słabo przyswajane przez organizm lub są na-

---

6 P. Airola, *How To Get Well* (Phoenix: Health Plus Publishers, 1974).

wet ewidentnie szkodliwe. Z drugiej strony pacjent jest faktycznie zalewany łatwo przyswajalnymi, świeżymi, organicznymi minerałami pochodzącymi z podawanych codziennie 13 soków; de facto, „utrata" minerałów z wody w kranie jest raczej zaletą niż wadą.

CHEMICZNE ŚRODKI CZYSZCZĄCE

Czystość domu jest naturalnie bardzo ważna w czasie kuracji, ale, jak podkreślaliśmy już poprzednio, należy zwrócić szczególną uwagę, żeby nie używać toksycznych produktów. Poniżej znajduje się lista tych, których należy unikać:

Chlor

Chlor to nie tylko wybielacz, ale także silny środek odkażający, który jest w stanie zabić wszystkie rodzaje zarazków. Z tego powodu dodaje się go do prawie wszystkich kuchennych środków czyszczących (a także do wody w kranie i basenach). Chlor jest żrący i niebezpieczny, jest w stanie wypierać jod z tarczycy i musi być starannie unikany. Jest kilka środków czyszczących wolnych od chloru, spróbujcie znaleźć jeden z nich. Możecie także zrobić własny, mieszając pół na pół ocet słodowy z wodą, a następnie przelewając mieszankę do butelki z pompką. Można go używać do czyszczenia szkła lub gładkich powierzchni kuchennych, ale nie wolno do drewna. Polecamy również mydło roślinne lub czystą, ciepłą wodę.

Aby usunąć kamień, trzeba namoczyć kawałek bawełny w białym occie winnym, owinąć dookoła kranu w kuchni czy łazience, zostawić na 30 minut, po czym oczyścić wodą i mydłem.

Naczynia ze stali nierdzewnej można czyścić oliwą z oliwek. Daje to kapitalny rezultat, ale oleju należy używać niewiele i dokładnie go usunąć.

Rozpuszczalniki

Rozpuszczalniki do farb, tłuszczowe lub klejowe są wszystkie toksyczne i szkodliwe dla pacjenta. Jeżeli muszą być użyte, to na zewnątrz i nie wolno pozwolić im odparowywać w kuchni.

Płyny do zmywarek

Większość zmywarek używa dwóch cykli zmywania i jednego płukania. Ponieważ Terapia Gersona nie zezwala na spożywanie tłustych ani pieczonych potraw, najlepiej jest używać jednego cyklu zmywania i dwóch płukania, żeby mieć pewność, że płyn został dokładnie zmyty. W ten sposób płyn do powinien być kompletnie usunięty, bez pozostawiania toksycznych resztek na naczyniach.

Proszki do prania i wybielacze

Jeżeli pierzemy w pralce, ma zastosowanie ta sama zasada, co w zmywarkach. Można używać każdego z proszków, a nawet dodać troszkę wybielacza, jeśli potrzeba, pod warunkiem, że znajduje się w pralce i pacjent nie będzie go wdychał (jeżeli pacjent czuje jego zapach, dostaje się on do jego organizmu). Należy upewnić się, że pranie jest dokładnie wypłukane, najlepiej płucząc je dwukrotnie.

Zmiękczacze do tkanin

Powinniśmy ich unikać w jakiejkolwiek formie, ponieważ pozostawiają cienką, chemiczną powłokę, której nie można kompletnie usunąć. Często jest to irytujące dla wrażliwych osób (np. cierpiących na astmę). Jako mniej szkodliwy zamiennik można dodać 60 ml przedestylowanego białego octu winnego do cyklu piorącego. To zmiękczy ubrania i usunie ładunek elektrostatyczny. Jeżeli pierzesz delikatne tkaniny (np. te oznaczone: „prać ręcznie"), używaj łagodnego mydła i gumowych rękawiczek.

Czyszczenie na sucho

Ponieważ jest to robione na zewnątrz domu, nie dotyczy bezpośrednio pacjenta. Jednakże, kiedy wyczyszczone przedmioty przynoszone są z powrotem do domu, dobrze jest zostawić je na zewnątrz bez przykrycia, aby chemiczne pozostałości mogły się ulotnić.

Aerozole i spraye

Nie używać żadnego z nich. W momencie, kiedy spray jest rozpryskiwany w powietrzu, niemożliwe jest uniknięcie wdychania go. Naturalnie, najbardziej toksyczne są rozpylone pestycydy. Jednakże wszystkie chemiczne środki czyszczące (np. te do okien czy piekarników) w sprayu, są wdychane po rozpyleniu w powietrzu.

Jeżeli myjemy okna płynem do tego przeznaczonym, należy nalać niewielką ilość płynu na szmatkę i przetrzeć szyby, bez używania sprayu.

Czyszczenie kuchenek i piekarników nie jest wielkim problemem, kuchnia Gersona jest wolna od tłuszczu, więc przyrządzanie potraw nie zostawia brudnych osadów.

Łazienka

Wszelkie środki czyszczące zawierające chlor nie powinny być używane w łazience. Dezynfekować można 3% wodą utlenioną. Stosujemy łagodne mydło do użytku osobistego i nie używamy żadnych dezodorantów. Mężczyźni nie powinni korzystać z preparatów do golenia w sprayu, ani żadnych produktów sprzedawanych w aerozolu lub sprayu. Nie używamy płynów po goleniu ani dezodorantów pod pachę (zobacz paragraf: „Kosmetyki" w Rozdziale 5). Papier toaletowy powinien być gładki, biały i bezzapachowy.

Pokoje

Dużo toksyn może przez nieuwagę wniknąć do naszych organizmów w pokojach dziennych. Jednym z możliwych źródeł zanieczyszczenia jest pasta do czyszczenia mebli, która zawiera rozpuszczalniki i jest zabroniona. Wszelkie środki czyszczące do dywanów stanowią równie wielkie niebezpieczeństwo. Nie wolno używać żadnych chemicznych czyściw (lub nie pozwalać używać ich osobie, która sprząta), dopuszczalne są jedynie czyściwa na bazie mydła.

Bardzo poważne toksyczne szkody mogą być wyrządzone przez nowe dywany[7], ponieważ większość z nich jest impregnowana toksycznymi pestycydami oraz innymi chemikaliami, aby uodpornić dywan na powstawanie

---

7 Cindy Duehring, „Carpet Concerns, Part Four: Physicians Speak Up As Medical Evidence Mounts," Environmental Access Research Network (Minot, ND) (www.holisticmed.com/carpet/tc4.txt).

plam. Jeżeli zakup nowego dywanu jest absolutnie konieczny, trzeba znaleźć jakiś nietoksyczny rodzaj.

Kliku producentom wytoczono procesy w sprawie występowania alergii[8] po zakupie ich toksycznych dywanów, w wyniku czego zaczęto produkować również nietoksyczne dywany – można je znaleźć na rynku.

Jeszcze większe niebezpieczeństwo związane jest z usuwaniem insektów (termitów) z mieszkania. Niektóre z firm specjalizujących się w tym pokrywają powierzchnię całego mieszkania folią, pod którą wpuszczany jest gaz przeciwko insektom. Następnie folia jest usuwana, do mieszkania wpuszcza się świeże powietrze, ale ogromne ilości trujących substancji pozostają w dywanach, obiciach mebli czy fałdach tkanin. Całkowite oczyszczenie mieszkania po takiej operacji trwa kilka miesięcy. W razie potrzeby, należy zastosować możliwie nietoksyczne metody (np. zamrażanie).

W pokojach dziennych modne jest stosowanie „odświeżaczy powietrza". Nie wolno używać żadnego z nich.

Malowanie mieszkania

Mieszkanie nie może być malowane w środku, jeżeli pacjent jest w trakcie kuracji. Ściany mogą być myte wodą z łagodnym mydłem, plamy usuwane tylko za pomocą nietoksycznych odplamiaczy. Mieszkanie może nie wyglądać w tym czasie idealnie, jednak jest to czas, w którym absolutnym priorytetem jest powrót do zdrowia osoby chorej.

Środki chemiczne stosowane w ogrodzie i rolnictwie

Niektóre obszary codziennego życia są wyłączone z kontroli opiekunów pacjenta, jak na przykład sąsiedzi, którzy opryskują ogrody pestycydami. Jeżeli do tego dojdzie, należy zamknąć wszystkie okna, włączyć oczyszczacze powietrza i generatory ozonu, żeby ochronić pacjenta. Podobny problem może powstać, jeśli w sąsiedztwie znajdują się tereny rolnicze opryskiwane pestycydami. W jednym z takich przypadków, wracająca do zdrowia pacjentka miała poważny nawrót objawów chorobowych do czasu, aż nie przeniosła się w inne miejsce (do siostry) do czasu wyzdrowienia.

---

8 Fluoride Action Network, Pesticide Project, Class Action Suit-PFOA (www.fluoridealert.org/pesticides/effect.pfos.classaction.htm).

ROZDZIAŁ X

Zabronione produkty spożywcze

„Śniadanie poniżej jednego dolara" w McDonaldzie faktycznie kosztuję dużo, dużo więcej. Trzeba doliczyć do tego koszt operacji wszczepienia by-passów.
– George Carlin

Niektóre produkty spożywcze, połączone w doskonały sposób w diecie Gersona, stają się uzdrawiającym pokarmem, inne jednak muszą być całkowicie wyłączone z jadłospisu chorego. W klasycznym dziele, *„A Cancer Therapy: Results of Fifty Cases"*[1], dr Gerson podaje długą listę „pokarmów zabronionych". Bardziej właściwa byłaby nazwa „zabronione produkty", gdyż lista to nie ogranicza się tylko do pożywienia. Pacjenci rozpoczynający Terapię Gersona są zadziwieni zakazem spożywania niektórych produktów, które są zazwyczaj chętnie spożywane, a nawet uważane za zdrowe przez „normalnych" członków społeczeństwa – sprawdźmy więc, dlaczego są zabronione. Łatwiej jest przestrzegać zasad i zakazów, jeżeli znamy powody, które się za nimi kryją.

Faktycznie obecna lista zabronionych produktów jest dłuższa niż oryginalna lista podana przez doktora Gersona. Napisał on swoją książkę pół wieku temu, od tego czasu pojawiło się wiele zmian powodujących, że prowadzenie zdrowego stylu życia jest dziś znacznie trudniejsze. Ogromny rozwój przemysłu spożywczego – z jego niezliczoną feerią dodatków do żywności, obficie używanych w szeroko dostępnym asortymencie przetworzonych produktów – zmienił zwyczaje żywieniowe ludzi na gorsze, wystawiając klientów na chorobowe efekty tego, co ładnie nazywa się kosmetyką spożywczą.

---

1 M. Gerson, A Cancer Therapy: Results of Fifty Cases and The Cure of Advanced Cancer by Diet Therapy: A Summary of Thirty Years of Clinical Experimentation, 6 edycja. (San Diego, CA: Gerson Institute, 1999).

Jeden z najniebezpieczniejszych dodatków – bardzo toksyczny[2], zastępującym cukier aspartam, sprzedawany jako NutraSweet, Spoonful itd. – obecny jest w ponad 5000[3] przetworzonych produktów znajdowanych na półkach sklepów spożywczych. Ponadto wszelka przetworzona żywność zawiera sól, substancję powodującą zespół wyniszczenia tkanek i stymulację wzrostu guzów[4] (zobacz: Rozdział 5).

Dodatkowo, wszystkie pochodzące z rolnictwa przemysłowego produkty, zawierają pozostałości trujących pestycydów, herbicydów, preparatów grzybobójczych, przyspieszaczy wzrostu, hormonów, antybiotyków i innych z tysięcy substancji dopuszczonych do użycia przez *Food and Drug Administration*[5], które w założeniu mają być nieszkodliwe. Istotnie, niektóre z tych substancji testowane pojedynczo nie wykazują szkodliwości, ale w połączeniu z innymi, a tak właśnie ludzie spożywają je na całym świecie, okazują się być toksycznym koktajlem. Pamiętajmy, że wszystkie te chemikalia są szkodliwe i wyniszczają wątrobę, kluczowy organ, który Terapia Gersona stara się uzdrowić i odbudować.

Oto podstawowe zasady, których pacjenci Gersona muszą przestrzegać:
- Wszelkie przetworzone pożywienie, bez względu czy jest konserwowane, puszkowane, butelkowane, mrożone, solone, rafinowane, siarkowane, wędzone, marynowane, napromieniowane, zamykane w słoiku czy przygotowane w mikrofalówce jest surowo zabronione.
- Dopuszczone są tylko owoce i warzywa z certyfikowanych upraw ekologicznych, gdyż są wolne od wszelkich zanieczyszczeń przemysłowego rolnictwa, zawierają wszystkie niezbędne witaminy, enzymy, minerały, pierwiastki śladowe i mikroorganizmy niezbędne dla optymalnego zdrowia.

Co prawda, w dzisiejszych czasach nawet organicznie uprawiana ziemia nie ma tyle samo użytecznych minerałów, ile miała jeszcze 15 lat temu, jednak duża liczba soków i spore racje pokarmów przyjmowane codziennie przez pacjentów rekompensują ten mankament.

Podobnie, jak w przypadku zabronionych produktów, szkodliwe działa-

---

2 Aspartame (NutraSweet®) Toxicity Info Center (www.holisticmed.com/aspartame); *zobacz także* Dr H.. J. Roberts, „Does Aspartame Cause Human Brain Cancer?," *Journal of Advancement in Medicine* 4 (4) (Zima 1991).
3 Dr Joseph Mercola, „Can Rumsfeld 'Defend' Himself Against Aspartame Lawsuit?" (www.mercola.com/2005/jan/12/rumsfeld_aspartame.htm); *zobacz także* Note 2 (Roberts), supra.
4 Freeman Widener Cope, „A medical application of the Ling Association- Induction Hypothesis: the high potassium, low sodium diet of the Gerson cancer therapy," *Physiological Chemistry and Physics* 10 (5) (1978): s. 465-468.
5 Healthy Eating Adviser: Food Additives (www.healthyeatingadvisor.com/food-additives.html) (uaktualnione w 2006).

nie alkoholu i nikotyny jest powszechnie znane i nie wymaga dodatkowych wyjaśnień. Zakazane są również sód (sól) i wszystkie rodzaje tłuszczów z wyjątkiem oleju lnianego. To naturalnie powoduje, że grupa produktów zabronionych powiększa się o wszystkie rzeczy zawierające jeden lub oba te składniki (np. awokado są bogate w naturalny olej, który jest tłuszczem). Jeżeli pamiętamy o zakazie spożywania soli i tłuszczu, poniższa lista zabronionych produktów będzie dla nas sensowna bez konieczności dalszych wyjaśnień.

Aby uprościć i wyjaśnić sprawę, powtórzymy głośno i jasno: Jedynie pożywienie, które przyczynia się do zdrowia i wyzdrowienia jest dozwolone – wszelkie inne jest zabronione.

ZABRONIONE PRODUKTY SPOŻYWCZE

- Wszelkie przetworzone pożywienie
- Alkohol
- Awokado
- Jagody (z wyjątkiem rodzynek)
- Soda oczyszczona w jedzeniu, paście do zębów i płynach do płukania ust
- Butelkowane i puszkowane napoje
- Cukierki, ciastka, czekolady i wszystkie rodzaje słodyczy (dużo cukru i tłuszczy, bez wartości odżywczych)
- Ser
- Kakao
- Kawa do picia (z wyjątkiem używanej z olejem rycynowym)
- Kosmetyki, farby do włosów i trwała ondulacja (zobacz: Rozdział 5)
- Śmietana, kremy, pasty
- Ogórki (źle trawione)
- Suszone owoce (jeżeli są siarkowane lub pokrywane olejem)
- Woda do picia (zobacz: Rozdział 9)
- Siarczan magnezu/sól gorzka (także do kąpieli)
- Tłuszcz i olej (jedyny wyjątek: olej lniany)
- Mąka (biała i ciemna; również produkty mączne)
- Fluor, w wodzie i paście do zębów (zobacz: Rozdział 5)
- Zioła z wyjątkiem dozwolonych (zobacz: Rozdział 12)
- Lody i napoje orzeźwiające (sztuczne dodatki smakowe, słodziki i śmietana)
- Rośliny strączkowe (dozwolone jedynie od czasu do czasu w późniejszym etapie terapii)

- Mleko (również odtłuszczone i z niewielką zawartością tłuszczu)
- Grzyby (to nie są warzywa)
- Orzechy (bogate w tłuszcze; niekorzystna konfiguracja protein)
- Skórka z cytryny i pomarańczy (zawiera olejki aromatyczne)
- Marynaty
- Ananasy (bogate w substancje aromatyczne)
- Sól i wszystkie substytuty soli
- Soja i wszystkie produkty zawierające soję (np. tofu, mleczko sojowe i mąka)
- Przyprawy (bogate w substancje aromatyczne)
- Cukier (biały, rafinowany)
- Herbata (czarna i zielona zawiera kofeinę; czarna herbata jest bogata w naturalny fluor)

Kompletny zakaz używania soi i jej produktów może być na pierwszy rzut oka zaskoczeniem, bo produkty sojowe posiadają powszechną reputację idealnego wegetariańskiego pokarmu (soja jest bogata w proteiny, uboga w tłuszcz i cholesterol). Poza tym soja jest spożywana w dużych ilościach na Dalekim Wschodzie, gdzie wskaźnik występowania nowotworów jest znacznie niższy, niż na Zachodzie.

Jednakże, prawda kryjąca się za tą komercyjną teorią, jest zupełnie inna (soja to ogromny przemysł w USA, gdzie 60% produktów sprzedawanych w supermarketach zawiera jakąś jej ilość). Tak naprawdę, soja jest bogata w tłuszcz i zawiera co najmniej 30 alergenów, które mogą wyrządzić poważne szkody osobom podatnym na nie. Soja zawiera także kwas fitynowy blokujący przyswajanie ważnych minerałów; inhibitory enzymów wstrzymujące uzdrawiającą siłę żywych enzymów zawartych w sokach; oraz substancje zwiększające krzepliwość, które powodują, że ciałka krwi zlepiają się ze sobą – wystarczające uzasadnienie do tego, aby soję całkowicie wykluczyć z protokołu Gersona.

Uwaga: Dwie z chętnie hodowanych w domach roślin – kiełki i trawa pszeniczna – które stały się modne w ciągu ostatnich 20 lat i uważane są za zdrowe i pożywne, nie mogą być spożywane w czasie kuracji Gersona. Nasze doświadczenie pokazuje, że spożywanie ich ma, niestety, szkodliwe skutki uboczne.

Podawaliśmy kiełki dwóm z pacjentów w naszej klinice zamiast zwyczajowej sałatki do obiadu i kolacji. W krótkim czasie pojawiły się u nich nawroty symptomów choroby (toczeń i rak szyjki macicy), chociaż od wielu miesięcy byli od nich wolni. Organizm innego z pacjentów cierpiącego na toczeń, który dostawał kiełki wymieszane w sałatkach, przestał odpowiadać na terapię i nastąpiło zaostrzenie objawów.

6 „Soy Dangers Summarised," SoyOnlineService (www.soyonlineservice.co.nz/03summary.htm).

Niedługo potem naukowcy odkryli[7], że kiełki zawierają nierozwinięte białko, L-kanawaninę, która osłabiają układ immunologiczny. Natychmiast zabroniliśmy dodawania kiełków do diety Gersona, a wcześniejsze problemy u pacjentów ustąpiły. Wszyscy pacjenci otrzymali zalecenie, żeby wyeliminować kiełki ze swojej diety.

Sok z trawy pszenicznej zawiera wiele wartościowych składników odżywczych, ale jest trudny do strawienia, wykazuje tendencje do podrażniania żołądka i może być przyjmowany tylko w ilości maksymalnie jednej uncji dziennie (ok. 29 ml). Używany do lewatyw może powodować silne podrażnienia. Poza tym, zielony sok z diety Gersona (składający się z zielonej sałaty, buraka liściowego, kawałka zielonej papryki, ćwiartki czerwonej kapusty i jabłka na jedną szklaneczkę o pojemności ok. 230 ml) (zobacz: Rozdział 12) jest lekkostrawny, zawiera podobne składniki odżywcze i może być wypijany w ilości czterech szklanek dziennie bez żadnych nieprzyjemnych skutków ubocznych – doskonałe uzasadnienie dla nieużywania soku z trawy pszenicznej.

PRODUKTY SPOŻYWCZE CZASOWO ZABRONIONE

- Masło
- Biały ser (bez soli, odtłuszczony)
- Jajka
- Ryby
- Mięso
- Jogurt (i inne produkty mleczne po fermentacji)

ZABRONIONE PRODUKTY UŻYTKU OSOBISTEGO I DOMOWEGO

- Wszelkiego rodzaju aerozole
- Nowe dywany (nowość!)
- Wszelkie chemiczne czyściwa (zobacz: Rozdział 9)

---

7 M. R. Malinow, E. J. Bardana, Jr., B. Pirofsky, S. Craig and P. McLaughlin, „Systemic lupus erythematosus-like syndrome in monkeys fed alfalfa sprouts: role of a nonprotein amino acid," *Science* 216 (4544) (23 kwiecień, 1982): s. 415-417.

- Wybielacze na bazie chloru
- Kosmetyki (zobacz: Rozdział 5)
- Maści
- Farby (świeże)
- Perfumy
- Pestycydy w sprayu do upraw lub ogrodu
- Środki ochrony drewna

ROZDZIAŁ XI

Uzdrawiający pokarm

Nawet najlepsza medycyna może wyleczyć tylko 8 na 10 chorób. Pozostałe choroby mogą być wyleczone tylko przez właściwe odżywianie.
– The Yellow Emperor's Classic of Internal Medicine
(Chiny, około 400 lat p.n.e.)

Pokarm jest lepszym lekarstwem niż leki.
– Tytuł książki czołowego brytyjskiego dietetyka Patricka Holforda

„Więc co można jeść?" – pyta zaniepokojony, nowo zainteresowany Terapią Gersona człowiek, po zapoznaniu się z listą zabronionych produktów z poprzedniego rozdziału. Jest to dające wiele do myślenia pytanie. Pokazuje, jak bardzo wyobcowaliśmy się z naturalnego sposobu odżywiania i, przede wszystkim, dowodzi, że zapomnieliśmy o ogromnym bogactwie pożywienia roślinnego, słusznie nazywanego królestwem warzyw (w naszym przypadku królestwo obejmuje także owoce). Nie pomylimy się twierdząc, że większość ludzi w tak zwanym rozwiniętym świecie, traktuje warzywa jako nie więcej niż okolicznościowe dodatki do dania głównego złożonego z mięsa lub ryby, a owoce spożywa tylko wtedy, kiedy akurat nie podaje się deseru. Nadszedł czas, żeby jeszcze raz gruntownie to przemyśleć – i dokonać zachwycającego odkrycia.

Faktem jest, że pożywienie roślinne, będące podstawą programu Gersona, jest nadrzędne w stosunku do pokarmu zwierzęcego. Oprócz tego, że jest lżejsze, czystsze, lekko strawne i łatwo absorbowane, zawiera delikatną miksturę witamin, enzymów, minerałów i pierwiastków śladowych, które działają w synergii (wzajemnej kooperacji) i dostarczają wyniszczonemu organizmowi drogocennych składników odżywczych. Kiedy tylko wykluczymy z jadłospisu żywność, która nie leczy – czyli de facto szkodzi – wybór szerokiej gamy produktów roślinnych staje się oczywisty. Należy tylko przyjąć do wiadomości ich użyteczność i piękno.

Spróbuj spojrzeć na świeże, organiczne warzywa i owoce oczami artysty. Zobacz promieniujące barwy i rozmaite kształty złotej marchwi, głęboką czerwień kapusty, kremowy kalafior z jego lekko zielonymi łodygami, beżowe gruszki, różnokolorowe jabłka i przejrzyste, zielone winogrona – wybór jest olbrzymi, a wrażenia wizualne zwielokrotniają przyjemność jedzenia.

Jest jeszcze jedna miła niespodzianka czekająca na nowego odkrywcę królestwa roślin: to odkrycie prawdziwego smaku warzyw i owoców. Na początku, bez soli i pieprzu, smakują one niewyraźnie, a nawet, uczciwie mówiąc, nudnie – ale naprawdę takie nie są. Jednakże długotrwałe, nadmierne spożycie soli stępiło wrażliwość kubków smakowych na do tego stopnia, że nie są już w stanie przenosić prawdziwych smaków żadnego pożywienia, a dawki soli muszą być ciągle zwiększane, żeby wywołać jakiś efekt smakowy. Około tygodnia zajmuje przywracanie sparaliżowanych kubków smakowych do normalnej pracy poprzez wolną od soli dietę Gersona. Kiedy to się stanie, nagle warzywa i owoce zaczynają smakować dużo bardziej interesująco. W tym samym czasie odblokowuje się także zmysł węchu, co pomaga czerpać jeszcze większą radość z każdego posiłku.

„Pozwól, żeby jedzenie było twoim lekarstwem, a lekarstwo jedzeniem", powiedział Hipokrates, ojciec współczesnej medycyny, 2500 lat temu. Możemy dodać: „Pozwól, żeby twoje lekarstwa składały się jedynie ze zdrowego pożywienia!".

ROZDZIAŁ XII

Podstawowe zasady przygotowania potraw i soków

Pierwszorzędna zupa wymaga więcej artyzmu niż drugorzędny obraz.
- Abraham Maslow

Zakładając, że twoja kuchnia jest już w pełni wyposażona w to co niezbędne do Terapii Gersona, oraz że wszystkie zabronione produkty i pokarmy zostały z niej usunięte, nadszedł czas, by poznać wszystkie istotne kroki obwiązujące w przygotowaniu posiłków. Zasady są proste, ale muszą być wiernie przestrzegane, żeby osiągnąć jak najlepsze rezultaty.

Wszystkie produkty muszą być organiczne i tak świeże, jak to tylko możliwe. W idealnej sytuacji, powinniśmy zbierać świeże, organiczne warzywa i owoce z własnego sadu i ogródka; niestety, nie żyjemy w idealnym świecie i musimy pójść na kompromis. Kolejną ważną zasadą jest częste kupowanie sałaty i liściastych warzyw w niewielkich ilościach, tak żeby nie było potrzeby magazynowania ich. Jabłka, gruszki, pomarańcze i warzywa korzenne mogą być przechowywane przez pewien okres czasu bez ryzyka spadku jakości.

Dwie najważniejsze zasady przygotowania posiłków są następujące:
- Wszystkie posiłki muszą być przygotowywane z wielką troską, aby nie dopuścić do utraty ich wartości odżywczych. Gotowanie musi być powolne, w niskich temperaturach; wysoka temperatura oddziałuje na składniki odżywcze w pokarmie i powoduje, że trudniej się one absorbują. Warzywa nie powinny być obierane, a jedynie myte i szorowane – wartościowe składniki odżywcze znajdują się tuż pod skórką. Z wyjątkiem ziemniaków, kukurydzy i buraków, które muszą być gotowane w całości w wystarczającej ilości wody, wszystkie pozostałe warzywa gotowane są w minimalnej ilości wody (zobacz: „Zupa Hipokratesa") lub ułożone na warstwie pokrojonej w plastry cebuli i po-

midorów, z których wydziela się dosyć płynu, by uchronić warzywa przed przypaleniem. Pamiętaj, że proces utleniania, związany z utratą wartości odżywczych, zaczyna się od momentu przekrojenia warzywa lub owocu; zaczynaj je przygotowywać dopiero, kiedy masz już zamiar gotować.
- Potrawy muszą być smakowite, urozmaicone i przyjemne, żeby zrekompensować różnice w stosunku do normalnego, zachodniego jadłospisu. Zróżnicowanie pomaga stymulować apetyt. Dostarcza także wielu minerałów i pierwiastków śladowych potrzebnych organizmowi do wyzdrowienia. Szczególnie sałata może być przyrządzona wyjątkowo atrakcyjnie poprzez wymieszanie liści z posiekanym pomidorem i wielokolorową papryką, dodatkiem rzodkiewki i szczypiorku (zobacz: Rozdział 28).

Niewielki wazon z kwiatami na stole może cudownie poprawić atmosferę posiłku i sprawić, że będzie on smakował jeszcze lepiej.

Dieta Gersona zapewnia idealny balans pomiędzy surowym i gotowanym jedzeniem. Sute dania główne mogą sprawiać wrażenie, że jadłospis pacjenta składa się głównie z gotowanych potraw, ale w rzeczywistości tak nie jest. Posiłki zaczynają się od dużych porcji sałatek, a kończą owocami, zaś codzienna porcja 13 szklanek soku zapewnia zachowanie równowagi. Gotowane posiłki są niezbędne. Doświadczenia dra Gersona wykazały, że pacjenci nie trawią dobrze, jeżeli dostają jedynie surowe jedzenie i soki. W praktyce gotowane posiłki zwiększają atrakcyjność diety i powodują, że pacjent jest w stanie zjeść więcej, niż przy wyłącznie surowych produktach. W ten sposób pacjent dostaje również miękki wypełniacz, co poprawia trawienie surowych roślin i soków.

Najpopularniejszą potrawą w jadłospisie jest tzw. „Zupa Hipokratesa", pomagająca oczyszczać nerki i zarazem bardzo pożywna, szczególnie w chłodne dni. Wszystkie gotowane potrawy pełnią rolę osłony w żołądku, pomagając w trawieniu dużych ilości soków. Nawet wtedy, gotowane potrawy stanowią około 1,5 – 2 kg z całości dziennego menu, podczas gdy surowe warzywa i owoce, głównie w postaci soków, to około 7 kg.

SOKI

W terapii stosowane są jedynie cztery rodzaje soków dla wszystkich grup pacjentów, odstępstwa od tej zasady są bardzo rzadkie. Podstawowe soki to:
- Sok jabłkowo-marchewkowy
- Sok marchewkowy

- Zielony sok
- Sok pomarańczowy

W wyjątkowych przypadkach dopuszcza się podanie innego soku w zastępstwie. Dla przykładu, diabetycy dostają sok grejpfrutowy zamiast pomarańczowego, ponieważ zawiera on mniej cukru. Czasami sok owocowy, najczęściej jabłkowy, podawany jest pacjentom mającym problemy z kolagenem, którzy nie powinni pić soków cytrusowych.

Sok jabłkowo-marchewkowy

Na jedną porcję potrzebne jest około 220 g marchwi i jabłek, które należy umyć i wyszczotkować (nie obierać), następnie zmielić na pulpę, umieścić w woreczku i sprasować. Podawać i pić należy zaraz po przygotowaniu.

Sok marchewkowy

Na jedną porcję potrzebne jest ok. 280 – 340 g marchwi, którą myjemy i szczotkujemy (nie obierać), następnie mielimy na pulpę, umieszczamy w woreczku i prasujemy. Należy podawać i pić zaraz po przygotowaniu.

Zielony sok

Do tego soku potrzebujemy sałatę rzymską, liście czerwonej sałaty, endywię, eskariolę, dwa lub trzy liście czerwonej kapusty, wewnętrzne liście młodych buraków, liście zielonego buraka liściowego, ćwiartkę małej zielonej papryki, rukiew wodną. Dodajemy jedno średnie jabłko i mielimy. Postaraj się zdobyć tak wiele z podanych produktów, jak to możliwe, jeżeli nie wszystkie są dostępne nie używaj w zastępstwie innych, takich jak szpinak czy seler. Użyj wtedy tylko tych produktów, które są dostępne. Po wyciśnięciu sok musi być natychmiast wypity, ponieważ bardzo szybko traci enzymy.

Sok pomarańczowy (grejpfrutowy)

Używać tylko wyciskacza stożkowego, nie wyciskać skórek z owoców. Zawarte w skórkach olejki aromatyczne są szkodliwe i mogą zakłócać przebieg terapii.

CODZIENNY JADŁOSPIS

Typowy dzienny jadłospis pacjentów Terapii Gersona wygląda następująco:

Śniadanie

- Duża miska płatków owsianych gotowanych w destylowanej wodzie, posłodzonych odrobiną miodu lub uprzednio namoczonych suszonych owoców (namoczyć na noc w zimnej wodzie lub zalać wrzątkiem)
- Szklanka świeżego soku pomarańczowego
- Dodatkowy owoc, surowy lub duszony
- *Opcjonalnie*: kromka niesolonego, organicznego, żytniego chleba opieczona w tosterze

Obiad

- Duży talerz sałatek polanych sosem z oleju lnianego (zobacz: Rozdział 28)
- 300 – 350 mililitrów „Zupy Hipokratesa"
- Pieczone, gotowane, gniecione lub w inny sposób przyrządzone ziemniaki
- Jedno lub dwa świeżo gotowane warzywa
- Surowy lub duszony owoc na deser

Kolacja

- Ta sama kolejność jak na obiad, ale z innymi warzywami i owocami na deser.

Uwaga: Po obiedzie lub kolacji, kiedy pacjent zjadł już satysfakcjonujący posiłek, może zjeść kolejną kromkę opiekanego chleba, tego samego co na śniadanie. Jednakże należy pamiętać, że chleb nie powinien zaspokajać głodu, jest traktowany jedynie jako przekąska.

PODSTAWOWE PRZEPISY KULINARNE

Większość przepisów znajduje się w Rozdziale 28 „Przepisy kulinarne". Poniżej zamieszczamy przepisy na najbardziej podstawowe potrawy, które wchodzą w skład codziennego jadłospisu pacjenta.

Śniadanie

Dla jednej osoby, 140 g płatków owsianych zalać 350 mililitrami zimnej wody. Zagotować, gotować na wolnym ogniu przez 6 – 8 minut, mieszając od czasu do czasu. W międzyczasie wycisnąć sok z pomarańczy i zażyć suplementy przewidziane przed posiłkiem (zobacz: Rozdział 14). Podawać z uprzednio namoczonymi (namoczyć na noc w zimnej wodzie lub zalać wrzątkiem i zostawić na chwilę, aż napęcznieją), niesiarkowanymi, suszonymi owocami (np. morele, pokrojone w plastry jabłka, śliwki, mango lub rodzynki) lub surowymi duszonymi jabłkami, śliwkami lub świeżymi, sezonowymi owocami (np. morele, nektarynki, winogrona lub gruszki). Nie podawać owoców jagodowych. Dozwolony jest słodzik w ilości do dwóch łyżeczek dziennie (w postaci np. miodu, syropu klonowego, organicznego cukru trzcinowego, cukru trzcinowego rapadura lub niesiarkowanej melasy).

Obiad

Aby przygotować sałatkę, należy pokroić w plastry różne rodzaje sałat, takich jak czerwona sałata, sałata rzymska, endywia, sałata masłowa. Dodać posiekaną cebulę, rzodkiewkę, kawałek selera, trochę pomidorów, kalafiora, pokrojoną zieloną paprykę i rukiew. Jako sos wymieszać 1 łyżkę oleju lnianego (w pierwszym miesiącu kuracji, potem zmniejszyć do dwóch łyżeczek dziennie) z jabłkowym lub czerwonym octem winnym albo z sokiem z cytryny czy limonki. Dodać czosnek do smaku.

Specjalna „Zupa Hipokratesa" podawana jest dwa razy dziennie przez cały czas trwania terapii. Aby zaoszczędzić czasu i wysiłku, można przygotować ją co drugi dzień (cztery porcje). Trzymać w lodówce przez noc.

Zupa Hipokratesa

- 1 średni korzeń selera, jeżeli jest dostępny (jeżeli nie, 3 lub 4 liście)
- 1 średni korzeń pietruszki (jeśli niedostępny, można pominąć)
- 2 małe lub 1 duża pora (jeżeli niedostępne, użyć w zamian 2 małe cebule)
- 2 średnie cebule
- Czosnek do smaku (niekoniecznie trzeba go gotować, może być także wkrojony do gorącej zupy)
- 0,5 – 0,75 kg pomidorów (lub więcej, jeśli potrzeba)
- 0,5 kg ziemniaków

Umyć i wyszorować warzywa, pokroić w plastry lub w kostkę wielkości 1 cm. Włożyć do dużego garnka, zalać wodą tak, żeby warzywa zostały całkowicie przykryte, zagotować i gotować na wolnym ogniu przez około 1,5 – 2 godzin, aż wszystkie warzywa zmiękną. Przepuścić przez przecierak do warzyw, żeby usunąć błonnik. Ostudzić przed włożeniem do lodówki.

Uwaga: Wiele przypraw jest bogatych w olejki zapachowe, które są drażniące i mogą hamować przebieg procesu zdrowienia. W związku z tym, dozwolone są tylko niewielkie ilości następujących przypraw: ziele angielskie, anyż, liść laurowy, kolendra, koper, koper włoski, muszkat, majeranek, rozmaryn, szafran, szałwia, szczaw, cząber, estragon i tymianek. Dodatkowo można w dużych ilościach używać szczypiorku, cebuli, czosnku i pietruszki. Często używane przez pacjentów są dwa rodzaje herbat ziołowych – rumiankowa i miętowa. Więcej szczegółów w Rozdziale 13 i Rozdziale 16.

ROZDZIAŁ XIII

Wszystko na temat lewatyw

Dla niewtajemniczonych lewatywy z kawy to najbardziej zagadkowy, a nawet dziwaczny element Terapii Gersona. Krytycy atakują je i ośmieszają bez zadania sobie trudu poszukania odpowiedzi na pytanie o ich znaczenie. Faktem jest, że bez tego prostego narzędzia odtruwającego organizm, Terapia Gersona nie mogłaby działać. Zanim przejdziemy do szczegółów, wyjaśnijmy dlaczego tak jest.

W momencie, kiedy pacjent rozpoczyna pełną terapię, skumulowany efekt diety, soków i suplementów powoduje, że układ immunologiczny atakuje i rozbija tkanki guza, ale oprócz tego pracuje też nad usunięciem toksyn nagromadzonych w organizmie. Technika oczyszczania za pomocą lewatyw niweluje ryzyko przeciążenia i zatrucia wątroby – najważniejszego organu odtruwającego, który w przypadku pacjentów cierpiących na nowotwory jest już uszkodzony i osłabiony. Odkrycie tego spowodowało, że dr Gerson wprowadził 70 lat temu lewatywy z kawy jako integralną część swojej kuracji. Zdał sobie wówczas sprawę, że bez tego dodatkowego środka odtruwającego może dojść do śpiączki wątrobowej, a w efekcie do pogorszenia stanu lub nawet śmierci pacjenta. W tym rozdziale wyjaśnimy szczegółowo, w jaki sposób lewatywy z kawy przed tym chronią.

Ogólnie mówiąc, zasada działania każdego rodzaju lewatyw polega na wprowadzeniu substancji do jelita grubego po to, aby je opróżnić bądź wprowadzić lekarstwa czy substancje odżywcze. Ta procedura medyczna ma antyczne korzenie. Hipokrates, grecki „ojciec współczesnej medycyny", zalecał lewatywy na wiele schorzeń już 2600 lat temu. W Indiach lewatywy były polecane do oczyszczania przez Patańdźalego, autora pierwszej książki poświeconej jodze, już w III wieku n.e. Według innej tradycji, Ibis (tajemniczy ptak starożytnego Egiptu, będący symbolem mądrości) używał zakrzywionego dziobu do aplikowania sobie lewatyw. Bliżej naszych czasów, we Francji, na dworze króla Ludwika XIV, damy dworu również stosowały lewatywy. Dopiero we współczesnych czasach, głównie w krajach anglosaskich, zaniechano tego prostego i skutecznego sposobu oczyszczania.

W Niemczech stosowano lewatywy z kawy już pod koniec I wojny światowej (1914-1918). Kraj był wówczas blokowany przez aliantów i wiele podstawowych dóbr – w tym morfina – było niedostępnych, a zewsząd przybywały nowe wagony rannych żołnierzy potrzebujących operacji. Lekarzom z ledwością starczało morfiny, by poskromić ból w czasie operacji, ale nie starczało już na pomoc w bólu pooperacyjnym; wszystko, co mogli zrobić, to zastosowanie lewatywy z czystej wody.

Chociaż z powodu blokady były problemy z dostępnością kawy, było jej jednak wystarczająco dużo, aby pomóc lekarzom wytrwać w szpitalach przez nieskończenie długie godziny. Pielęgniarki, zdesperowane widokiem jęczących z bólu pacjentów, zaczęły dodawać resztki z kawy do lewatyw pacjentów. Doszły do wniosku, że jeżeli kawa pomaga lekarzom (którzy ją pili), żołnierze (którzy jej nie pili) powinni także poczuć ulgę. W istocie, żołnierze zaczęli szybko donosić o zmniejszających się bólach.

Wieść o tym przypadkowym odkryciu doszła do uszu dwóch naukowców – profesora Mayera i Huebnera z Uniwersytetu w Goettingen[1] w Niemczech – którzy przeprowadzili serię testów z doodbytniczym aplikowaniem kawy szczurom. Odkryli, że kawa, wędrując przez jelito do wątroby, otwiera drogi żółciowe pozwalając wątrobie na wydalenie zgromadzonych toksyn. Ta obserwacja została potwierdzona 70 lat później, w 1990 roku, przez dra Petera Lechnera[2], chirurga onkologa w austriackim *Distric Hospital* w Graz, po przeprowadzeniu sześcioletnich, kontrolowanych badań nad pacjentami chorymi na raka, stosującymi lekko zmodyfikowaną kurację Gersona. W swoim raporcie przytacza on niezależnie wyniki badań laboratoryjnych, identyfikujące dwa składniki kawy grające kluczową role w procesie detoksykacji wątroby (zobacz: Rozdział 8).

Dr Gerson uświadomił sobie wszystkie korzyści ze stosowania lewatyw już na początku pracy nad swoją metodą leczenia i stanowią one do dzisiaj kamień węgielny terapii. Warto sobie uświadomić, że w czasie, kiedy pacjent trzyma lewatywę z kawy w jelicie grubym, co trwa od 12 do 15 minut, cała krew znajdująca się w ciele przepływa przez wątrobę w trzyminutowych cyklach (w sumie 4 – 5 razy), przenosząc zanieczyszczenia z tkanek, które są uwalniane przez stymulację kofeiną przewodów żółciowych.

Jednakże, żeby opuścić ciało, toksyny te muszą odbyć dalszą podróż przez jelito cienkie (7,5 – 8 metrów), okrężnicę i odbyt. Naturalnie, że w czasie tej długiej podróży, część uwolnionych toksyn jest reabsorbowana i powodu-

---

[1] M. Gerson, A Cancer Therapy: Results of Fifty Cases and The Cure of Advanced Cancer by Diet Therapy: A Summary of Thirty Years of Clinical Experimentation, 6 edycja (San Diego, CA: Gerson Institute, 1999).
[2] Dr Peter Lechner, „Dietary Regime to be Used in Oncological Postoperative Care," Proceedings of the Oesterreicher Gesellschaft fur Chirurgie (21-23 czerwca, 1984).

Terapia doktora Gersona **157**

je dyskomfort pacjenta, szczególnie w początkowym okresie terapii, kiedy detoksykacja dopiero się rozpoczyna. Z tego powodu, na początku terapii, aplikowane jest pięć lub nawet więcej lewatyw dziennie, aby utrzymać stały proces eliminacji toksyn, a nawet stosowana jest jeszcze silniejsza terapia olejem rycynowym.

Ważne ostrzeżenie: Chociaż ostatnio w pewnych kręgach stała się modna hydrokolonoterapia, nie może być stosowana przez pacjentów Gersona. Dr Gerson postawił tę kwestię bardzo stanowczo, a my możemy ją dziś jedynie potwierdzić. W niektórych zabiegach hydrokolonoterapii wlewane jest do jelita grubego pod ciśnieniem prawie 5 litrów wody, przez co może się ono łatwo nadymać. Kiedy woda jest wypuszczana, wypłukuje fluidy, enzymy, minerały i inne substancje odżywcze z jelita, wraz z przyjaznymi bakteriami, które są niezbędne w procesach trawiennych. To może zwiększyć ryzyko zaburzeń równowagi elektrolitowej. Z drugiej strony, hydrokolonoterapia nie dostarcza korzyści, jakie daje lewatywa z kawy, a mianowicie nie otwiera przewodów żółciowych, co pozwoliłoby wątrobie uwolnić toksyny i oczyścić się. Pod żadnym pozorem nie należy popełnić kardynalnego błędu sądząc, że hydrokolonoterapię można stosować zamiast lewatyw z kawy.

Poznaliśmy już historię i teoretyczne tło, nadszedł czas żeby przyjrzeć się praktycznej stronie stosowania lewatyw.

PODSTAWOWE ZASADY STOSOWANIA

Podstawowe komponenty służące do przygotowania lewatyw z kawy są następujące:
- Organiczna, średnio lub lekko palona zmielona kawa
- Przefiltrowana lub – jeżeli fluorowana – destylowana woda
- Zestaw do lewatyw

Zestaw do lewatyw musi być odpowiednio dobrany, nie wszystkie dostępne na rynku zestawy są właściwe. Najprostszy typ – oparty na zasadzie wstrzykiwania – to gumowa butelka, z dołączoną odpowiedniej długości rurką i końcówką doodbytniczą. Ten zestaw można stosować od czasu do czasu w czasie podróży, ale jest trudny w czyszczeniu. Inne zestawy (grawitacyjne) z gumowymi workami są dużo łatwiejsze w czyszczeniu, jednakże nie zawsze nadają się do wielokrotnego użytku.

Najpopularniejsze wśród pacjentów Gersona są plastikowe pojemniki z czytelną podziałką, która pozwala monitorować jak dużo kawy pacjent wprowadził już do jelita grubego. Ten zestaw jest bardzo łatwy w utrzymaniu i ma w zasadzie jedną wadę: jeżeli zostanie upuszczony lub jest zbyt intensywnie czyszczony może pęknąć i musi być wymieniony na nowy.

Można uniknąć takiego ryzyka kupując zestaw ze stali nierdzewnej, dostępny obecnie w przystępnej cenie 30 dolarów, wliczając wszystkie potrzebne załączniki. Nie pęka, można go bardzo łatwo umyć nawet gorącą wodą, co nie powinno być robione w przypadku zestawu plastikowego. Gumowe rurki powinny być od czasu do czasu wymieniane. Jedyną wadą tego zestawu jest to, że, ponieważ nie jest przezroczysty, nie można sprawdzić postępów wprowadzania kawy w czasie lewatyw.

Standardowa lewatywa z kawy przygotowywana jest z trzech łyżek organicznej, zmielonej, lekko lub średnio palonej kawy i jednego litra filtrowanej lub destylowanej wody. Należy zagotować wodę, dodać kawę, pogotować ok. 3 minuty, następnie wyłączyć piec i powoli gotować pod przykryciem przez 15 minut. Ostudzić, a następnie przecedzić (najlepiej przez czystą, białą lnianą lub nylonową szmatkę). Sprawdzić ilość płynu po przecedzeniu i dopełnić wodą do 1 litra.

Dla pacjentów w czasie trwania terapii łatwiej jest przygotować kawę na cały dzień za jednym razem, niż gotować ją co 4 godziny. W tym celu robi się koncentrat z kawy, zaoszczędzając czasu i wysiłku. Do garnka o pojemności co najmniej 3 litrów wlewamy ok. 2 litrów filtrowanej lub destylowanej wody, zagotowujemy ją i dodajemy 15 łyżek zmielonej kawy, co wystarczy na 5 lewatyw, i postępujemy zgodnie z przepisem podanym wcześniej. Po przecedzeniu, płyn rozlewamy równo do pięciu litrowych słoików lub butelek i dopełniamy wodą do 250 mililitrów koncentratu w każdej.

Typowy roztwór do lewatywy z kawy (250 ml koncentratu i 750 ml wody, co w sumie daje 1 litr) ogrzewamy do temperatury ciała i wlewamy do pojemnika wchodzącego w skład zestawu, zaciskając zatrzask na rurce, żeby płyn się nie wylał. Przed rozpoczęciem lewatywy należy wpuścić małą ilość płynu do rurki, aby wyprzeć powietrze. Dobrze jest zjeść wcześniej kawałek owocu pobudzając układ trawienny do pracy, może to być szczególnie ważne przed pierwszą poranną lewatywą. Dostarczamy w ten sposób małą dawkę glukozy do organizmu, zwiększając poziom cukru we krwi po nocnym odpoczynku.

Im bardziej zrelaksowany jest pacjent, tym łatwiej jest zaaplikować lewatywę. Zabieg wymaga komfortowych warunków. O ile nie jest dostępna kozetka czy składane łóżko, najlepiej przygotować „legowisko" do lewatywy w łazience, z dużym ręcznikiem lub kocem jako podstawą, na które kładziemy matę do lewatyw lub lekką polistyrenową tkaninę, zabezpieczającą przed ewentualnymi wyciekami czy rozlaniem, oraz poduszkę pod głowę. Pojemnik z kawą umieszczamy na wysokości ok. 0,5 metra ponad ciałem, zawieszając go na haku lub stawiając na stojaku. Kawa nie powinna wlewać się zbyt szybko lub pod zbyt dużym ciśnieniem. Około 0,5 cm końcówki rurki należy posmarowane wazeliną i delikatnie wsunąć do odbytu na ok. 2 – 2,5 cm, po czym otworzyć zacisk na rurce pozwalając kawie na swobodny wlew. Pacjent powinien leżeć na prawym boku, z nogami podciągniętymi do pozycji embrionalnej, zrelaksowany, głęboko oddychając. Od momentu, kiedy cała kawa zostanie wlana, powinien trzymać ją przez 12 – 15 minut, zanim się wypróżni.

Wielu pacjentów miło spędza czas relaksu podczas lewatyw, wykorzystując go na słuchanie muzyki, czytanie lub medytację. Jedna młoda dziewczyna, lecząca się ponad dwa lata temu z guzów mózgu Terapią Gersona, przeczytała najpierw największych klasyków, później przeszła na filozofię, matematykę i w międzyczasie stała się tak oczytana, że dostała jedno z najlepszych stypendiów! Jednocześnie wróciła do pełnego zdrowia.

Ważna uwaga: Dla pacjentów, którzy byli leczeni chemioterapią, plan lewatyw jest ograniczony. Jest oczywiste, że tacy chorzy muszą być odtruwani wolniej i stopniowo, tak aby nie uwolnić wszystkich toksycznych pozostałości po chemioterapii zbyt gwałtownie, co spowodowałoby niebezpieczne przeciążenie.

JAK DUŻO – JAK CZĘSTO

Najbardziej „typowi" pacjenci (ci, którzy nie byli leczeni chemią) stosują czterogodzinny program aplikowania lewatyw (np. 6:00, 10:00, 14:00, 18:00, 22:00), jednocześnie pijąc zalecane 12 – 13 szklanek soku. Jest to absolutnie konieczne. Chociaż lewatywy ograniczają się do dolnego odcinka jelita grubego, nieuniknione jest to, że usuwają z niego część minerałów; bez bogatych w minerały soków mogłaby zostać zakłócona równowaga elektrolitowa. Generalnie mówiąc, trzy soki na jedną lewatywę to właściwa proporcja.

Czasami taki czterogodzinny plan trzeba skorygować, dodając ekstra lewatywy do normalnego rozkładu. Jeżeli robimy to tymczasowo, nie trzeba podawać dodatkowych soków. Lewatywy są świetnymi środkami przeciwbólowymi; jeżeli pacjent ma silne bóle, nie ma nic złego w dodatkowej lewatywie pomiędzy planowymi. Dr Gerson sugerował również, że w niektórych przypadkach, kiedy bardzo duże guzy są rozbijane i absorbowane, pacjent powinien zaaplikować sobie dodatkową lewatywę pomiędzy drugą a trzecią w nocy, aby uniknąć budzenia się z bólem, bólem głowy czy nawet stanem półśpiączki. Niektórzy pacjenci aplikują lewatywy nawet co dwie godziny, by opanować ból, gazy lub inne dolegliwości.

Ważne jest, aby zrozumieć, że lewatywy z kawy nie zakłócają normalnej pracy jelita grubego, wytwarzającego nieustanny ruch jelit (perystaltykę). Czasami pacjenci obawiają się o to, ale ich obawy są bezpodstawne. W momencie, kiedy wątroba i układ trawienny są odbudowane, wraca normalne wypróżnianie, nawet u tych, którzy wcześniej cierpieli na zaparcia.

MOŻLIWE PROBLEMY

Większość pacjentów nie ma problemów z przywyknięciem do lewatyw, a nawet czerpie przyjemność z poczucia lekkości i zastrzyku energii jakiego lewatywy dostarczają. Inni jednak napotykają trudności, które muszą przezwyciężyć. Kilka z możliwych problemów opisanych jest poniżej.

Chorzy w momencie rozpoczynania terapii mogą cierpieć na duże skumulowanie kału w jelicie grubym, spowodowane silnymi lekami przeciwbólowymi, w tym morfiną. Występuje wtedy tendencja do osłabiania perystaltyki (naprzemiennie skurcze i rozkurcze jelit powodujące przesuwanie się pokarmu do odbytu), powodując silne zaparcia. W efekcie pacjenci nie są w stanie zaaplikować jednego litra lewatywy z kawy i utrzymać go. Rozwiązaniem jest wprowadzenie takiej ilości roztworu, jaką mogą przyjąć, utrzymanie go wewnątrz tak długo, jak to możliwe, nawet jeśli jest to zaledwie parę minut, wydalenie, a następnie wprowadzenie pozostałej ilości kawy i trzymanie jej przez 12 – 15 minut. Z zasady po kilku dniach, kiedy jelito oczyści się ze skumulowanych wcześniej odpadów, cała lewatywa może zostać zaaplikowana bez problemów.

Niektórzy z chorych mogą cierpieć na wstrzymanie gazów, co blokuje proces wlewania kawy do jelita. W takich przypadkach polecamy najpierw wlewkę z niewielkiej ilości – około jednej szklanki – kawy, po czym pojemnik z pozostałą kawą obniżamy do poziomu pacjenta i pozwalamy, aby płyn cofnął się do pojemnika. To często powoduje uwolnienie gazów, co objawia się „bulgotaniem" w pojemniku z kawą. Zawieszamy pojemnik ponownie ponad pacjentem i, po uwolnieniu gazów, kontynuujemy lewatywę w normalny sposób.

Pacjenci w czasie lewatywy powinni leżeć na prawym boku, po to by pozwolić kawie na przepłynięcie do odcinka okrężnicy poprzecznej z okrężnicy zstępującej. Jednak, w wyniku operacji, artretyzmu czy guzów, leżenie na prawym boku może okazać się zbyt bolesne. W takich przypadkach pacjent kładzie się na plecach z podciągniętymi w górę nogami i aplikuje lewatywę w tej pozycji.

W przypadku, gdy pacjent cierpi na silne podrażnienie jelita grubego, należy wymieszać zmniejszoną porcję koncentratu z kawy (50 – 100 ml) z herbatą rumiankową zamiast wody. Mniejsza ilość kawy ciągle będzie stymulować oczyszczenie wątroby, podczas gdy herbata rumiankowa osłoni jelito. Nie ma ograniczeń czasowych w przypadku herbaty rumiankowej. W czasie silnych biegunek, stosujemy tylko dwie lewatywy (poranną i wieczorną) z herbaty rumiankowej.

Aby przygotować herbatę, wkładamy ok. 30 g kwiatu rumianku do szklanego naczynia, zalewany ok. 0,5 litra wrzącej wody, zakrywamy naczynie i pozostawiamy na ciepłym palniku przez 15 minut. Przecedzamy, studzimy i trzymamy w zatkanej butelce przez maksymalnie 3 dni. Można zwiększać dawki stosując podane proporcje. Herbata rumiankowa jest jednym z ziół najczęściej używanych w Terapii Gersona, zarówno jako część składowa lewatyw, jak i napój.

Zdarza się, że pacjenci przez kilka pierwszych dni aplikują lewatywy bez żadnych problemów, po czym nagle nie mogą wprowadzić więcej niż szklankę płynu do jelita. Może to być związane w rozpoczęciem procesu zdrowienia lub kryzysem ozdrowieńczym, należy w takich przypadkach wprowadzić tyle kawy, ile można za pierwszym razem, po czym wprowadzić pozostałą ilość płynu. Nawet jeżeli lewatywa jest wprowadzana w trzech małych dawkach, nie ma to znaczenia, wtedy również działa.

Kryzysy ozdrowieńcze opisane są szczegółowo w Rozdziale 16. W skrócie, mają one miejsce, gdy uwalniane jest zbyt dużo żółci, której jelito nie jest w stanie przyjąć. Żółć przelewa się wtedy i dostaje do żołądka. Ponieważ żołądek musi mieć odczyn kwasowy, żeby był w stanie utrzymać i strawić pożywienie, silnie zasadowa żółć powoduje duży dyskomfort; żołądek nie może utrzymać jedzenia czy płynów i pacjent wymiotuje. Z jednej strony taki rodzaj reakcji jest pożądany, gdyż organizm wyrzuca dużo toksycznej żółci; z drugiej jednak strony, błona śluzowa żołądka jest podrażniona i potrzebuje ciągłej pomocy. Pacjent powinien wtedy pić tak dużo, jak to tylko możliwe herbaty rumiankowej oraz kleiku z płatków owsianych (zobacz: Rozdział 16). W tym samym czasie ograniczana jest ilość lewatyw, gdyż to one powodują wydalanie żółci. Przez następne dwa dni aplikuje się dwie lewatywy z herbaty rumiankowej dziennie, a tylko jedną z kawy, do czasu, aż mdłości i wymioty ustąpią. Wracamy wówczas do normalnego rozkładu.

Podczas kryzysu ozdrowieńczego, jeżeli pacjent ma biegunkę i wymioty, ciało traci dużo płynów, trzeba więc zapobiegać odwodnieniu. Jednym ze sposobów jest stosowanie lewatyw z rumianku zamiast kawy. Można również używać do lewatywy soku jabłkowo-marchewkowego lub zielonego. Normalna, litrowa dawka soku jest podgrzewana do temperatury ciała przez wstawienie do garnka z ciepłą wodą (nie podgrzewać na kuchence ani nie rozcieńczać) i wprowadzana delikatnie przez odbytnicę. To nie jest typowa lewatywa, pacjent powinien trzymać płyn w pozycji leżącej do momentu aż się zaabsorbuje, co powinno trwać od 10 do 15 minut. Taka infuzja może być robiona z zastosowaniem wszystkich rodzajów soków, nawet co godzinę, zamiast wypijania soków – jest to wyjątkowo pomoce w czasie kryzysów ozdrowieńczych, kiedy pacjent nie może nawet spojrzeć na szklankę z sokiem.

Uwaga: Nie wolno robić lewatyw z soku pomarańczowego.

Kolejny problem może pojawić się, gdy chory jest w stanie wlać litr kawy do jelita, ale nie może się wypróżnić po 15 minutach. Kiedy tak się zdarzy, typową reakcją jest zaaplikowanie kolejnej lewatywy w nadziei, że „popchnie" ona poprzednią. Tak się jednak nie dzieje i pacjenci wpadają w panikę. Powodem blokady jest skurczenie i zaciskanie się jelita, które nie uwalnia płynu. Nie ma oczywiście żadnego związanego z tym ryzyka dla zdrowia – jelito może przyjąć do 5 litrów płynu – ale nie w tym rzecz. Jeżeli problem jest spowodowany skurczami jelita, pacjent powinien się spokojnie położyć na boku z butelką ciepłej wody przyłożoną do żołądka i spróbować się zrelaksować. Jeżeli to nie pomoże, trzeba wlać przez odbyt niewielką ilość oleju rycynowego; to zwykle powoduje relaksację i ustąpienie skurczów. Jednakże, jeżeli taka sytuacja trwa dłużej, do czasu kolejnej lewatywy, pomaga dodawanie 2 łyżeczek mieszanki potasowej (zobacz: Rozdział 14) do każdej z lewatyw przez kilka dni. Odblokuje to zaciśnięte jelito i zabezpieczy przed skurczami.

Uwaga: Nie stosować tej metody dłużej niż dwa, trzy dni, aby uniknąć podrażnienia odbytu i jelita grubego.

Kiedy pacjenci aplikują lewatywy według typowego rozkładu, szybko uświadamiają sobie, jak wiele nieczystości zgromadziło się w ich ciałach przez długie lata. W momencie, kiedy organizm dostaje zielone światło dla oczyszczenia, uwalnia się szereg dziwnych, niepokojących odpadów, które pojawiają się po opróżnieniu w kale, wliczając pasożyty. Eksperci twierdzą ze około 85 % z nas ma pasożyty w jelicie grubym, które najlepiej usunąć. Nie wolno zatem wpadać w panikę, jeżeli po wypróżnieniu w kale znajdują się niecodzienne substancje; dowodzi to, że proces detoksykacji i oczyszczania działa.

ZABIEG Z UŻYCIEM OLEJU RYCYNOWEGO

Jak już wyjaśnialiśmy wcześniej, toksyny uwolnione z wątroby przez lewatywy z kawy mają ciągle długą drogę do przebycia (7,5 – 8 metrów jelita cienkiego i 1,2 – 1,5 jelita grubego), zanim zostaną ostatecznie wydalone przez odbyt. Nieuniknione jest, że w czasie tej drogi część toksyn jest reabsorbowana do organizmu. Zajmuje sporo – czasem zbyt dużo – czasu wydalenie wszystkich toksyn, tych nagromadzonych przez lata nieprawidłowego odżywiania i pochodzących z rozbijanych guzów. Jako, że czas ma zasadnicze znaczenie w tym programie, w szczególności w odniesieniu do poważnie chorych pacjentów, dr Gerson widział potrzebę maksymalnego przyspieszenia procesu detoksykacji, po to, aby zminimalizować procesy reabsorbcji. W tym celu, a także po to, by wyczyścić resztki z fragmentów jelita cienkiego, do których lewatywy z kawy nie docierają, wprowadził zabiegi z oleju rycynowego do protokołu terapii.

Składają się one z dwóch części: przyjmowania oleju rycynowego doustnie i doodbytniczo w celu przyspieszenia i wzmocnienia uwalniania toksyn z całego obszaru jelitowego. Pacjent wstaje o 5 rano i wypija 2 łyżki oleju rycynowego, popijane natychmiast 120 – 150 mililitrami zwykłej czarnej kawy (nie roztworu do lewatyw czy koncentratu), osłodzonej ½ łyżeczki organicznego cukru z trzciny cukrowej (diabetycy nie dodają cukru). Ci, którzy oponują przeciwko słodzeniu kawy muszą zrozumieć, że cukier jest konieczny do pobudzenia perystaltyki żołądka, przeciwdziała też niskiemu poziomowi cukru we krwi. Następnie, o 6 rano, aplikowana jest planowa lewatywa z kawy, pacjent zjada też normalne śniadanie. Pięć godzin po wypiciu oleju rycynowego – o 10:00 – aplikujemy lewatywę z oleju rycynowego zamiast normalnej lewatywy z kawy.

Lewatywę tę przygotowujemy w oddzielnym zestawie, zarezerwowanym tylko dla oleju rycynowego. Wlewamy do pojemnika 4 łyżki oleju rycynowego, dodajemy ¼ łyżeczki żółci wołowej i dobrze mieszamy. Przygotowujemy normalną lewatywę z kawy składającą się z 250 ml koncentratu kawy i 750 ml wody destylowanej, ogrzewając roztwór do temperatury ciała. Następnie zanurzamy kawałek delikatnego mydła (np. Lux®, Camay® lub podobne), trzymamy chwilę i wcieramy odrobinę mydła do roztworu (ale nie dolewamy mydła w płynie, czy płatków mydlanych). Dodajemy tę lekko mydlaną kawę do przygotowanego wcześniej roztworu oleju rycynowego i żółci, mieszamy dokładnie, żeby uzyskać jednolity roztwór. Można użyć elektrycznego mieszadła, ale nawet po takim zabiegu olej wypłynie na powierzchnię roztworu w czasie przyjmowania lewatywy. Większość pacjentów nie jest w stanie wymieszać roztworu tak dobrze, żeby pozostał on jednolity w czasie aplikowania lewatywy; potrzebują do tego pomocnika. Kiedy roztwór ten znajdzie się już w całości w jelicie grubym, należy potrzymać go przez chwilę, choć są małe szanse na to, że się uda. Nie ma to znaczenia, pacjent wypróżnia się, kiedy czuje taką potrzebę; ta lewatywa działa bardzo szybko. Taki zabieg jest stosowany co drugi dzień przez pierwsze cztery miesiące intensywnej terapii, następnie stopniowo zmniejsza się jego częstotliwość.

Uwaga: Pacjenci po chemioterapii nie mogą stosować lewatyw z oleju rycynowego.

Reakcje pacjentów na olej rycynowy są bardzo różne. Dla wielu jest to zaledwie drobna niedogodność związana z silnym efektem oczyszczania; w dniach, kiedy przyjmujemy olej rycynowy lepiej trzymać się blisko toalety. Dla innych smak i zapach oleju rycynowego jest nie do zniesienia. Jednym ze sposobów radzenia sobie z tym jest trzymanie połowy pomarańczy w ręce i zjedzenie jej natychmiast po wypiciu oleju. Niektórzy pacjenci wlewają olej do filiżanki z kawą, a następnie, używając słomki lub szklanej rurki wprowadzonej do oleju, wciągają go bezpośrednio do tylnej części jamy ustnej, popijając natychmiast kawą, żeby popchnąć go w dół układu pokarmowego.

Jest to jedyna okoliczność w całej Terapii Gersona, kiedy pacjenci piją kawę. Jej celem jest aktywowanie mięśni żołądka i szybkie przepchnięcie oleju w dół przewodu pokarmowego, tak żeby pacjent nie miał trwających godziny nudności, gdy olej znajduje się w żołądku, i mógł swobodnie spożyć śniadanie i kolejne soki. Niektórzy pacjenci próbowali zastąpić kawę przez herbatę z rumianku, ale bez wątpienia kawa działa najlepiej i powinna być wypita, nawet przez tych, którzy normalnie kawy nie piją.

CZYSZCZENIE ZESTAWU DO LEWATYW

Podobnie, jak pozostałe narzędzia używane w Terapii Gersona, zestaw do lewatyw powinien być utrzymany w czystości. Ponieważ odbyt, odbytnica i okrężnica nie są sterylne, sprzęt powinien być sterylizowany. Po każdym użyciu zestaw do lewatyw płuczemy ciepłą wodą z mydłem, przepuszczając ją także przez rurkę, a następnie wypłukując dokładnie ciepłą, czystą wodą. Dwa, trzy razy w tygodniu dobrze jest wlać do zestawu 3% wodę utlenioną (można kupić w aptece), zamknąć zacisk na rurce i pozostawić na noc, żeby zlikwidować wszystkie zarazki i zanieczyszczenia. Przepłukać przed pierwszym użyciem następnego dnia.

Uwaga: Jeżeli zostawiasz rurkę plastikową podłączoną na stałe do pojemnika na kawę, może się ona poluzować na łączeniu, z czasem nawet wysunąć, narażając pacjenta na nieprzyjemny prysznic z kawy. Należy sprawdzać co pewien czas solidność mocowania, w razie konieczności obciąć centymetr lub dwa z luźnego końca rurki i ponownie ciasno zamocować. Można uniknąć takiego ryzyka przez odłączanie rurki od pojemnika za każdym razem, kiedy płuczemy zestaw ciepłą wodą, w ten sposób rurka kurczy się zawsze do początkowego rozmiaru i ciasno wchodzi na mocowanie.

Zestaw używany do oleju rycynowego również powinien być czyszczony w opisany powyżej sposób; używamy jednak dużej ilości mydła, żeby wyczyścić dokładnie wszelkie pozostałości po oleju. Przecieramy wnętrze pojemnika dobrze wchłaniającym papierem.

ROZDZIAŁ XIV

Lekarstwa

W społeczeństwie pojęcie „lekarstwa" oznacza syntetyczne leki stosowane przez medycynę alopatyczną w leczeniu chorób. W ostrych, nagłych przypadkach wiele z nich ratuje życie i jest bardzo wartościowym środkiem pomocy. Jednakże, jeżeli mówimy o chorobach przewlekłych, syntetyczne lekarstwa są z zasady substancjami obcymi dla organizmu i mogą zaledwie tłumić symptomy, nie lecząc jednak prawdziwych przyczyn chorób. Procesowi temu towarzyszą często poważne skutki uboczne, które mogą wymagać podania kolejnych lekarstw.

Środki medyczne używane w Terapii Gersona należą do całkowicie innej kategorii. Dalekie od bycia syntetycznymi lekami, są suplementami składającymi się z naturalnych substancji obecnych w ciele i potrzebnych do normalnego funkcjonowania różnorodnych układów naszego organizmu. Są naturalne, tak że nie powodują szkodliwych skutków obocznych. Ich zadaniem jest zrekompensować braki w chorym organizmie, zanim wyzdrowieje on na tyle, żeby sam mógł pokryć wszystkie swoje potrzeby. Substancje te są tak czyste i bezpieczne, że nawet użyte błędnie w nadmiernych lub zbyt małych dawkach, nie powodują szkód – z wyjątkiem suplementów thyroideum/jodu, które muszą być właściwie stosowane.

W tym rozdziale przyjrzymy się im wszystkim z bliska.

POTAS

Doktor Gerson odkrył, że u podstaw wszystkich chorób przewlekłych leży utrata potasu w komórkach i przenikanie do nich sodu, efekt znany dzisiaj jako zespół wyniszczenia tkanek. Współczesna dieta w większości krajów, a szczególnie w krajach wysoko rozwiniętych, zawiera zbyt dużo sodu (soli), co ostatecznie prowadzi do załamania prawidłowej równowagi sodowo-potasowej w organizmie[1]. Aby to naprawić, dr Gerson włączył duże dawki potasu (10% roztwór mieszaniny związków potasu) do, i tak bogatej w potas, organicznej diety wegetariańskiej, odkrywając, że pozwoliło to

---
1 Freeman Widener Cope, *Physiological Chemistry and Physics* 10 (5) (1978).

choremu ciału na pozbycie się nadmiarów sodu; zniknęły również obrzęki, zmniejszyło się ciśnienie krwi i, w większości przypadków, ustąpiły bóle.

Żeby przygotować mieszankę do użycia, należy 100 g 10% roztworu mieszaniny związków potasu rozpuścić w 1 litrze destylowanej wody i trzymać z dala od światła w ciemnej, szklanej butelce lub przezroczystej butelce owiniętej dużym brązowym lub czarnym papierem. W trakcie pełnego programu terapii do każdej z 10 szklaneczek soku dodajemy 4 łyżeczki tak przygotowanego roztworu. Po 3 – 4 tygodniach dawka jest zmniejszana do dwóch łyżeczek na każdy sok.

W przypadku poważnie chorych pacjentów przywrócenie normalnego poziomu potasu w kluczowych organach zajmuje miesiące, a nawet lata. Poziom potasu w surowicy, który jest mierzony w czasie badań krwi, nie odzwierciedla poziomu potasu w komórkach. Niskie wartości potasu w surowicy mogą oznaczać faktyczne rozpoczęcie procesu zdrowienia, kiedy to wyniszczone komórki reabsorbują potas, podczas gdy wysoki poziom może oznaczać rzeczywiste braki, stan, kiedy komórki tracą potas.

THYROIDEUM I PŁYN LUGOLA

Faktem jest, że – już od czasów dra Gersona – chorzy na nowotwory mają problemy z podstawową przemianą materii[2]. Głównym źródłem tego problemu jest chlor[3], stosowany powszechnie do oczyszczania wody w kanalizacjach, oraz jeszcze groźniejszy fluor[4]. Obie te substancje usuwają jod z tarczycy, w ten sposób zmniejszając jej zdolność do prawidłowej pracy. Gruczoł tarczycy reguluje metabolizm organizmu, pracuje jako termostat, może podnosić temperaturę ciała wytwarzając gorączkę. Wpływa także na układ immunologiczny i prawidłową pracę układów hormonalnych.

Kiedy Thyroideum i jod w postaci płynu Lugola podawane są pacjentowi, układ immunologiczny zaczyna ponownie prawidłowo pracować i rozpoczyna się proces zdrowienia. Należy dobrać dawki odpowiednio do wyników badań pacjenta, jednak większość chorych na raka zaczyna od 5 tabletek Thyroideum i 18 kropli płynu Lugola dziennie (3 krople w każdym pomarańczowym i jabłkowo-marchewkowym soku), przez pierwsze trzy do czterech tygodni. Potem dawka jest zmniejszana do 2 – 2 ½ tabletek Thyro-

---

2   Kathy Page, „Hypothyroidism and Cancer," notatka uzupełniająca, UK Parliament Select Committee on Science and Technology (czerwiec 2000).
3   Joseph M. Price, *Coronaries, cholesterol, chlorine* (Salem, MA: Pyramid Books, 1971).
4   P. M. Galetti i G. Joyet, „Effect of fluorine on thyroidal iodine metabolism in hyperthyroidism," *Journal of Clinical Endocrinology and Metabolism* 18 (10) (październik 1958): s. 1102-10.

ideum i 12 kropli płynu Lugola dziennie, po czym jest ponownie dostosowywana zgodnie z zaleceniami lekarza prowadzącego Terapię Gersona. Pacjenci cierpiący na choroby inne niż nowotwory złośliwe otrzymują zmniejszone dawki (zobacz: Rozdział 19), zarówno Thyroideum, jak i płynu Lugola.

NIACYNA

Niacyna (powszechnie znana pod nazwą kwasu nikotynowego lub witaminy B3) wspomaga trawienie białek i pomaga otwierać włośniczki, tym samym dostarczając świeżo dotlenioną krew (ze stałego źródła dostaw, jakim są świeże soki) do wszystkich tkanek. Poprawiając cyrkulację krwi, zmniejsza także puchliny brzuszne i ból. Stosujemy dawkę sześciu 50 miligramowych tabletek dziennie, przyjmowanych podczas posiłków. Lekarstwo to powoduje często dobrze znany efekt „rumienienia", polegający na chwilowym zaczerwienieniu twarzy, piersi i lekkim swędzeniu w tych rejonach. Jest to zupełnie nieszkodliwe i szybko mija (nie stosować niacyny, która tego nie powoduje, jest ona nieskuteczna). Przyjmowanie niacyny powinno być wstrzymane w czasie menstruacji lub jakiegokolwiek krwawienia.

WYCIĄG Z WĄTROBY

Silnie toksyczne i wyniszczone wątroby pacjentów chorych na raka potrzebują maksymalnego wsparcia, by poprawić działanie tego ważnego organu. Pomoc taką zapewniamy stosując kapsułki wysuszonej, odtłuszczonej i sproszkowanej wątroby ze zdrowych zwierząt. Dwie kapsułki przyjmowane są trzy razy dziennie z sokiem marchewkowym. Zgodnie z dr Virginią Livingston[5], kombinacja sproszkowanej wątroby z sokiem marchewkowym wytwarza kwas abscysynowy, prekursor witaminy A, która pełni kluczową rolę w rozbijaniu tkanek guza.

ZASTRZYKI Z WYCIĄGU Z SUROWEJ WĄTROBY I WITAMINY B12

Zastrzyki z ekstraktu z wątroby, zawierające niewielką dawkę witaminy B12, są kolejnym środkiem pomocnym w odbudowie wątroby. Jednakże, ponieważ faktycznie prawie wszyscy chorzy na raka mają anemię, dodat-

---
5 Korespondencja osobista od dra Livingstona do Charlotte Gerson (luty 1977).

kowa dawka witaminy B12 jest również potrzebna, żeby przywrócić właściwy poziom hemoglobiny we krwi, pomagając formować się czerwonym płytkom krwi. Przeciwdziała to wszelkim typom anemii, a nawet pomaga cofać zmiany zwyrodnieniowe w rdzeniu kręgowym. Jak dowiodły badania na zwierzętach, witamina ta jest w stanie odbudować wiele różnych rodzajów tkanek wyniszczonych przez wiek, przewlekłe choroby, operacje, czy różne rodzaje zatruć. Zastrzyk domięśniowy z wyciągu z wątroby (3 ml) z dodatkiem 50 µg witaminy B12 – niewielka ilość, 1/20 z 1 ml – jest aplikowany codziennie przez cztery lub więcej miesięcy. Z czasem częstotliwość zastrzyków jest zmniejszana do co drugiego dnia; jeszcze później, czasem dopiero po roku, do dwóch zastrzyków tygodniowo.

PANKREATYNA

Jest to ekstrakt z różnych enzymów trawiennych trzustki, potrzebnych normalnie do trawienia tłuszczy, białek i cukrów. Pacjenci Gersona nie spożywają tych produktów, jednakże enzymy te są niezwykle ważne w procesie trawienia i eliminacji tkanek guza. Stosowana dawka to 3 tabletki, każda po 325 mg, cztery razy dziennie – po posiłkach, plus jedna dodatkowa porcja po południu. W przypadku wyjątkowo dużych guzów, do przyjmowanych przez pacjenta lekarstw mogą być dodane 2 – 3 tabletki dziennie silniejszej pankreatyny (1200 mg). Niektórzy z pacjentów nie tolerują pankreatyny i muszą się bez niej obejść. Dr Gerson pomijał również pankreatynę w przypadkach mięśniaków.

ACIDOL PEPSIN

Tabletki te zawierają żołądkowe soki trawienne, potrzebne rozpaczliwie pacjentom cierpiącym na nowotwory, którzy mają skłonności do posiadania niewystarczającej ilości kwasów trawiennych i pepsyn. W rezultacie cierpią na brak apetytu i źle trawią pokarm. Ponieważ Terapia Gersona opiera się na optymalnym odżywieniu pacjenta przez pożywienie i soki, żołądek potrzebuje wsparcia, żeby móc to wszystko przyjąć i strawić. Acidol Pepsin pomaga w trawieniu białek i przyswajaniu żelaza, eliminując gazy i wzdęcia. Stosujemy dawkę 6 tabletek dziennie, 2 przed każdym posiłkiem. Nie podajemy tego preparatu osobom z refluksem żołądkowym lub z innymi dolegliwościami – zapaleniami czy podrażnieniami – żołądka.

ŻÓŁĆ WOŁOWA

Stosowana do przygotowania roztworu oleju rycynowego, używanego w zabiegach z oleju rycynowego. Dodawana jest do oleju rycynowego i mieszana przed dodaniem roztworu z kawy i mydła.

OLEJ LNIANY

Ten używany niegdyś powszechnie olej zawiera ważne kwasy tłuszczowe – kwas linolenowy i kwas linolowy – i jest szczególnie bogaty w wielonienasycone kwasy omega-3, co zostało odkryte przez dr Joannę Budwig[6]. Działanie terapeutyczne oleju lnianego jest następujące:
- Przyciąga tlen do membrany komórki i transportuje go do wnętrza komórki.
- Jest w stanie usunąć rozpuszczalne w tłuszczach toksyny oraz pomaga rozłożyć i usunąć płytki cholesterolu.
- Transportuje witaminę A, ważną dla funkcjonowania układu immunologicznego.
- Usuwa nadmiary cholesterolu; istotna funkcja, ponieważ cholesterol pacjentów czasami podnosi się na początku kuracji.

Zalecana dawka to 2 łyżki dziennie przez pierwszy miesiąc, zmniejszana po miesiącu do 1 łyżki dziennie aż do zakończenia terapii (ograniczone dawki, podobnie jak dawki leków).

KOENZYM Q10

Dodany niedawno do protokołu terapii, koenzym ten pozwala na uzupełnienie pewnych substancji odżywczych, które kiedyś znajdowały się w soku z surowej wątroby. Na początku musi być podawany ostrożnie, gdyż niektórzy pacjenci wykazują nadwrażliwość na ten środek. Zaczynamy od dawki 50 mg dziennie przez pierwsze pięć do siedmiu dni, później zwiększamy do 100 mg dziennie, aż do osiągnięcia 500 – 600 mg dziennie.

---

6 Dr Johanna Budwig, *Flax Oil As a True Aid Against Arthritis Heart Infarction Cancer and Other Diseases*, 3 edycja. (Ferndale, WA: Apple Publishing, grudzień 1994).

ROZDZIAŁ XV

Zwalczanie bólu bez użycia środków przeciwbólowych

Wielu z pacjentów przybywających do kliniki Gersona cierpi na bóle lub przyjmuje silne środki przeciwbólowe, w tym morfinę, kodeinę lub kombinację tych dwóch (np. OxiContin®). Lekarstwa te są silnie toksyczne[1], a ponieważ detoksykacja jest fundamentem Terapii Gersona, należy zrobić wszystko, żeby zwalczyć ból bez stosowania toksycznych leków.

Pierwszym służącym do tego narzędziem są lewatywy z kawy. Poprzez usunięcie toksyn zgromadzonych w wątrobie, pozwalają temu kluczowemu organowi zaabsorbować i wydalić więcej zanieczyszczeń znajdujących się w organizmie, co przynosi pacjentom natychmiastową ulgę. Jeżeli ból nie ustępuje całkowicie, można podać łagodne środki przeciwbólowe (np. aspirynę, ibuprofen czy Tylenol®). Jednakże nie będą one działać, jeżeli pacjent przyjmował wcześniej morfinę; w tym wypadku lekarz prowadzący Terapię Gersona zaordynuje jedną z następujących kuracji:

- Okłady z oleju rycynowego
- Okłady z glinki (błota)
- Hydroterapię (sztucznie wywołaną gorączkę)
- Amigdalinę
- Terapię tlenową
- Batut
- „Triadę" (jedną aspirynę, jedną witaminę C (500 mg), jedną niacynę (50 mg))

W kolejnych paragrafach znajdziemy instrukcję, jak stosować każde z tych rozwiązań.

---

1 „Drugs and Chemicals of Concern: Summary of Medical Examiner Reports on Oxycodone-Related Deaths," U.S. Department of Justice, Drug Enforcement Administration, Office of Diversion Control
(www.deadiversion.usdoj.gov/drugs_concern/oxycodone/oxycontin7.htm)

OKŁADY Z OLEJU RYCYNOWEGO

Ciepłe okłady z oleju rycynowego pomagają złagodzić bóle mięśni, kości i skurcze – także te w okolicach wątroby i każdej innej części ciała, w której pojawia się ból. Poprawiają cyrkulację krwi, rozluźniają mięśnie i rozpraszają toksyny, działając przy tym szybko i niezawodnie.

Aby przygotować okład z oleju rycynowego, wycinamy trzy identyczne kawałki białej, wełnianej flaneli (może być też flanela bawełniana), wystarczająco duże do przykrycia bolącego miejsca. Typowy rozmiar to 22,5 cm x 27,5 cm. Jeden kawałek materiału kładziemy na gładkiej powierzchni i smarujemy cienką warstwą oleju rycynowego. Nakrywamy go drugim kawałkiem materiału, który również przesiąka olejem, po czym nakładamy na wszystko trzeci kawałek flaneli, tworząc jakby potrójną kanapkę. Tak przygotowany kompres kładziemy na skórę w bolesnym miejscu, przykrywamy nieco większym kawałkiem folii, żeby uniknąć brzydkich plam na ubraniach czy pościeli, a następnie wszystko owijamy solidnie bandażem. Na koniec kładziemy na to butelkę z ciepłą (nie gorącą) wodą. Lepiej użyć butelki niż poduszki elektrycznej, której pole elektromagnetyczne wchodzi w reakcję z polem elektromagnetycznym organizmu.

Okład może być trzymany przez kilka godzin, nawet przez cały dzień czy noc, pod warunkiem, że butelka z wodą jest wymieniana na ciepłą w momencie, kiedy wystygnie. Część pacjentów stosujących okłady, czuła dyskomfort spowodowany nasileniem procesu odtruwania wątroby wywołanym przez olej rycynowy. W takich przypadkach kompres był zdejmowany i używany ponownie później. Okład z oleju rycynowego można w każdej chwili przerwać i zastosować później ponownie ten sam zestaw. Niektórzy pacjenci odczuwali najlepsze efekty poprzez zamienne stosowanie okładów z oleju rycynowego i glinki, co jest jak najbardziej dozwolone.

OKŁADY Z GLINKI (BŁOTA)

Okłady z glinki (błota) są stosowane, żeby uśmierzyć ogniska zapalne wokół stawów, guzów i w innych miejscach, gdzie gromadzą się płyny. Najlepiej nadaje się do tego glinka z montmorylonitu (niepochodzącego z morza), która wchłania również toksyny przez skórę. Przyjmowana do wewnątrz w herbacie miętowej (¼ – ½ łyżeczki na szklankę), glinka pomaga nawet w biegunce i zatruciach pokarmowych. Okłady z glinki są stosowane na całym świecie. Okłady na głowę mogą łagodzić bóle głowy, a nawet objawy apopleksji.

Glinka jest przygotowywana przez zmieszanie glinki w proszku z wodą destylowaną do konsystencji dającej się łatwo rozprowadzać pasty, ani nie za suchej, ani nie nazbyt wodnistej. Na kawałku czystego, białego materiału rozprowadzamy cienką, 2 – 3 mm warstwę, umieszczamy na bolącym miejscu, nakrywamy kawałkiem folii i wełnianej tkaniny. Owijamy bandażem i zostawiamy na około dwie, trzy godziny, usuwając kompres, kiedy błoto wyschnie. Okład z glinki można stosować dwa lub trzy razy dziennie, w zależności od potrzeb, ale nie wolno tego robić na otwartych ranach.

HYDROTERAPIA

Jeżeli pacjent cierpi na bóle, w szczególności bóle kości lub kiedy jest niespokojny, bo oczekiwane efekty zdrowienia nie pojawiają się tak szybko, jak tego oczekiwał, można mu pomóc stosując pewne procedury. Jedną z nich jest hydroterapia lub inaczej terapia ciepłą wodą. Polega na zanurzeniu pacjenta aż po podbródek w wannie z ciepłą, niefluorowaną wodą, znacznie cieplejszą niż do normalnej kąpieli. Kiedy pacjent przywyknie już do temperatury wody, powoli ją zwiększamy przez dolewanie gorącej wody, aż do 39°C lub nawet troszeczkę więcej. Celem tego zabiegu jest nie tylko poprawienie cyrkulacji krwi, co samo w sobie łagodzi ból, ale też zwiększenie temperatury ciała pacjenta; innymi słowy, wytworzenie gorączki.

Tkanki nowotworowe są wrażliwe na wysoką temperaturę i mogą być zniszczone przez gorączkę. Dlatego podnoszenie temperatury ciała do 39°C jest bardzo dobroczynne dla pacjentów. Nigdy nie spotkaliśmy się u chorych z temperaturą większą niż 40°C. Poniżej 41°C nie występują uszkodzenia ciała. W czasie zabiegu pacjentowi powinna towarzyszyć pielęgniarka lub opiekunka, żeby zapewnić dodatkowe bezpieczeństwo i kontrolować temperaturę wody termometrem. Pacjent może w tym czasie pić ciepłą, ziołową herbatę, żeby uzupełnić spowodowane poceniem się ubytki wody, a na jego czoło można położyć zimny (nie lodowaty) kompres. Na zakończenie kąpieli, która zazwyczaj nie zabiera więcej niż 20 minut, pacjent jest szybko wycierany ciepłym ręcznikiem i kładziony do ciepłego łóżka, aby pozwolić temperaturze ciała na powolny powrót do normy.

Hydroterapia nie powinna być stosowana u chorych cierpiących na dolegliwości związane z sercem, wysokim ciśnieniem, kłopotami z oddychaniem lub tych, którzy z uwagi na podeszły wiek, mają osłabione serce i cały organizm. Nie wolno do terapii używać fluorowanej wody.

Żeby poprawić efekty hydroterapii, część pacjentów cierpiących na nowotwory złośliwe dostaje dodatkowo dożylnie amigdalinę na 15 minut przed kąpielą. Amigdalina, otrzymywana z pestek moreli, znana jest także jako witamina B17. Jest nietoksyczna, chociaż zawiera frakcje cyjanku. Substancja ta nie jest szkodliwa dla normalnych, zdrowych komórek, ponieważ zawierają one enzym – rodaninę – która neutralizuje działanie frakcji cyjanku. Tkankom guza, jednakże, brakuje tego enzymu, stąd też amigdalina jest w stanie atakować je i niszczyć. Zostało również dowiedzione eksperymentalnie, że zastrzyki z amigdaliny podnoszą temperaturę guzów o około 1°C. Kiedy temperatura całego ciała pacjenta jest już podniesiona przez hydroterapię, stanowi to dodatkową pomoc w atakowaniu i rozbijaniu guzów.

TERAPIA TLENOWA

Dwa związki chemiczne, dostarczające dodatkowy tlen, są bardzo użytecznymi narzędziami w uśmierzaniu bólu. Pierwszy z nich to woda utleniona (H^2O^2), składająca się z wody (H^2O) i dodatkowego atomu tlenu połączonego pojedynczym wiązaniem. Drugi z tych związków, tlen (O^2) może mieć również dołączony dodatkowy atom, w wyniku czego powstaje ozon (O^3). Wbrew reputacji ozonu jako środka drażniącego, prawidłowo stosowana terapia ozonowa jest cennym wsparciem w walce z bólem i pomaga wrócić do zdrowia.

Podstawowe korzyści terapii ozonowej (90% tlen i 10% ozon):
- Niszczy bakterie i wirusy.
- Atakuje i niszczy tkanki guza.
- Zwiększa nasycenie krwi tlenem.
- Łączy toksyczne wolne rodniki i pomaga organizmowi wydalać je.

H^2O^2, woda utleniona, jest łatwo i tanio dostępna w aptekach, a nawet supermarketach. Produkowana jest w postaci 3% roztworu, bezpiecznego w stosowaniu zarówno na skórę, jak i jako dodatek do kąpieli (z niefluorowaną wodą) w dawce ok. 2 litrów na wannę wody. Jednak najbardziej efektywne jest wcieranie wody utlenionej po wyjściu z gorącej kąpieli, jest ona wówczas wchłaniana przez otwarte pory bezpośrednio do krwiobiegu.

Kuracja ozonowa jest trudniejsza, ponieważ wymaga specjalnego urządzenia produkującego ozon, dostępnego tylko dla osób przeszkolonych w jego użyciu. Na rynku znajdują się również urządzenia wytwarzające ozon, który mieszany jest z wodą w czasie kąpieli, ale są one drogie, wymagają zbiornika na ozon i nie są zalecane do domowego użytku dla pacjentów Gersona.

BATUT

Mała trampolina (batut) służąca do delikatnych podskoków wydaje się zaskakującym narzędziem w zwalczaniu bólu, jednak może okazać się bardzo skuteczna. Pacjent musi być jasno poinstruowany, że nie powinien wykonywać silnych podskoków, a jedynie podnosić pięty stojąc w miejscu, tak jakby spacerował na batucie. Ruch ten powoduje zwiększenie wagi ciała, kiedy wędruje ono w dół, a kiedy pacjent znajduje się w górze, przez moment czuje, jakby nic nie ważył. Ruch ten stymuluje i wzmacnia cyrkulacje limfy w organizmie, co z kolei pozwala pokonać niedrożności i bóle. Delikatny „spacer" po trampolinie może być powtarzany pięć, sześć razy dziennie, ale każde z ćwiczeń nie powinno trwać dłużej niż 30 sekund.

„TRIADA"

Dr Gerson stosował kombinację tych trzech leków z powodzeniem w licznych przypadkach. W chwili, kiedy pacjent jest wystarczająco odtruty, połączenie tych trzech środków działa znacznie silniej, niż ich oddzielne przyjmowanie. Kombinacja ta, zwana „triadą", pozwala użyć pacjentom w bólu, wspomaga także zdrowy sen. Składa się ze zwykłej aspiryny, jednej 500 mg tabletki witaminy C, oraz jednej 50 mg tabletki niacyny, która jest jednym z leków przyjmowanych codziennie przez pacjenta. Jeżeli to potrzebne, kombinacja ta może być stosowana do pięciu razy dziennie, co cztery godziny.

ROZDZIAŁ XVI

Kryzysy ozdrowieńcze

Specyficzne reakcje organizmu na proces zdrowienia, znane także jako kryzysy ozdrowieńcze, są integralną częścią Terapii Gersona. Konieczne jest, aby pacjent zrozumiał ich naturę i znaczenie jeszcze przed rozpoczęciem pełnej kuracji, gdyż reakcje te mają, do pewnego stopnia, paradoksalny charakter: chociaż mogą przynosić ze sobą szereg nieprzyjemnych symptomów, są mile widziane, oznaczają bowiem, że proces powrotu do zdrowia jest rozpoczęty i przebiega prawidłowo.

Przyjrzyjmy się bliżej, jak kryzys ozdrowieńczy przebiega i kiedy występuje. Z zasady po kilku dniach na pełnym programie Gersona pacjenci czują się lepiej, bóle są złagodzone, poprawia się apetyt i można zaobserwować zmniejszanie się wewnętrznych czy zewnętrznych guzów. Co oczywiste, czują się bardzo zmotywowani przez te pozytywne zmiany. Jest to dobry moment, żeby uświadomić chorym, że właśnie może zbliżać się czas kryzysu ozdrowieńczego i wyjaśnić im, jak ten proces przebiega oraz w jaki sposób sprzyja detoksykacji. Bez odpowiedniego przygotowania, nagła zmiana z dobrego samopoczucia na stan zgoła odwrotny może być trudna do zniesienia!

Kiedy organizm po raz pierwszy zawraca z drogi rozwoju choroby nowotworowej (lub innej choroby przewlekłej) na drogę powrotu do zdrowia, uruchamia się to, co dr Gerson nazywał „mechanizmem uzdrawiania", a układ immunologiczny zaczyna podejmować walkę. Ciało generuje stany zapalne związane ze zdrowieniem, z tkanek uwalniają się toksyny, wytwarzając przy tym skumulowany ładunek zanieczyszczeń, który musi zostać usunięty z wątroby. Procesowi temu często towarzyszy gorączka, a nawet okresy depresji i paniki.

Co więcej, pacjent może także doświadczać nudności, luźnych stolców, braku apetytu czy nawet awersji do jedzenia i picia, a w szczególności do zielonego soku. Może też występować więcej gazów niż zwykle, niewykluczone są również problemy z lewatywami z kawy (z powodu większej ilości toksyn w wątrobie). Bez wcześniejszego ostrzeżenia, pacjenci mogą mieć poczucie, że ich stan się pogarsza. Są osłabieni, mają nudności, czują dyskomfort, czasem wraca do pewnego stopnia ból, który wcześniej ustąpił. Pojawia się ryzyko wystąpienia depresji, która jest jednym z możliwych skutków ubocznych, pacjenci mogą się nawet zastanawiać, czy Terapia Gersona nie powoduje czasem pogorszenia ich stanu. Jednakże, lekarz lub specjalista przeszkolony w Terapii Gersona, który rozpoznaje te symptomy, powinien zmotywować pacjenta i rozwiać jego wątpliwości.

Pierwszy kryzys ozdrowieńczy pojawia się stosunkowo wcześnie, kiedy ciało nie jest jeszcze w stanie wykonać poważnej pracy w kierunku uzdrowienia, a zaczyna dopiero odpowiadać na terapię. Lecz nawet wtedy, na samym początku, rezultaty mogą być imponujące. Wraz z atakiem na złośliwe tkanki, organizm zaczyna również leczyć stare rany, złamania, pęknięcia, blizny oraz inne, poważne dolegliwości, w tym długotrwałe nadciśnienie, a nawet związaną z wiekiem cukrzycę. Proces ten nie może być cofnięty ani wstrzymany, ponieważ ciało nie jest w stanie leczyć się selektywnie! Innymi słowy, nie leczy tylko ostatniej, zagrażającej życiu choroby, ale również wszystkie inne, stare i nowe dolegliwości. Oto, co oznacza całościowość Terapii Gersona. Dzięki temu pacjent może wyzdrowieć z alergii, długotrwałych migren, artretyzmu, fibromialgii i innych problemów zdrowotnych, które dokuczały mu przez wiele lat.

Jak pacjenci reagują na kryzysy ozdrowieńcze? Możemy jedynie udzielić ogólnej odpowiedzi, opartej na bazie reakcji zaobserwowanej w większości przypadków. Ponieważ każdy pacjent jest inny, ma inną historię choroby i różne szkody powstałe w organizmie, każda reakcja na kryzys ozdrowieńczy może być inna. Niemożliwe jest udzielenie ogólnej odpowiedzi pacjentom, którzy chcieliby wiedzieć, jak długo taki kryzys potrwa. W wielu przypadkach pierwsza reakcja jest raczej łagodna i trwa od kilku godzin do jednego, dwóch dni. Drugi kryzys zwykle trwa dłużej i jest w jakiś sposób silniejszy, co wynika z faktu, że ciało i układ immunologiczny są już, do pewnego stopnia odtrute, wzmocnione przez składniki odżywcze i enzymy zawarte w pożywieniu i sokach, oraz wspierane przez suplementy. Wskutek tego organizm jest w stanie silniej reagować.

W większości przypadków należy oczekiwać pojawienia się drugiego kryzysu ozdrowieńczego około szóstego tygodnia trwania kuracji. Trzeci kryzys pojawia się zazwyczaj około trzy, trzy i pół miesiąca od rozpoczęcia terapii i jest najcięższy. Proszę pamiętać, że nie jest to uniwersalny rozkład kryzysów ozdrowieńczych, a jedynie to, co zaobserwowaliśmy u większości z naszych pacjentów. Inne reakcje pojawiają się też u chorych po chemioterapii (zobacz: Rozdział 18).

Co powinien zrobić chory, zmartwiony, a nieraz przerażony pacjent w czasie kryzysu ozdrowieńczego? Na pewno nie powinien wstrzymywać terapii zaprzestając przyjmowania soków i aplikowania lewatyw, gdyż

w ten sposób zastopowałby drastycznie proces uzdrawiania; musimy zatem pomóc choremu znieść dyskomfort wywołany kryzysem ozdrowieńczym.
Poniżej prezentujemy najlepsze sposoby, aby to osiągnąć.

NUDNOŚCI

Jeżeli, pomimo nudności, pacjent jest w stanie wypijać soki, musimy dołożyć wszelkich starań, żeby kontynuować ich podawanie. Jeżeli jednak pojawiła się silna awersja do zielonego soku, podgrzewamy go delikatnie (niewymieszany) do temperatury ciała przez umieszczenie w naczyniu z ciepłą wodą, wlewamy do pojemnika do lewatyw i aplikujemy doodbytniczo. To nie jest lewatywa i nie powinna być wydalana.

Pacjent powinien leżeć wygodnie w łóżku, z nogami podciągniętymi do pozycji embrionalnej, i pozwolić, aby sok spokojnie się wchłonął. Chorzy, którzy tymczasowo nie mogą pić soków, powinni dostawać je doodbytniczo (z wyjątkiem soku pomarańczowego). Trzeba ich zachęcać do picia ciepłego kleiku z płatków owsianych i dużych ilości herbaty miętowej, częściowo dlatego, żeby osłonić żołądek, a częściowo, żeby dostarczyć niezbędnych płynów, które normalnie znajdują się w sokach.

Żeby przygotować kleik, 30 g płatków owsianych zalewamy 150 ml wody i zagotowujemy. Gotujemy na wolnym ogniu przez 10 – 15 minut, po czym odcedzamy, wyciskając płatki tak mocno, jak to możliwe, żeby uzyskać płyn gęstszy od wody. Pić ciepłe.

Dla chorych mających silną niechęć do soków w czasie kryzysów ozdrowieńczych, wlewamy 60 ml kleiku do szklanki i mieszamy z nie więcej niż 170 ml soku.

Herbata miętowa pomaga w nudnościach, problemach z trawieniem i wzdęciach. Mięta łatwo rośnie w przydomowych ogródkach i szybko się rozsiewa. Na jedną szklankę herbaty dajemy jedną kopiastą łyżkę mięty, zalewamy wrzącą, destylowaną wodą, parzymy przez 12 – 15 minut i odcedzamy. Jeżeli używasz herbaty w torebkach, upewnij się, że jest organiczna. Z jednej torebki możemy zaparzyć dwie herbaty. Jeżeli kupujesz miętę w liściach, co jest zalecane, zalej dwie łyżki liści mięty 0,5 litra wody, zaparz i odcedź.

Dobrym pomysłem jest przygotowanie herbaty miętowej w termosie i postawienie obok łóżka pacjenta na noc.

BÓL

Okłady z oleju rycynowego i glinki (błota) mogą być stosowane miejscowo (zobacz: Rozdział 15). Pacjent będzie osłabiony i powinien pozostać w łóżku. O ile nie przyjmował morfiny przed rozpoczęciem Terapii Gersona bardzo pomocna będzie przeciwbólowa „triada" składająca się z jednej aspiryny, 500 mg witaminy C (kwas askorbinowy, nie askorbinian sodu) i 50 mg niacyny. Triada może być przyjmowana w razie potrzeby co cztery godziny. Jeżeli wcześniej chory dostawał morfinę lub inne silne środki przeciwbólowe, potrzeba trochę czasu na oczyszczenie organizmu, zanim triada zacznie działać efektywnie. Należy próbować; ostatecznie triada zadziała.

DEPRESJA

Już dr Gerson zaobserwował[1], że nierzadko pacjenci cierpią na depresję, okresy braku nadziei, a nawet długie napady płaczu w czasie kryzysów ozdrowieńczych. Takie emocjonalne wybuchy idą w parze z wysiłkami ciała, żeby się oczyścić; umysł i ciało nie mogę być rozpatrywane oddzielnie (zobacz: Rozdział 24).
Dodatkowa lewatywa z kawy często pomaga przezwyciężyć podobny stan. Pacjent może nawet wszczynać konflikty z opiekunem bez widocznego powodu. Nie jest to zaskakujące, jeżeli weźmiemy pod uwagę fakt, że agresja wyzwala w ciele dodatkową adrenalinę, która powoduje, że pacjent czuje się lepiej! Opiekun nie powinien czuć się dotknięty żadnymi nieuzasadnionymi atakami i zarzutami. Chory nie może kontrolować swoich wybuchów i zazwyczaj później ich żałuje. Raz jeszcze, lewatywa z kawy może rozwiązać problem. Ten rodzaj reakcji na proces uzdrawiania powinien być postrzegamy jako psychologiczne oczyszczanie. W momencie, kiedy kryzys ozdrowieńczy mija, pacjent znów staje się optymistyczny i pełen entuzjazmu.

PROBLEMY Z LEWATYWAMI

Zobacz: Rozdział 13.

[1] M. Gerson, *A Cancer Therapy: Results of Fifty Cases and The Cure of Advanced Cancer by Diet Therapy: A Summary of Thirty Years of Clinical Experimentation*, 6th ed. (San Diego, CA: Gerson Institute, 1999), s. 201-202.

GORĄCZKA

Jest to pożądany efekt pracy układu immunologicznego, pomagający zwalczyć złośliwe tkanki. Nie wolno próbować powstrzymywać gorączki aspiryną ani żadnym innym lekiem. Należy po prostu zapewnić pacjentowi komfort i położyć wilgotny, zimny (nie lodowaty) kompres na jego czoło. Przez prawie 30 lat naszych doświadczeń, nigdy nie spotkaliśmy się z przypadkiem, żeby temperatura ciała osiągnęła poziom, który mógłby zniszczyć mózg lub wątrobę (powyżej 41°C). Najwyższa odnotowana przez nas temperatura to 40,3°C, co jest dokuczliwe, ale jeszcze nie poważne. Ponieważ to organizm gra tutaj główną rolę, a terapia aktywizuje jedynie jego uzdrawiające mechanizmy, wywołana przez ciało gorączka nie może być niebezpieczna – organizm nigdy sam siebie nie zabije!

PODSUMOWANIE

Rozdział ten udzielił odpowiedzi w jaki sposób radzić sobie z symptomami kryzysów ozdrowieńczych u pacjenta. Jednakże, należy pamiętać, że kryzysy te mają wiele różnorodnych form.

HISTORIA PRZYPADKU

U jednej z kobiet, szybko wracającej do zdrowia z rozległego czerniaka, tkanki guza były wchłaniane gwałtownie. Pewnego dnia jej syn zadzwonił do kliniki mówiąc: „Zeszłej nocy mama spacerowała dookoła domu powtarzając w kółko nonsensowne rzeczy, zabraliśmy ją więc do domu i położyliśmy do łóżka. Jednak rankiem nie mogliśmy jej dobudzić, zawieźliśmy ją więc do pobliskiego szpitala. Doktor powiedział, że ewidentnie czerniak przerzucił się do mózgu i zachowanie mamy jest tego skutkiem. Co mamy robić?".

Lekarz z kliniki Gersona namówił syna do natychmiastowego zabrania matki z powrotem do domu i zaaplikowania lewatyw z kawy co dwie godziny. Organizm chorej wchłaniał tkanki guza i toksyny szybciej, niż się oczyszczał. Toksyny dostały się więc przez krwiobieg do mózgu, kobiecie powinno się od razu podać dodatkowe lewatywy z kawy, a zamiast tego położono ją do łóżka! W nocy jeszcze więcej tkanek z rozpadu guza zostało zaabsorbowanych, powodując poranną półśpiączkę. Ostatecznie lewatywy z kawy stosowane co dwie godziny rozwiązały problem i pacjentka kontynuowała leczenie.

Innemu pacjentowi z poważnym problemem, cierpiącemu początkowo na nowotwór jamy ustnej, usunięto chirurgicznie część podniebienia. Jednak to nie pomogło, rak przerzucił się do płuc. Po pięciu dniach od rozpoczęcia kuracji chory dostał silnego bólu w nodze, tak że nie mógł ruszać się z łóżka. Naturalnie, jak w przypadku wszystkich innych pacjentów, natychmiast założono, że są to nowe przerzuty spowodowane Terapią Gersona. Jednakże zdjęcie rentgenowskie ujawniło, że stare uszkodzenie kości podudzia zaczęło się regenerować. Nie było przerzutów w nodze, a po kilku dniach bóle ustąpiły i noga była całkowicie sprawna.

Kolejną bardzo interesującą historią jest przypadek mężczyzny z czerniakiem, który chorował na malarię w czasie II wojny światowej, przyjmując najpierw chininę, a potem mepakrynę przez wiele lat. W efekcie dwa razy do roku miał ataki malarii. Pewnego razu myślał, że właśnie nadchodzi atak – jednak nie pojawiła się zwyczajowa gorączka i dreszcze. Wkrótce potem pojawił się pierwszy guz, który w czasie operacji okazał się być czerniakiem. Kilka miesięcy później pojawił się kolejny guz i mężczyzna przyjechał do kliniki Gersona.

Po kilku dniach wystąpiły dreszcze i gorączka, objawy typowe dla malarii. Pasożyt był ciągle w jego ciele, ale w momencie, kiedy układ immunologiczny zawiódł, organizm nie był w stanie wytworzyć gorączki. Z pomocą terapii układ immunologiczny zaczął z powrotem działać prawidłowo, pojawiły się więc typowe objawy malarii z temperaturą sięgającą $40,2°C$. Rano gorączka osłabła, ale przez następną noc wciąż dokuczała pacjentowi wysoka temperatura i dreszcze. Lekarze w klinice nie robili nic, żeby zatrzymać czy osłabić gorączkę; zapewnili jedynie pacjentowi komfortowe warunki. Jednak następnego ranka nastąpił przełom – nowy guz prawie zniknął, kurcząc się o ponad 80% – dzięki odbudowie układu immunologicznego. Pacjent już nigdy więcej nie cierpiał na ataki malarii.

W klinice Gersona zjawiła się kobieta w średnim wieku, chora na czerniaka złośliwego, cierpiąca także na cukrzycę typu 2 oraz szpecące zapalenie kości i stawów prawej ręki. Po trzech tygodniach terapii badania krwi i moczu nie wykazywały znaków cukrzycy, a jej boleśnie powyginane palce przestały boleć i stopniowo zaczęły się prostować. Parę miesięcy później, w domu, w środku nocy obudził ją uporczywy, szarpiący ból z lewej strony brzucha, który zaczerwienił się i był gorący. Po ustąpieniu pierwszego ataku paniki, zdała sobie sprawę, że wszystkie te objawy pojawiły się w okolicach jelita ślepego, które usunięto jej jakieś 35 lat temu. Wszystko to minęło szybko, pozostawiając ledwie widoczną, bezbolesną ranę.

Jest to tylko kilka losowo wybranych przypadków. Trzeba pamiętać, że prawie każdy pacjent ma długą historię problemów zdrowotnych, które powracają jako ozdrowieńcza reakcja organizmu podczas oczyszczania (np. stare zapalenie płuc może powodować ból w płucach i flegmę; stare, wyleczone pęknięcia kości mogą przypomnieć o sobie w czasie kryzysu ozdrowieńczego, kiedy leczą się zupełnie; nadmierny cholesterol z płytkami w żyłach i arteriach jest eliminowany z ciała). Kluczem do ich rozpoznania jest fakt, że trwają zaledwie kilka dni, a po ich ustąpieniu pacjenci czują się znacznie lepiej. Jednakże, jeżeli taka sytuacja przeciąga się, może być konieczne zrobienie analizy krwi i moczu, a nawet kompleksowych badań, żeby stwierdzić, czy u podstaw nie leży poważna infekcja. Czasami pacjent cierpi na zaburzenia równowagi elektrolitowej i może istnieć konieczność podania zastrzyków dożylnych, aby przywrócić utraconą równowagę we krwi.

ROZDZIAŁ XVII

Program pełnej terapii

Pełna terapia zalecana jest dla chorych na raka, którzy nie są jednak poważnie osłabieni i nie byli wcześniej leczeni chemioterapią. Godzinny program przedstawiony w tabeli 17-1 dotyczy początkowych trzech do czterech tygodni kuracji. Plan na dalszą część terapii podany jest w tabeli 17-2 w programie rocznym.

Adnotacje do tabeli 17-1

- Wyjaśnienie działania lekarstw znajduje się w Rozdziale 14. Należy przestrzegać zaleceń.
- Przygotuj czysty arkusz, do wypełnienia później, w miarę, jak dawki suplementów, lewatyw z kawy i zastrzyków będą zmniejszane.
- Lewatywy z oleju rycynowego powinny być stosowane co drugi dzień lub według zaleceń lekarza prowadzącego Terapię Gersona.
- Pouczenia dotyczące pełnego programu terapii są podane w rozdziałach od 9 do 13. Zapoznaj się z nimi dokładnie.

Adnotacje do tabeli 17-2

- W zależności od wyników badań krwi, dawki thyroideum mogą być zmniejszone lub zwiększone.

Tabela 17-1
Program godzinny dla typowych pacjentów chorych na raka

	Posiłek	Lewatywa	Olej lniany (łyżki)	Acidol Pepsin (kapsułki)	Sok (230ml)	Roztwór potasu (łyżeczki)	Płyn Lugola (krople)	Thyroideum (tabletki 0,065 g)	Niacyna (mg)	Wyciąg z wątroby (kapsułki)	Pankreatyna (tabletki 325mg)	Zastrzyki z wątroby i witaminy B12 (3 ml wątroby, 1/20ml B12)
06:00		Kawa										
08:00	Śniadanie			2	Pomarańczowy	4	3	1	50		3	
09:00					Zielony	4						
09:30					Jabłko/marchew	4	3					
10:00		Kawa			Jabłko/marchew	4	3	1	50			
11:00					Marchew					2		
12:00					Zielony	4						Codziennie
13:00	Obiad		1	2	Jabłko/marchew	4	3	1	50		3	
14:00		Kawa			Zielony	4						
15:00					Marchew					2		
16:00					Marchew					2		
17:00					Jabłko/marchew	4	3	1	50		3	
18:00		Kawa			Zielony	4						
19:00	Kolacja		1	2	Jabłko/marchew	4	3	1	50		3	
22:00		Kawa										

Tabela 17-2
Program roczny dla typowych pacjentów chorych na raka

Tygodnie	Sok (230ml)	Posiłek i olej lniany	Acidol Pepsin (kapsułki)	Roztwór potasu (łyżeczki)	Thyroideum (tabletki) (0,065 g)	Płyn Lugola (krople)	Niacyna (tabletki)	Pankreatyna (tabletki)	Zastrzyki z wątroby i witaminy B12	Lewatywy z kawy	Zabiegi z oleju rycynowego
2-3	1 pomarańczowy 5 jabłko/marchew 4 zielone 3 marchew		3x2	10x4	5x1	6x3	4x3	raz dziennie	Co 4 godz.	Co drugi dzień
3	Tak samo	Regularny; dodać 2 łyżki oleju lnianego	3x2	10x2	3x½	6x2	6x1	4x2	raz dziennie	Co 4 godz.	Co drugi dzień
5	Tak samo	Regularny; dodać 1 łyżkę oleju lnianego	Tak samo	8x2	2x½	6x2	6x1	4x2	raz dziennie	Co 4 godz.	Co drugi dzień
4	Tak samo	Dodać 80 g jogurtu	Tak samo	8x2	3x½	6x1	6x1	4x2	raz dziennie	Co 4 godz.	Co drugi dzień
5	Tak samo	160 g jogurtu	Tak samo	8x2	3x½	6x1	6x1	4x2	raz dziennie	Co 4 godz.	2 tygodniowo
4	Tak samo	2x 110 g jogurtu	Tak samo	8x2	3x½	6x1	6x1	4x2	raz dziennie	3 dziennie	2 tygodniowo
6	Tak samo	Tak samo	Tak samo	8x2	2x½	6x1	6x1	4x2	Co drugi dzień	2 dziennie	1 tygodniowo
6	Tak samo	Tak samo, więcej surowizny	Tak samo	6x2	2x½	6x1	4x1	4x2	dwa razy w tygodniu	2 dziennie	
6	Tak samo	Tak samo	Tak samo	6x2	2x½	4x1	4x1	4x2	dwa razy w tygodniu	2 dziennie	
9	Tak samo	Tak samo	Tak samo	6x2	2x½	4x1	4x1	4x2	dwa razy w tygodniu	2 dziennie	
9	Tak samo	Tak samo	Tak samo	6x2	2x½		4x1	4x2	dwa razy w tygodniu	1 dziennie	
7	Tak samo	Tak samo	Tak samo	6x2	2x½	5x1	4x1	4x2	raz w tygodniu	1 dziennie	

ROZDZIAŁ XVIII

Program dla pacjentów po chemioterapii i poważnie osłabionych

Uwaga: ten sam program dotyczy obu kategorii chorych.

Chemioterapia stawiała dopiero pierwsze kroki w czasie, gdy dr Gerson praktykował i jej efekty były w dużej mierze nieznane. To tłumaczy, dlaczego nie znajdujemy odniesienia do chemioterapii w jego klasycznym dziele, *A Cancer Therapy: Results of Fifty Cases*[1]. Terapia ta, opierająca się na założeniu, że silne dawki trucizny podane pacjentowi zabiją złośliwe komórki jednocześnie pozwalając zdrowym komórkom na odbudowę, znalazła powszechne zastosowanie dopiero po jego śmierci. Jak do tej pory chemioterapia jest powszechnie stosowana prawie na całym świecie. Czasami jest ordynowana jako metoda adjuwantowa (uzupełniająca) w połączeniu z innymi lekarstwami; w innych przypadkach, stosowana jest przed zabiegiem operacyjnym celem zmniejszenia masy guza. Jeżeli zapytamy lekarzy, wielu z nich przyzna, że chemioterapia może, w najlepszym razie, przedłużyć nadzieję na przeżycie o kilka miesięcy, ale w żadnym razie nie daje szansy na „wyleczenie".

Nie jest naszym celem roztrząsanie pozytywnych i negatywnych stron chemioterapii, które zostały wystarczająco dokładnie omówione przez Ralpha W. Mossa[2] i wielu innych specjalistów (zobacz: Rozdział 20). Naszym jedynym celem jest prezentacja zmian niezbędnych w protokole Gersona w odniesieniu do pacjentów, którzy wcześniej leczeni byli tymi trującymi chemikaliami.

Kiedy zaczynaliśmy praktykować Terapię Gersona w naszej klinice w Meksyku, osiemnaście lat po śmierci dra Gersona, lekarze byli niechętni przyjmowaniu pacjentów po chemioterapii. Nie było o tym wzmianki

---

1   M. Gerson, A Cancer Therapy: Results of Fifty Cases and The Cure of Advanced Cancer by Diet Therapy: A Summary of Thirty Years of Clinical Experimentation, 6 edycja (San Diego, CA: Gerson Institute, 1999)
2   Ralph W. Moss, The Cancer Industry: Unraveling the Politics (edycja poprawiona z oryginału The Cancer Syndrome) (Nowy Jork: Paragon House,1989).

w książce *A Cancer Therapy: Results of Fifty Cases*[3], służącej wówczas jako jedyny przewodnik. Później, kiedy zapoznali się już nieco z terapią i poznali jej pozytywne efekty, z wielką ostrożnością zgodzili się przyjąć dwóch pacjentów leczonych wcześniej chemią, którzy błagali o pomoc. W tym czasie, wiedząc o dodatkowych szkodach wyrządzanych w organizmach chorych przez chemioterapię, lekarze zakładali, że powinni przejść ten sam, regularny program odtrucia, aby usunąć skumulowane toksyny z ich organizmów.

Zgodnie z tym założeniem, pacjenci poddani zostali ścisłemu, intensywnemu protokołowi terapii, łącznie z zabiegami z oleju rycynowego. Lekarze byli zszokowani widząc, że olej rycynowy zaczął usuwać toksyny zbyt gwałtownie, uwalniając je do krwiobiegu i powodując, że pacjenci zaczęli mieć objawy przedawkowania chemii. Musieli zostać przewiezieni na oddział intensywnej terapii; na szczęście obaj przeżyli. To doświadczenie szybko nauczyło lekarzy, żeby nie stosować oleju rycynowego u pacjentów po chemioterapii, w zamiast tego opracować nieco zredukowany program terapii dla tych chorych, taki, który nie przeciążałby wątroby, ani nie uwalniał toksyn zbyt szybko.

Od tego czasu mieliśmy wielu pacjentów po chemii, którzy zostali skutecznie wyleczeni, ale przebiegało to wolniej, niż normalnie. Ich organizmy są, za sprawą silnych dawek syntetycznych leków, znacznie bardziej zatrute, co powoduje również, że rezultaty leczenia są do pewnego stopnia mniej pewne (zobacz: Rozdział 27, historie pacjentów, którzy byli nieskutecznie leczeni chemioterapią, zanim zostali wysłani do domu, żeby umrzeć – ale wyleczyli się Terapią Gersona).

U pacjentów po chemioterapii występują też reakcje organizmu na uzdrawianie, wraz z kryzysami ozdrowieńczymi (zobacz: Rozdział 16). Przebiegają one bardzo różnie w pierwszych miesiącach kuracji. Jednakże z zasady najsilniejsza reakcja organizmu na chemię pojawia się około szóstego miesiąca terapii, inaczej, niż w przypadku typowych kryzysów ozdrowieńczych u pacjentów, którym nie podawano chemii. Z ciał chorych obciążonych chemioterapią wydalane są toksyczne lekarstwa wciąż obecne w organizmie, cierpią wtedy na zaburzenia podobne, choć mniej ostre, do tych, które pojawiały się podczas zabiegów chemioterapii.

Chorzy tracą włosy, mają nudności, owrzodzenia jamy ustnej, bóle, zmniejsza się zawartość białych i czerwonych ciałek krwi, pojawia się osłabienie i zmiany w wynikach badań. Niektórzy pacjenci czują woń chemikaliów uwalnianych przez skórę, często również po lewatywie czuć zapach chemii. Takie, pojawiające w pierwszych sześciu miesiącach reakcje organizmu na zatrucie chemią, mogą przedłużać się do trzech tygodni, ale po

---

3 Note 1 (Gerson), supra.

Terapia doktora Gersona

tym czasie pacjent czuje się znacznie lepiej. Znikają wymienione wcześniej symptomy, wyniki krwi znów się poprawiają, guzy zmniejszają się szybciej, odrastają włosy i wraca energia.

Po największym kryzysie można ostrożnie dołączyć do protokołu zabieg z olejem rycynowym, bardzo ważną część terapii. Pacjent stopniowo zaczyna lewatywy z oleju rycynowego. Zamiast zwyczajowych dawek (zobacz Rozdział 13), przez dwa, trzy tygodnie dodajemy jedynie dwie łyżeczki oleju do normalnej lewatywy z kawy, maksymalnie dwa razy w tygodniu. Jeżeli pacjent nie reaguje zbyt gwałtownie, zwiększamy dawkę do czterech łyżeczek przez następne cztery tygodnie. Jeżeli i ta dawka jest dobrze tolerowana, choremu podaje się łyżeczkę oleju rycynowego do wypicia, którą popija normalną porcją osłodzonej kawy; po pięciu godzinach aplikujemy lewatywę z oleju rycynowego, procedurę stosujemy dwa razy w tygodniu. W kolejnych tygodniach stopniowo zwiększamy intensywność zabiegów olejem rycynowym, aż do momentu, kiedy pacjent jest w stanie poddać się pełnej kuracji i normalnemu, intensywnemu protokołowi terapii, jaki przechodzą pacjenci bez chemii.

Tabela 18-1 przedstawia szczegóły terapii zmodyfikowanej na potrzeby pacjentów po chemioterapii i/lub poważnie osłabionych.

Adnotacje do tabeli 18-1

- Przygotuj czysty arkusz, do wypełnienia później, w miarę, jak dawki suplementów, lewatyw z kawy i zastrzyków będą zmniejszane.
- Nie stosujemy zabiegów z olejem rycynowym.
- Precyzyjny program terapii, określający dokładnie ilość soków, lewatyw, lekarstw itd. powinien być odpowiednio dostosowany przez lekarza przeszkolonego w stosowaniu Terapii Gersona.

Tabela 18-1
Program godzinny dla pacjentów po chemioterapii i/lub poważnie osłabionych

	Lewatywa	Posiłek	Olej lniany (łyżki)	Acidol Pepsin (tabletki)	Sok (230ml)	Roztwór potasu (łyżeczki)	Płyn Lugola (krople)	Thyroideum (tabletki 0,065 g)	Niacyna (mg)	Wyciąg z wątroby (kapsułki)	Pankreatyna (tabletki)	Zastrzyki z wątroby i witaminy B12
08:00		Śniadanie		2	Pomarańczowy	2	1	1	50	2	3	
09:00	Kawa											
10:00					Zielony							
11:00					Jabłko/marchew	2	1		50			
12:00					Marchew					2		1 dziennie
13:00					Zielony	2						
14:00	Kawa	Obiad	1	2	Jabłko/marchew	2	1	1	50		3	
17:00					Zielony	2						
18:00	Kawa				Jabłko/marchew	2	1		50		3	
					Zielony	2						
19:00		Kolacja	1	2	Jabłko/marchew	2	1	1		2	3	

Terapia doktora Gersona

Dla ułatwienia, poniżej zamieszczamy podsumowanie składników programu:
- 10 szklanek, 230 ml każda, różnych soków (np. jabłko/marchewka, marchewka, zielony lub pomarańczowy). Zmniejszamy do 8 szklanek dla ciężko chorych pacjentów lub do 10 o pojemności 120 – 170 ml Dla takich pacjentów można dodać do 50 g kleiku z płatków owsianych do każdego soku, żeby ułatwić trawienie (zobacz: Rozdział 16)
- 18 łyżeczek roztworu potasu (2 łyżeczki na każdy sok)
- 1,5 do 3 tabletek Thyroideum
- 5 kropli płynu Lugola
- 5 tabletek 50 g niacyny (pominąć, jeżeli występuje krwawienie)
- 6 kapsułek Acidol Pepsin
- 6 kapsułek wyciągu z wątroby
- 12 tabletek pankreatyny
- 3 ml ekstraktu z wątroby wymieszanego z 50 µg witaminy B12 (jeden domięśniowy zastrzyk dziennie)
- 3 lewatywy z kawy
- 200 do 600 mg Koenzymu Q10, zaczynając ostrożnie od 50 mg dziennie

Program posiłków się nie zmienia, zawiera również dwie łyżki oleju lnianego dziennie przez pierwszy miesiąc kuracji, potem 1 łyżkę dziennie do końca terapii.

ROZDZIAŁ XIX

Terapia Gersona w leczeniu chorób innych niż nowotwory złośliwe

W trakcie swojej długiej klinicznej praktyki, dr Gerson był w stanie ustalić, że pacjent cierpiący na chorobę inną niż nowotwór złośliwy, ma chorą, zniszczoną wątrobę, podczas gdy wątroba chorego na raka jest silnie toksyczna (zatruta). Na podstawie tego odkrycia dostosował odpowiednio swoją terapię, tworząc mniej intensywny program kuracji dla niezłośliwych chorób. Podkreślał jednak, że wyleczenie następuje szybciej, jeśli nawet taki pacjent decyduje się na pełną, intensywną terapię.

Złagodzony program terapii jest mniej wymagający i łatwiejszy w zastosowaniu, tak że pacjenci mogą nawet kontynuować pracę. Jest to ogromną zaletą, gdyż większość chorych opiera swój byt na dochodach z pracy i nie może sobie pozwolić na jej zostawienie nawet na krótki okres czasu. Tabela 19-1 przedstawia typowy godzinny program dla pacjentów stosujących złagodzony program terapii.

Adnotacje do tabeli 19-1

- Przygotuj czysty arkusz, do wypełnienia później, w miarę, jak dawki suplementów, lewatyw z kawy i zastrzyków będą zmniejszane.

W zależności od stanu pacjenta można zmniejszyć ilość soków z dziesięciu do ośmiu. Podajemy wówczas cztery soki jabłkowo-marchwiowe, trzy zielone i jeden pomarańczowy. Jednakże nie należy zmniejszać ilości soków poniżej ośmiu dziennie. Pacjenci z chorobami kolagenu (np. toczeń, reumatoidalne zapalenie stawów i sklerodermia) nie powinni pić soku pomarańczowego, który można zastąpić świeżo wyciśniętym sokiem z jabłek, marchewki lub zielonym sokiem. Wszystkie pozostałe zasady Terapii Gersona – dieta, lewatywy z kawy, staranne unikanie toksyn w domu itd.– muszą być przestrzegane tak samo, jak w przypadku pełnej terapii.

Aby poznać szczegóły radzenia sobie z wymogami terapii w momencie powrotu do pracy, zobacz: Rozdział 20.

Tabela 19-1
Złagodzony program dla cierpiących na choroby inne niż nowotwory złośliwe

	Posiłek	Olej lniany (łyżki)	Acidol Pepsin (tabletki)	Sok (230ml)	Roztwór potasu (łyżeczki)	Płyn Lugola (krople)	Thyroideum (tabletki 0,065 g)	Niacyna (mg)	Wyciąg z wątroby (kapsułki)	Pankreatyna (tabletki)	Zastrzyki z wątroby i witaminy B12
08:00 Lewatywa											
09:00 Kawa	Śniadanie		2	Pomarańczowy	2	1	1	50	2	3	
10:00				Zielony	2						
11:00				Jabłko/marchew	2			50			
12:00				Marchew					2		Co drugi dzień
13:00	Obiad	1	2	Zielony	2					3	
14:00 Kawa				Jabłko/marchew	2	1	1	50		3	
17:00				Zielony	2						
18:00 Kawa				Jabłko/marchew	2			50		3	
19:00	Kolacja	1	2	Jabłko/marchew	2	1		50	2	3	

ROZDZIAŁ XX

Ważne kwestie do zapamiętania

W tym rozdziale poruszamy kilka różnorodnych zagadnień, których zrozumienie wspomoże wysiłki zmierzające do wyzdrowienia i ochrony naszego zdrowia. Wiedza jest potęgą, a pojawianie się coraz większej ilości tzw. „pacjentów ekspertów" świadczy o tym, że ludzie coraz chętniej przejmują odpowiedzialność za swoje zdrowie i dobre samopoczucie. Nie ma wątpliwości, że jesteś jednym z nich. Mamy nadzieję, że informacje tutaj zawarte okażą się pomocne.

ORTODOKSYJNE METODY LECZENIA RAKA

W przeciwieństwie do nieinwazyjnej, nietoksycznej i holistycznej metody leczenia raka, jaką jest Terapia Gersona, ortodoksyjna onkologia koncentruje się na zniszczeniu i usunięciu guzów na trzy sposoby – operacyjnie, chemioterapią lub radioterapią. W kolejnych paragrafach znajdziesz krótkie streszczenia każdej z tych metod.

OPERACJA

W wielu przypadkach chorzy na raka są w stanie uniknąć zabiegów operacyjnych, decydując się w zamian na Terapię Gersona. Czasami jednak, lekarz prowadzący Terapię Gersona zasugeruje operację po to, by zmniejszyć sporych rozmiarów guzy. Prawdą jest, że usunięcie guzów pomaga organizmowi w radzeniu sobie z pozostałymi elementami choroby. Jest to spowodowane faktem, że komórki złośliwe mają inny metabolizm, niż komórki zdrowe, i uwalniają toksyczne substancje do otaczających je tkanek oraz do krwiobiegu. Jest logiczne, że usunięcie guza może ten proces zatrzymać, ale operacja ma poważne, niekorzystne skutki uboczne.

Przed operacją podawany jest pacjentowi środek uspokajający, żeby chorego uspokoić i uniknąć wzrostu ciśnienia krwi. Następnym krokiem jest miejscowe lub ogólne znieczulenie oraz spore dawki antybiotyków. Po przebudzeniu pacjent odczuwa bóle, dostaje więc silne dawki leków przeciwbólowych. Reasumując, do organizmu chorego wprowadzanych jest wiele szkodliwych toksyn.

W ostatnich czasach pojawił się nowy problem. Z powodu nadmiernego stosowania antybiotyków i niewłaściwej higieny w szpitalach, rozwinęły się tzw. „super bakterie", które odporne są na działanie wszystkich znanych antybiotyków. W efekcie ogromne rzesze pacjentów zarażane są odporną odmianą bakterii gronkowca (staphylococcus aureus), której nie można opanować. W odniesieniu do pacjentów mających już poważnie osłabiony układ immunologiczny, infekcja taka może być śmiertelnym zagrożeniem.

Niemniej jednak, operacja w pewnych warunkach jest konieczna i musi być pilnie przeprowadzona, żeby ocalić życie. Mogą to być przypadki, kiedy narastająca tkanka blokuje jakiś organ; lub gdy pojawia się krwawienie spowodowane rozrostem guza niszczącego duże naczynia krwionośne; w wyniku obrażeń pacjenta poniesionych w wypadku i wymagających natychmiastowej chirurgicznej interwencji. Często jednakże nie ma potrzeby wykonywać operacji w trybie pilnym. Dla przykładu, jeżeli pacjent w czasie Terapii Gersona musi pójść do szpitala na planowaną operację, jest wtedy dość czasu, żeby się do niej solidnie przygotować

Należy zawsze pamiętać, że w chwili, kiedy pacjent jest już odtruty, jego ciało będzie znacznie silniej reagować na podawane środki anestezjologiczne, przeciwbólowe, a nawet antybiotyki. Jeżeli mniej lub bardziej odtruty pacjent Gersona będzie próbował tę kwestię przedyskutować z typowym szpitalnym lekarzem lub/i anestezjologiem, oni zazwyczaj nie zrozumieją, o czym chory mówi. Z tego powodu najlepiej samemu przygotować organizm na przyjęcie lekarstw, których nie sposób uniknąć, co robimy poprzez wywołanie tymczasowo mniejszej wrażliwości na te środki, nawet, jeżeli oznacza to, niestety, ograniczenie skuteczności działania terapii. Aby to zrobić, należy dwukrotnie zwiększyć dawkę jogurtu w jadłospisie i zjeść dwa lub trzy posiłki zawierające gotowaną albo pieczoną rybę tuż przed pójściem do szpitala. To spowoduje czasowe zatrzymanie procesu uzdrawiania organizmu.

Po zabiegu dobrze jest opuścić szpital tak szybko, jak to tylko możliwe. Po powrocie do domu wracamy natychmiast do pełnego programu terapii, a nawet więcej – dobrze jest wykluczyć jogurt z jadłospisu przez parę dni i zwiększyć czasowo ilość lewatyw do czterech lub więcej dziennie, żeby wyczyścić wszystkie wprowadzone do ciała toksyny. Po tym wszystkim pacjent wraca do swojego normalnego programu terapii który stosował przed operacją.

OPERACJA DIAGNOSTYCZNA

Jeżeli mammografia lub rezonans magnetyczny (MRI) wykażą „podejrzaną" narośl lub „cień" w obszarze piersi, lekarz i pacjent potrzebują poznać rzeczywisty charakter takiej zmiany. Lekarz zazwyczaj zasugeruje pilną biopsję i przebadanie tkanki guza, żeby postawić właściwą diagnozę.

Następnym krokiem będzie operacja usunięcia guza piersi. Jeżeli z doświadczenia chirurga wynika, że może to być złośliwy guz, sprawdzi on również otaczające go tkanki, w szczególności węzły chłonne pod pachami, by upewnić się, czy są przerzuty. Problem zaczyna się, kiedy chirurg wycina węzły chłonne, ale nie robi tego z jednym lub dwoma węzłami, ale z co najmniej dziesięcioma. W medycynie ortodoksyjnej zabieg taki jest wykonywany po to, by dostarczyć onkologowi wystarczającej ilości materiału do ustalenia odpowiedniej chemioterapii dla pacjenta. Jednakże, jeżeli pacjent już zdecydował się na leczenie Terapią Gersona, bezsensowne jest usuwanie tak dużej liczby węzłów chłonnych. Jeżeli mimo wszystko zostanie to zrobione, spowoduje zakłócenia krążenia u pacjenta i obrzęki ramion wywołane zablokowaniem płynów, co w efekcie wywoła silny dyskomfort, wliczając trudności z poruszaniem ramionami.

Jak można uniknąć takiego ryzyka? Rutynowo przed rozpoczęciem jakiegokolwiek zabiegu chirurgicznego, lekarz żąda od pacjenta podpisania dokumentu uprawniającego go do wykonania w czasie operacji każdego zabiegu, który wydaję się być najlepszy i najstosowniejszy w napotkanych okolicznościach. Jeżeli chory zgodzi się na takie ogólne warunki i podpisze dokument, może się liczyć z tym, że zbyt duża liczba węzłów zostanie wycięta. Zamiast zgadzać się na takie warunki, pacjent powinien jasno określić w podpisanych dokumentach, że zgadza się na usunięcie nie więcej niż jednego lub dwóch węzłów.

RADIOTERAPIA

Radioterapia może być stosowana zarówno jako narzędzie diagnostyczne, jak i procedura terapeutyczna. Najwcześniej pacjent jest naświetlany w czasie diagnozy, przy wykonywaniu zdjęć rentgenowskich. Są one względnie mało szkodliwe. Inne metody diagnostyczne obejmują tomografię komputerową (CT), pierwotnie znaną jako komputerowa tomografia osiowa (CAT), która pozwala na uzyskanie, przy użyciu promieni rentgena, dokładnych obrazów narządów pacjenta pod różnym kątem. Jedynym narzędziem diagnostycznym, które nie wykorzystuje promieniowania rentgenowskiego, jest rezonans magnetyczny (MRI), wykorzystujący zjawisko oddziaływania fal elektromagnetycznych o odpowiedniej częstotliwości, które powodują powstawanie spinów jądrowych w zewnętrznym polu magnetycznym, co pozwala na uzyskanie bardzo dokładnych obrazów narządów i tkanek pacjenta.

Jeżeli zdiagnozowano nowotwór złośliwy, pacjentowi proponuje się cykl radioterapii, składający się zazwyczaj z 30 zabiegów. Chociaż techniki stosowane w tych zabiegach zostały znacznie usprawnione w przeciągu ostatnich lat w taki sposób, żeby ograniczyć naświetlenie tylko do tej części ciała pacjenta, która jest chora, to jednak wciąż mogą się zdarzyć poważne skutki uboczne w formie poparzeń. Zgodnie z oficjalnym poglądem medycyny alopatycznej, poparzenia powstałe po zabiegach radioterapii nie są wyleczalne, jednak szkody te są prawie całkowicie odwracalne przy użyciu technik Gersona.

Książka dra Gersona, „*A Cancer Therapy: Results of Fifty Cases*"[1], prezentuje historię pacjenta (przypadek nr 11), który poddany został 88 silnym zabiegom radioterapii doznając przy tym poważnych poparzeń. Co gorsza, rak pojawił się ponownie. Interesujące jednak, że w czasie Terapii Gersona guzy w płucach i węzłach chłonnych ustąpiły wcześniej, niż poparzenia spowodowane naświetlaniem. W końcu jednak mężczyzna został kompletnie wyleczony i żył w dobrym zdrowiu przez następnych 50 lat.

W przypadku nowotworów jamy ustnej, zabiegi radioterapii są szczególnie dewastujące, ponieważ powodują wysychanie gruczołów ślinowych. W rezultacie suchość w ustach nie pozwala pacjentom zasnąć i wymaga ciągłego popijania wody, żeby zwilżyć wysuszone usta. Co ciekawe, mieliśmy w naszej klinice przypadki pacjentów, których błony śluzowe wracały do normy w przeciągu dwóch tygodni po poważnych uszkodzeniach wywołanych naświetlaniem.

Lekarze praktykujący metodę Gersona zazwyczaj nie stosują radioterapii. Jest tylko jeden specyficzny przypadek, w którym naświetlania mogą być wskazane – chodzi o łagodzenie ekstremalnie silnych bólów kości w przypadku raka kości lub przerzutów do kości, które są wyjątkowo trudne w opanowaniu i leczą się znacznie wolniej, niż nowotwory w tkankach miękkich. Aby pomóc pacjentowi, stosuje się bardzo niewielkie ilości (czasem tylko trzy do pięciu) zabiegów radioterapii, żeby zatrzymać postępy guza i ulżyć choremu w bólu. Radioterapia jest wówczas bardziej wskazanym środkiem zwalczania bólu niż syntetyczne lekarstwa, gdyż te, z uwagi na swą silną

---

[1] M. Gerson, A Cancer Therapy: Results of Fifty Cases and The Cure of Advanced Cancer by Diet Therapy: A Summary of Thirty Years of Clinical Experimentation, 6 edycja. (San Diego, CA: Gerson Institute, 1999), s. 295.

toksyczność, zakłócają powrót do zdrowia. Radioterapia powoduje, że lekarstwa nie są konieczne, kości mogą zdrowieć, a ból nie powraca.

CHEMIOTERAPIA

Od mniej więcej 1960 roku chemioterapia jest jednym z głównych narzędzi w leczeniu raka. Istnieje wiele jej odmian, ale wszystkie mają ciągle wspólny mianownik: są bardzo toksyczne. Celem ich stosowania jest zniszczenie komórek rakowych i w ten sposób wykorzenienie nowotworu złośliwego. Jednakże nie istnieje żadna forma chemioterapii, która nie zabijałaby przy tym zdrowych komórek.

Zakłada się, że chemioterapia, poprzez ingerencję w proces metabolizmu złośliwych komórek, zatrzyma ich gwałtowny podział. I tak się dzieje, ale w organizmie człowieka są też inne komórki i tkanki, które szybko się dzielą – szpik kostny, który, pośród wielu funkcji, wytwarza także białe ciałka krwi, niezbędne do prawidłowej pracy układu immunologicznego; błona śluzowa przewodu pokarmowego; mieszki włosowe. Są one poważnie uszkadzane podczas zabiegów chemioterapii, w wyniku czego dochodzi do osłabienia układu immunologicznego, nudności, wymiotów, krwawienia jelitowego, wrzodów jamy ustnej i utraty włosów. W ostatecznym rozrachunku szkody okazują się jeszcze poważniejsze. Pacjenci skarżą się na utratę pamięci, a dzieci na problemy w nauce, pojawiają się uszkodzenia serca, nerek i płuc oraz znaczny wzrost częstotliwości występowania infekcji.

Leki stosowane w chemioterapii są przedmiotem ciągłych udoskonaleń, często jednak motywowanych komercyjnymi pobudkami. Jeden z najnowszych leków, Gemzar®, który początkowo został dopuszczony w leczeniu raka płuc i piersi, jest dziś także stosowany w zaawansowanych stadiach raka jajników. Nie ma dowodów potwierdzających, że lek ten przedłuża życie. Z drugiej strony, powoduje poważniejsze skutki uboczne niż stosowane wcześniej specyfiki, jest przy tym bardzo drogi. Najnowsze dane mówią, że jedna seria zabiegów, składająca się z sześciu dawek Gemzaru, kosztuje około 12 600 $.

Chemioterapia może się poszczycić kilkoma sukcesami, osiągnięciem rzeczywistych wyzdrowień, ale są one ograniczone do rzadkich i specyficznych nowotworów, takich, jak występujący u kobiet w ciąży rak kosmówki. Skutecznie leczony w około 50 % przypadków[2] jest również pewien rodzaj chło-

---

2 „Non-Hodgkin Lymphomas," The Merck Manuals, Online Medical Library (www.merck.com/mmpe/sec11/ch143/ch143c.html); *zobacz także* Ralph W. Moss, *The Cancer Industry: Unravelling the Politics* (edycja poprawiona z oryginału *The Cancer Syndrome)* (Nowy Jork: Paragon House, 1989).

niaka, występujący głównie w Afryce i znany pod nazwą chłoniaka Burkitta. Chemioterapia osiąga też sukcesy w leczeniu ostrej białaczki limfoblastycznej, kiedy to około 50% pacjentów przeżywa 5 lat bez nawrotów choroby[3]. Niestety, osiągnięcia te dotyczą rzadkich przypadków raka[4]. Najczęściej występujące nowotwory złośliwe, takie jak rak piersi, prostaty, płuc i coraz częściej rak jelita grubego, nie odpowiadają dobrze na leczenie chemioterapią, pomimo to jest ona prawie zawsze stosowana we wszystkich tych przypadkach.

Wymowne i alarmujące podsumowanie stosowania chemioterapii w leczeniu ukazało się już w roku 1972 w książce dr Victora Richardsa „*Cancer – the Wayward Cell: Its Origins, Nature, and Treatment*". W książce tej dr Richards stwierdza, że chociaż skutek paliatywny (uśmierzenie bólu i delikatne skurczenie guza) pojawia się „tylko na krótko w od 5% do 10% przypadków, chemioterapia odgrywa niezwykle ważną rolę w utrzymaniu pacjenta ukierunkowanego na właściwą terapię medyczną, zapobiegając poczuciu bycia opuszczonym przez lekarzy(...)Te potencjalnie użyteczne lekarstwa mogą również zapobiegać rozpowszechnianiu się znachorskich metod leczenia raka(...)"[5].

Ubolewając nad stosowaniem chemioterapii, Ralph W. Moss pisze w swojej książce, „*The Cancer Industry: Unravelling the Politics*": „W opinii dra Richardsa zasadne jest narażanie zdrowia pacjentów, wystawianie ich na ryzyko nudności, wymiotów, zawrotów głowy, utraty włosów, owrzodzeń jamy ustnej, a nawet przedwczesnej śmierci tylko po to, by 'utrzymać pacjentów ukierunkowanych na właściwą terapią medyczną' i trzymać ich z daleka od 'znachorów leczących raka' "[6]. Innymi słowy, właściwe i stosowne jest trzymanie pacjentów z daleka od poszukiwania pomocy innej, niż ta oferowana przez ortodoksją medycynę. Znamiennie jest, że na większości opakowań leków podawanych w zabiegach chemioterapii napisano, że lek ten może powodować nowotwory[7].

Jak bardzo toksyczne są lekarstwa używane w chemioterapii, najlepiej obrazuje treść instrukcji postępowania dla pielęgniarek na oddziałach onko-

---

3   Dr Hiromu Muchi, dr Hiroko Ijima oraz dr Toshio Suda, „The Treatment of Childhood Acute Lymphocytic Leukemia with Prophylactic Intrathecal and Systemic Intermediate-Dose (150 mg/m2) Methotrexate, Japanese Journal of Clinical Oncology 12: s. 363-370 (1982); zobacz także Note 2 (Moss), supra.
4   Lawrence H. Einhorn, „Curing metastatic testicular cancer," *Proceedings of the National Academy of Sciences* 99 (2002): s. 4592-4595; *zobacz także* Note 2 (Moss), supra.
5   Dr Victor Richards, *Cancer—the Wayward Cell: Its Origins, Nature, and Treatment* (Berkeley: University of California Press, 1972).
6   Zobacz Note 2 (Moss), supra.
7   Ralph W. Moss, Questioning Chemotherapy (Brooklyn: Equinox Press, 2000) („Chemioterapia może powodować raka. Najdziwniejsze w chemioterapii jest to, że wiele z tych lekarstw jest kancerogennych. Może wydawać się zdumiewającym przeciętnemu czytelnikowi, że lekarstwa walczące z rakiem mogą go powodować, ale jest to niezaprzeczalny fakt.")

logicznych. Ostrzega ona pielęgniarki przygotowujące lek przed podaniem go choremu, o „poważnym ryzyku" uszkodzenia skóry, powstania zaburzeń reprodukcyjnych, problemów hematologicznych (układu krwionośnego) oraz zmian patologicznych wątroby i chromosomów. Pielęgniarki są również instruowane, żeby nigdy „nie jeść, nie pić, nie palić oraz nie używać kosmetyków w miejscu przygotowywania leków"[8].

IMPLANTY PIERSI

Są alternatywą dla niektórych pacjentek z rakiem piersi, głównie z powodów estetycznych, ale mogą mieć poważny wpływ na zdrowie. Jest oczywiście zrozumiałe, że pacjentki po zabiegu usunięcia jednej lub obu piersi chciałyby mieć rekompensatę w postaci implantu. Jednakże, jest z tym związane ryzyko, którego stopień zależny jest od użytych materiałów.

Najgorszym wyborem jest implant wypełniony silikonem, który pęka, wycieka i przedostaje się do sąsiednich tkanek. W takich przypadkach odnotowaliśmy poważne zatrucia całego obszaru klatki piersiowej, migreny i krańcowe osłabienie, do tego stopnia, że pacjentki były obłożnie chore. Terapia Gersona leczyła większość z tych dolegliwości. Ustępowały migreny, wracała energia i kobiety mogły z powrotem normalnie funkcjonować.

Jeżeli używane są inne wypełniacze, możliwość wycieku jest mniejszym problemem, ale implant wciąż pozostaje obcym materiałem, który ciało stara się odrzucić. Nie może tego zrobić, bo implant jest zamocowany na stałe, co w efekcie powoduje stałe podrażnienie, szczególnie niebezpieczne dla pacjentek, którym usunięto pierś z powodu nowotworu. Rozważając wady i zalety implantów, wydaje się sensowne stwierdzenie, że względy kosmetyczne są mniej ważne, niż uniknięcie nawrotów choroby nowotworowej.

POMOC DOMOWA

Jedyną wadą Terapii Gersona jest jej pracochłonność, równająca się niemal normalnemu, ośmiogodzinnemu dniowi pracy. Bardzo dużo czasu i energii zajmuje codzienne przygotowanie 10 – 13 świeżych soków wypijanych co godzinę, poza tym sporo wysiłku wymaga przygotowanie posiłków, koncentratu z kawy do lewatyw oraz zapewnienie stałych dostaw świeżych produktów niezbędnych do sprawnego przebiegu kuracji. Warzywa i owoce muszą być umyte i przygotowane do wyciśnięcia soku lub gotowania, wszystko to należy

---
8 Ibid.

wykonać tuż przed samym posiłkiem/sokiem, żeby zagwarantować świeżość produktów. Wszystkiemu musi oczywiście towarzyszyć utrzymanie właściwej czystości, stałe mycie garnków, talerzy i wszystkich urządzeń kuchennych. Co więcej, ta codzienna rutyna, zajmująca prawie osiem godzin, musi być kontynuowana non stop przez siedem dni w tygodniu.

Naturalnie, poważnie chorzy pacjenci, czy nawet lżej chorzy, nie są w stanie poradzić sobie sami z tak wymagającym protokołem. Bez względu na powagę stanu w jakim się znajdują, pacjenci muszą odpoczywać, żeby się wyleczyć. Należy o tym nieustannie przypominać, gdyż dla wielu ludzi – szczególnie członków rodziny pacjenta – nie jest to jasne. Zdrowienie, heroiczna praca organizmu w celu zwalczenia choroby, wymaga energii; już uszczuplona energia chorego człowieka musi być zarezerwowana tylko do tego zadania.

Innymi słowy, żeby sprostać wymogom terapii, konieczne jest zaangażowanie dodatkowej osoby. W wielu przypadkach małżonek lub ktoś z rodziny jest chętny i ma możliwość niesienia pomocy, ale intensywność i ciągłość obowiązków szybko wyczerpią siły jednej osoby. Polecamy wówczas zatrudnienie pomocy kuchennej i przeszkolenie jej. Najlepiej zatrudnić dwie osoby, każdą z nich pracującą w określone dni tygodnia.

Wybranie właściwego człowieka do pomocy jest bardzo ważne. Nie jest mądre zatrudnianie pielęgniarki wykształconej w medycynie klasycznej, gdyż może ona nie aprobować naturalnego podejścia kuracji i próbować ją ulepszać. Z drugiej strony, wytrawny kucharz uznałby prawdopodobnie metody przygotowania potraw w kuchni Gersona za trudne do zaakceptowania. Najlepszym wyborem jest osoba o otwartym umyśle, chętna do przeszkolenia i postępowania zgodnie z wytycznymi zasadami. Niektórzy z pacjentów korzystali z pomocy swoich kościołów w znalezieniu wolontariuszy. Najlepszym wyjściem jest znalezienie kilku wolontariuszy, którzy mogliby się zmieniać, zapewniając jednak nieprzerwaną pomoc.

Ponieważ cogodzinne przygotowanie soków wraz z innymi zadaniami jest sporym wyzwaniem dla jednej osoby, może być potrzebna druga, która raz lub dwa razy w tygodniu posprząta dom. Jak pisaliśmy wcześniej (zobacz: Rozdział 9), w domu pacjenta nie mogą być stosowane żadne toksyczne środki czyszczące.

Po dziewięciu, dwunastu miesiącach terapii pacjent jest zwykle w znacznie lepszym stanie i może przejąć część obowiązków związanych z przygotowaniem jedzenia lub soków. Jednak, jeżeli przejęcie tych obowiązków wywołuje symptomy nadmiernego zmęczenia, potrzebna jest ponownie pomoc z zewnątrz. W tym czasie niektórzy z chorych, zwykle jeśli są żywicielami rodzin, są w stanie wrócić do pracy – najpierw w niepełnym, później w pełnym wymiarze godzin.

Jest tylko jeden istotny warunek – pacjentowi pod żadnym pozorem nie wolno jeść obiadu w restauracji czy na stołówce. Musi on jeść normalny obiad Gersona w domu, razem ze świeżo przygotowanym zielonym sokiem (który nie może być przygotowany wcześniej i zabrany do pracy), mieć trochę czasu na wypoczynek i lewatywę z kawy. Sok jabłkowo-marchewkowy może być zabrany rano do pracy w termosie ze szklanym wkładem; kolejny pełny soku termos należy przygotować pacjentowi po południu, żeby mógł zabrać go do pracy po obiedzie. Po powrocie do domu pacjent dla zbalansowania pije zielony sok, aplikuje lewatywę z kawy i odpoczywa. Ta procedura ma zastosowanie tylko wtedy, jeżeli osoba, która pozostaje w domu, jest w stanie przygotować wszystkie elementy terapii dla pacjenta.

PROBLEM ZE SŁOŃCEM

Światło słoneczne może być źródłem zdrowia, ale może być też zabójcze. Różnica polega na intensywności, z jaką wystawiamy się na działanie promieni słonecznych. Organizm człowieka potrzebuje witaminy D, pomagającej prawidłowo funkcjonować wielu naszym organom i niezbędnej do prawidłowego formowania się i metabolizmu kości. Jednakże bardzo niewiele żywności dostarcza witaminę D (część komercyjnych produktów spożywczych zawiera jej syntetyczną odmianę), więc potrzebujemy witaminy D, która jest wytwarzana w naszej skórze wystawionej na działanie promieni słonecznych.

Problem leży w tym, że promienie ultrafioletowe (UV) zawarte w świetle słonecznym, mogą powodować uszkodzenie komórek. To po części wyjaśnia, dlaczego powszechna moda na opaleniznę idzie w parze z podwojeniem przypadków raka skóry w czasie kilku ostatnich dekad[9]. Nawet ci, którzy niezbyt lubią wylegiwanie się na słonecznych plażach, ale pracują na świeżym powietrzu, narażeni są na ryzyko raka skóry, gdyż 30% do 50% promieni UV oddziałuje na nas nawet w pochmurny dzień.

Pacjenci w czasie kuracji Gersona muszą unikać poparzeń słonecznych przynoszących szybko widoczną szkodę w postaci pojawiających się bąbli na skórze, zaczerwienienia i podrażnienia, ale mogą też powodować długotrwałe skutki począwszy od suchej, pomarszczonej skóry jako najłagodniejszego z objawów, aż do czerniaka jako najpoważniejszego. Pierwszą zasadą, której należy przestrzegać, jest unikanie wychodzenia na słońce latem pomiędzy 10:00 a 15:00, a w krajach o ciepłym klimacie przez cały rok. Można

---

9 „Tanning Beds May Increase Skin Cancer Risk," American Cancer Society News Center (16 maja, 2005).

cieszyć się jasnym dniem w ocienionym miejscu, ale nie w pobliżu wody, która bardzo mocno odbija promienie słoneczne. Nawet poza tymi godzinami ważne jest, aby wychodząc na zewnątrz zabezpieczać się dobrze przed słońcem. Najlepszą ochronę zapewniają jasne lub białe bawełniane koszulki z długim rękawem, długie spodnie i kapelusze z szerokim rondem lub białe czapeczki z daszkiem.

Zdrowe dziecko powinno w czasie lata bawić się na zewnątrz i pływać, ale dzieci są jeszcze bardziej wrażliwe na słońce niż dorośli. Niestety, 90% dostępnych środków ochrony przeciwsłonecznej zawiera środek chemiczny octyl methoxycinnamate, który jest toksyczny, a jego szkodliwość zwiększa się dwukrotnie pod wpływem działania promieni słonecznych[10]. Ponieważ skóra absorbuje 60% substancji znajdujących się na niej, oczywiste jest, że użycie takich środków przez dzieci jest niewłaściwe. Jednakże można znaleźć również skuteczne, nietoksyczne środki przeciwsłoneczne zawierające naturalne składniki, takie jak zielona herbata.

TERAPIE KOMPLEMENTARNE

W dzisiejszych czasach mamy do wyboru oszałamiającą ilość terapii komplementarnych i często pojawia się pytanie, czy pacjenci Gersona mogą je stosować. Najprostsza odpowiedź brzmi, że wszystko, co w jakikolwiek sposób pomaga zdrowieć i nie jest w sprzeczności z wymogami terapii, jest dozwolone i potencjalnie pomocne. Jednakże nie ma tutaj miejsca na błędy, przedstawiamy więc jasno, które techniki mogą być bezpiecznie stosowane.

Refleksoterapia i akupresura

Ich pochodzenie datuje się na czasy starożytnego Egiptu, Chin i Indii. Opierają się na założeniu, że stopy i ręce są odbiciem lustrzanym całego ciała i że, poprzez uciski odpowiednich punktów, w szczególności na stopach, wywieramy wpływ na odpowiadające im organy i partie ciała. Celem zabiegów jest odblokowanie zatorów, blokad i zakodowanych wzorców reakcji na stres, a przez to przywrócenie homeostazy, naturalnej wewnętrznej równowagi organizmu. Refleksoterapia nie rości sobie prawa do diagnozowania czy leczenia, ale wykazuje dobre efekty w ogólnej poprawie samopoczucia. W odniesieniu do pacjentów chorych na raka musi być stosowana ostrożnie, z pominięciem punktów powiązanych z chorymi organami.

---

10 Rob Edwards, „Sinister side of sunscreens," *New Scientist* (7 października, 2000).

Reiki

Jest to japońska technika służąca do zmniejszania stresu i relaksacji, co pomaga w powrocie do zdrowia. Stosujący reiki wierzą, że istnieje niewidoczna, życiodajna siła przenikająca wszystkie żywe organizmy i utrzymująca je przy życiu. Jeżeli poziom tej energii spada, cierpimy z powodu stresu i chorujemy. Żeby uzdrowić chorego, Mistrz Reiki przepuszcza tę siłę przez swoje dłonie w ciało pacjenta, nie wykonuje przy tym żadnych masaży, a jedynie delikatnie dotyka chorego. Chociaż pacjent ledwo czuje taki dotyk, zabieg ten jest prawdziwie holistyczny, oddziałujący na ciało, emocje i duszę. Z powodu swojej niespecyficznej natury, Reiki są w stanie pomóc w każdej chorobie i działają dobrze w połączeniu z innymi medycznymi czy terapeutycznymi technikami. Słowo reiki składa się w dwóch części: *Rei* oznaczające najwyższą siłę, a *Ki* oznaczające życiodajną energię, co implikuje, że Reiki to duchowy sposób na odbudowę życiodajnej energii u tych, którzy tego potrzebują.

Akupunktura

Technika pochodząca z Chin sprzed około 2000 lat, która stała się znana i coraz powszechniej praktykowana w Stanach Zjednoczonych od roku 1971. Jej istota polega na stymulacji pewnych anatomicznych punktów na ciele poprzez wkłuwanie w nie cienkich, metalowych igieł i odpowiednie nimi poruszanie, ręcznie lub z pomocą urządzeń elektrycznych. Ma to na celu regulację układu nerwowego, aktywizację sił biochemicznych organizmu do zwalczania bólu oraz wzmocnienie układu immunologicznego. Akupunktura ma wiele udokumentowanych przypadków skutecznego zwalczania bólu i przyspieszania powrotu do zdrowia po operacjach. Może poprawiać ogólne samopoczucie chorego i podnieść poziom jego energii. Igły do akupunktury, które wywołują minimalny ból, zostały zatwierdzone przez *Food and Drug Administration* w 1996 roku[11] do użycia przez licencjonowanych praktyków. Obecnie ta antyczna technika stosowana jest w USA w walce z bólem przez tysiące lekarzy, dentystów i innych terapeutów, a członkowie *American Academy of Medical Acupuncture* stosują ją u pacjentów chorych na nowotwory w wielu szpitalach i klinikach.

---

11 „Get the Facts: Acupuncture," National Center for Complementary and Alternative Medicine (http://nccam.nih.gov/health/acupuncture).

Joga

Joga po raz pierwszy pojawiła się w Indiach około 5000 lat temu. Występują różne jej odmiany, w tym hatha joga, składająca się z ćwiczeń fizycznych, polegających głównie na rozciąganiu i oddychaniu, których popularność na Zachodzie znacznie wzrosła od połowy XX wieku. Ta delikatna, nie wyczynowa i dostępna dla ludzi w każdym wieku i na każdym poziomie technika, jest idealnym ćwiczeniem dla pacjentów Gersona chcących poprawić swoją elastyczność, wytrzymałość i siłę mięśni. Układy ćwiczeń, znane jako asany, pomagają osiągnąć balans i równowagę. Ćwiczenia oddechowe są uspokajające i relaksujące, zwiększają przy tym dostawy tlenu do organizmu – ogromna korzyść, gdyż komórki rakowe mogą się rozwijać tylko w beztlenowych warunkach.

Masaż

Masaż stosowany dla pacjentów Gersona musi być ograniczony do najlżejszej, najdelikatniejszej jego formy, polegającej na delikatnych uciskach, co najwyżej niewiele mocniejszych od dotyku. Silne oddziaływanie na ciało pacjenta jest surowo wzbronione, gdyż mięśnie chorych są osłabione i żywiołowe ich masowanie może spowodować szkody. Jedynym rodzajem masażu, jaki dr Gerson dopuścił w swojej terapii dla pacjentów chorych na raka, jest nacieranie dwa razy dziennie, przed posiłkami, roztworem złożonym z dwóch łyżek alkoholu do nacierania zmieszanego z dwoma łyżkami białego octu winnego, rozmieszanymi w ½ szklanki wody. Technika ta stymuluje cyrkulację krwi, otwiera naczynia włosowate i wywołuje u pacjenta uczucie odświeżenia i pobudzenia.

ROZDZIAŁ XXI

Bądź ostrożny: przed tobą pułapki!

Popełnianie błędów jest rzeczą ludzką i mogą się one nam przydarzać w wielu obszarach naszego życia – ale kiedy poważnie chorzy decydują się na potencjalnie ratujący życie program, taki jak Terapia Gersona, to nawet najmniejsza pomyłka czy przeoczenie mogą spowodować poważne konsekwencje. Proces uzdrowienia wymaga całkowitej transformacji – nie tylko stylu życia, ale również zrozumienia praw rządzących chorobami, zdrowiem i uzdrawianiem oraz tego, jak we właściwy sposób odnosić się do potrzeb ciała. Zrozumienie tych kwestii jest niezwykle istotne, gdyż terapia zabrania wielu rzeczy uznawanych za normalne w ramach współczesnego stylu życia, więc pacjenci muszą znać powody, dla których takie restrykcje są wprowadzone, by zaakceptować je w pełni. Ważna jest również samodyscyplina pozwalająca na ścisłe przestrzeganie zasad terapii, nawet bez wsparcia kogoś obdarzonego autorytetem, kto mógłby nas sprawdzić i karcić, jak to ma miejsce przypadku terapii konwencjonalnych. Wymagana jest dojrzałość i wewnętrzna siła po to, by być swoim własnym kontrolerem i wytrwać na tej prostej acz wąskiej ścieżce, pamiętając, że czeka nas wspaniała nagroda, a cała sprawa jest więcej niż warta zachodu.

OSZCZĘDZAJ ENERGIĘ!

Przyjrzyjmy się bliżej potencjalnym błędom, pokusom i pułapkom, które pacjent może napotkać na swej drodze, szczególnie ten rozpoczynający Terapię Gersona. Jak na ironię, pierwszą pułapkę stanowi spora poprawa zdrowia pacjenta, która ma miejsce w początkowych tygodniach terapii, szczególnie, jeżeli spędzane są one w klinice Gersona w Meksyku.

Kiedy tacy pacjenci wracają do domu – i zdarza się to szczególnie w odniesieniu do kobiet – wyglądają i czują się lepiej, często nie odczuwają bólu, więc rodzina zakłada, że mogą normalnie funkcjonować i podjąć „normalne" obowiązki, służąc swoim bliskim. Jest to wyjątkowo trudne doświadczenie dla żon i matek, które prawdopodobnie czują się winne pozostawienia rodziny bez opieki i wymagania samemu bardzo konkretnej pomocy – takie poczucie winy może spowodować, że pacjentka wróci do normalnego, rutynowego rozkładu zajęć. Mężczyźni mają zwykle bardziej swobodne podejście do obowiązków domowych, ale nawet oni pragną rozpocząć pracę zawodową, ćwiczenia fizyczne, czy prace w gospodarstwie domowym.

Każde z tych zachowań jest niedopuszczalne. Jak podkreślaliśmy wcześniej, pacjenci potrzebują dużo odpoczynku. Ich organizmy pracują ciężko nad odtruciem i uzdrowieniem, które są ważniejsze niż obowiązki domowe. W rzeczywistości, chociaż pacjenci wyglądają znacznie lepiej, czują się zmęczeni i osłabieni przez pierwsze dwa, trzy miesiące terapii i nie są w stanie pozwolić sobie na zbyt wiele aktywności. Niektórzy z nich, zamiast słuchać głosu własnego ciała, zmuszają się do aktywności, przygotowują jedzenie i soki dla samych siebie (6 – 8 godzin pracy dziennie!) i nadmiernie nadwyrężają swoje siły. Jest to poważnym błędem, niemal gwarantem zaprzepaszczenia dobrych wyników terapii.

Podobny problem pojawia się po około trzech, czterech miesiącach od rozpoczęcia terapii, kiedy początkowe zmęczenie ustępuje, a energia wraca w takim stopniu, że pacjenci czują się całkowicie normalnie. Chcą więc wrócić do pełnej aktywności i zrekompensować sobie „stracony czas". Kobiety rzucają się na obowiązki domowe – piorą dywany, szorują podłogi, prasują stosy ubrań. Mężczyźni porządkują garaż i – zależnie od sezonu – albo przycinają trawniki, albo odśnieżają lub nawet naprawiają dach domu, wszystko, żeby tylko udowodnić, że znów są w pełni sprawni. Powierzchowna poprawa (np. zwiększona energia) nie oznacza jeszcze wyzdrowienia. Odpoczynek i jeszcze raz odpoczynek jest ciągle niezbędny, żeby uniknąć nagłej zmiany na gorsze.

Jedna z istotnych zasad dra Gersona mówi, że pacjent powinien być w łóżku nie później niż o 22:00 – nie czytając, nie oglądając telewizji i nie słuchając radia, ale śpiąc, jeśli to możliwe, a jeśli nie, to przynajmniej całkowicie wypoczywając. Czas snu przed północą jest szczególnie ważny dla odbudowy sił oraz zdrowienia organizmu i nie może być skracany.

NACIĄGANIE ZASAD

Niewątpliwie zasady dietetyczne Terapii Gersona są bardzo ścisłe; większość pacjentów szybko do nich przywyka, są jednak tacy, którzy tęsknią na swoim ulubionym, a teraz zabronionym, jedzeniem (bez względu na to, że to ono najprawdopodobniej przyczyniło się do ich problemów zdrowotnych!). Pacjenci ci mają tendencje do myślenia, że zjedzenie „czegoś małego ekstra" od czasu do czasu na pewno nie zrobi dużej szkody, a wydatnie poprawi ich morale i nastrój.

Jest to myślenie błędne pod każdym względem. Po pierwsze co to znaczy: „coś małego" i jak często oznacza: „od czasu do czasu"? Co więcej, jeżeli złamie się raz ścisłe zasady protokołu, wtedy dużo łatwiej złamać je ponownie. Należy również wziąć po uwagę fakt, że w terapii tej organizm dostaje dokładne instrukcje i komunikaty poprzez precyzyjnie dobrane składniki odżywcze, z których każdy wpływa na wszystkie pozostałe, więc przerwanie tego misternego procesu przez sporadyczną konsumpcję słonego, tłustego, naszpikowanego chemią pożywienia jest katastrofalnym pomysłem.

Często to nie pacjent, ale dobrze mu życzący goście – przyjaciele i rodzina – są tymi, którzy sugerują złamanie zasad diety i zjedzenie „ślicznego, dużego steka, żeby się wzmocnić!". To oni poddają w wątpliwość, jak dorosła osoba, w dodatku lecząca się, może przeżyć na tym „jedzeniu dla królików"; nawet jeżeli chory potrafi to zignorować, to pewna irytacja pozostaje. Proszę, pamiętajcie, że osoby, które krytykują Terapię Gersona, włącznie z mającymi dobre intencje profesjonalnymi lekarzami i terapeutami, robią to z powodu ignorancji i niezrozumienia, i z tego powodu należy ich spokojnie zignorować. Najlepiej jest poprosić gości i przyjaciół, żeby zaakceptowali nasz wybór sposobu leczenia, wspierali i zachęcali do jego kontynuacji – lub lepiej zostawili nas samych. Zapytaj tych, którzy sugerują zmianę w terapii: „Ilu śmiertelnie chorych ludzi ocaliłeś już swoimi radami?".

BĄDŹ STANOWCZY
W STOSUNKU DO ZNAJOMYCH

Oczywiście, miło jest, jeżeli ktoś nas odwiedza, wprowadzając nieco kolorytu do codziennej monotonii soków, posiłków i lewatyw, ale tylko pod pewnymi warunkami. Pierwszą zasadą jest nieprzyjmowanie gości, którzy są przeziębieni, nawet lekko, kaszlą lub mają symptomy grypy. Organizm potrzebuje dziewięciu do dwunastu miesięcy, zanim będzie w stanie radzić sobie z przeziębieniem, a co gorsza z grypą; tego typu infekcja może prowadzić do komplikacji mogących zagrozić życiu chorego.

Jeżeli znajomy lub ktoś z rodziny bezmyślnie odwiedzi pacjenta będąc przeziębionym lub mając inny rodzaj infekcji, chory musi natychmiast schronić się w swoim pokoju i nie dopuszczać do żadnego kontaktu z odwiedzającym. Taka stanowczość jest bardzo trudna, kiedy odwiedzają nas dzieci lub wnukowie. Pacjent chcę ich objąć i okazać im miłość, nawet jeżeli kichają i parskają, ale nie wolno tego zrobić. Co więcej, jeżeli współmałżonek pacjenta przeziębi się, musi spać w oddzielnym pokoju.

BĄDŹ STANOWCZY W STOSUNKU DO PRZYJAZNYCH LEKARZY

Przyjazny lekarz medycyny klasycznej, chętny do wspierania pacjenta w czasie kuracji Gersona, jest wielkim atutem, jeżeli zgadza się kierować chorego na badania krwi i moczu. Problem zaczyna się, kiedy lekarz czyta wyniki badań. Jeżeli któryś z nich wychodzi poza ramy określone w normach, lekarz zasugeruje, aby pacjent wziął jakieś lekarstwo powodujące powrót do normy. To może okazać się bardzo poważnym błędem. Wyniki początkowo odbiegające od normy na pewno wrócą do niej na kolejnych etapach Terapii Gersona, a leki alopatyczne mogą spowodować duże szkody.

Dla przykładu, znany nam jest przypadek lekarza, który, widząc niski poziom żelaza, zapisał pacjentowi lek podnoszący jego poziom. Problem leży w tym, że suplementy żelaza są toksyczne[1], co automatycznie dyskwalifikuje ich przydatność dla pacjentów Gersona. Z biegiem czasu, dzięki przyjmowaniu zielonych soków, suplementów i witaminy B12, wyniki badań krwi wracają do normy bez żadnych lekarstw (zobacz: Rozdział 26).

Syntetyczne leki mogą ratować życie w ostrych chorobach i nagłych przypadkach, ale kiedy mówimy o chorobach przewlekłych, takich jak rak, przynoszą one jedynie złagodzenie objawów w najlepszym razie i poważne szkody w najgorszym. Miej to na uwadze, kiedy usłyszysz od pełnego dobrych chęci lekarza, że chemioterapia działa lepiej i szybciej, niż sok z marchewki. Bądź opanowany i niezłomny, pozostając przy soku z marchewki.

KRYZYSY OZDROWIEŃCZE I HUŚTAWKI NASTROJÓW

Reakcje organizmu na proces zdrowienia, nazywane kryzysami ozdrowieńczymi, są typowym objawem podczas Terapii Gersona (zobacz: Rozdział 16). Mogą być przerażająco intensywne; czasami pacjent cierpi również na depresję i napady posępnego nastroju. Jeżeli rodzina spanikuje, chory może się znaleźć na izbie przyjęć najbliższego szpitala, gdzie lekarze uprzejmie się nim zajmą, podając lekarstwo lub zastrzyk, żeby zatrzymać objawy. Niestety, to zatrzyma także proces zdrowienia organizmu, co w niektórych przypadkach może spowodować poważne konsekwencje. Faktem jest, że typowy lekarz medycyny klasycznej prawdopodobnie nigdy nie słyszał o kryzysach ozdrowieńczych, nie

---

1 Anna E. O. Fisher i Declan P. Naughton, „Iron supplements: the quick fix with long-term consequences," *Nutrition Journal* 3 (2) (16 stycznia, 2004).

rozumie ich symptomów ani znaczenia, nie można zatem oczekiwać, że zajmie się nimi we właściwy sposób. Właściwym sposobem postępowania w przypadku wystąpienia kryzysu ozdrowieńczego jest otwarcie niniejszej książki na Rozdziale 16 i postępowanie ściśle według wskazówek tam zawartych.

W Rozdziale 24 opracowaliśmy również dokładnie problemy psychologiczne i huśtawki nastrojów. W tym miejscu pragniemy jedynie potwierdzić siłę przejściowych ataków pesymizmu, kiedy to pacjent nie tylko czuje się źle w sensie fizycznym – z nudnościami, poceniem się, bólem głowy, możliwą gorączką oraz wstrętem do jedzenia i soków – ale jest także mentalnie i emocjonalnie rozbity. Sprawcami tego są toksyny wędrujące przez centralny układ nerwowy i mózg, ale to pacjent czuje całym sobą, że chce natychmiast porzucić terapię, złamać wszystkie zakazy i uciec. Ta faza mija. Dobrze jest być jej świadomym wcześniej, tak że kiedy się pojawi, pacjent jest już nieco przygotowany i wychodzi z niej szybciej.

OSTRZEŻENIE DOTYCZĄCE WODY

Nie należy lekceważyć ważnej kwestii, jaką jest zapewnienie czystej wody w domu chorego. Największym winowajcą jest fluor (zobacz: Rozdział 5), więc upewnij się, że twoja woda jest od niego wolna. Jeżeli nie, musisz przedsięwziąć specjalne środki ostrożności. W przeciwieństwie do chloru, fluor nie ulega zniszczeniu w czasie gotowania! Jedynym sposobem na pozbycie się go jest destylacja wody (zobacz: Rozdział 9).

Jednakże, fluor znajduje się jeszcze w wodzie używanej do mycia. Wprawdzie prysznic powinien zajmować tylko kilka minut, jednak nawet krótkie wystawienie na działanie ciepłej wody otwiera pory skóry i wszystkie niepożądane składniki wody szybko się przez nie wchłaniają. Są dwa rozwiązania tego problemu:
- Zamiast kąpieli obmyj się w około 4 litrach ogrzanej, destylowanej wody, wlanej do miski lub zlewu.
- Zainstaluj prysznic campingowy w łazience i napełnij go destylowaną wodą. Pełny opis tego urządzenia, różne modele w różnych cenach, dostępne są w internecie.

UWAŻAJ CO CZYTASZ

Wiedza to potęga i dobrze poinformowany pacjent ma duże szanse dokonać właściwych wyborów. Jednakże, wielka i staje wzrastająca ilość książek o zdrowiu oraz tak zwanych biblii dietetycznych jest niebezpiecznym obszarem, pełnym sprzecznych teorii i porad. Pacjenci o otwartym umyśle, zainteresowani poznawaniem nowych rzeczy, czytają tak wiele książek o zdrowiu, jak to tylko możliwe i ostatecznie są skonfundowani. Wprawdzie większość książek traktujących o dietetycznych metodach leczenia jest w jakimś stopniu oparta na Terapii Gersona, żadna z nich nie jest jednak kompletna, wolna od uprzedzeń i subiektywnych pomysłów autora.

Statystycznie, czytając 10 książek na temat zdrowia, masz duże szanse spotkać się z 12 różnymi opiniami. Mówiąc poważnie, ludziom, którzy dodali do protokołu Gersona inne „antyrakowe" substancje, o których gdzieś przeczytali, nie wyszło to wcale na dobre. Proszę, bądźcie czujni. Jeżeli zdecydowaliście się na zastosowanie Terapii Gersona, bądźcie do niej przekonani całym sobą i trzymajcie się jej. Poza wszystkimi zaletami, ma ona najdłuższą i najlepszą historię wyleczeń.

UPRASZCZANIE TERAPII

Nikt nie może zaprzeczyć, że Terapia Gersona wymaga intensywnej pracy; czasami może to być naprawdę przytłaczające. Kiedy tak się dzieje, pacjent i opiekun mogą czuć pokusę, żeby troszeczkę uprościć niektóre elementy przez zmianę zwyczajowej rutyny (np. przez przygotowanie wszystkich soków za jednym razem i trzymanie ich w lodówce, zamiast wyciskania ich co godzinę, jak jest zalecane). To podważa główne zasady terapii i gwarantuje jej niepowodzenie, gdyż żywotność wszystkich ważnych enzymów trwa jedynie 20 minut. Kiedy ten czas minie, wszystkie minerały, pierwiastki śladowe i większość witamin może przetrwać w sokach, ale żywe enzymy z ich uzdrawiającą siłą będą bezpowrotnie stracone.

Inne niebezpieczeństwo pojawia się, kiedy część składników wchodzących w skład protokołu Gersona jest trudno dostępna i pacjent decyduje się zastosować zamienniki przez krótki czas. W takich sytuacjach należy zachować najwyższą ostrożność. Jeżeli, na przykład, organiczna marchewka nie jest dostępna, pod żadnym pozorem nie wolno używać nieorganicznej do robienia soków czy jedzenia. Komercyjnie hodowana marchewka jest pełna chemikaliów; obieranie, skrobanie czy płukanie nie jest w stanie ich usunąć. W nagłych przypadkach można użyć samego organicznego, butelkowanego soku z marchwi lub zmieszać go z organicznym, butelkowanym sokiem jabłkowym, ale należy pamiętać, że jest to tylko rozwiązanie tymczasowe, a nie docelowe.

Jeden z najgorszych przykładów użycia środków zastępczych dotyczył kobiety chorej na raka jelita grubego, która miała bardzo dobre postępy w leczeniu Terapią Gersona do czasu, aż zapasy u dostawcy organicznej marchewki zupełnie się wyczerpały. Zamiast poszukać nowego źródła dostaw, kobieta wraz z mężem zdecydowali się zastąpić marchew przez pomarańcze, więc chora zaczęła pić osiem szklanek świeżego soku z pomarańczy. Byłoby to szkodliwe dla każdego z pacjentów Gersona; w tym przypadku skutki były bardzo poważne, gdyż owoce cytrusowe są przeciwwskazaniem we wszystkich chorobach jelita grubego.

P.S.

Thomas Jefferson napisał: „Ceną za wolność jest wieczna czujność". Cóż, cena poprawy zdrowia jest taka sama: wewnętrzna czujność, żeby uniknąć pułapek, odeprzeć pokusy i odrzucić nieproszone rady dobrze nam życzących ludzi, którzy nie rozumieją, co robimy. Jednakże ty wiesz co i dlaczego robisz, a to jest jedyna rzecz, która ma znaczenie.

ROZDZIAŁ XXII

Pytania i odpowiedzi

Terapia Gersona tak diametralnie różni się od zwyczajowego, serwującego pigułki, nastawionego na zwalczanie objawów podejścia medycyny ortodoksyjnej, że ludzie stykający się z nią po raz pierwszy znajdują w niej wiele zagadkowych elementów. Istotne jest poznanie uzasadnień dla poszczególnych aspektów terapii, wówczas staje się ona niezwykle jasna i logiczna. Poniżej zamieszczamy losowo wybrane pytania z tych najczęściej zadawanych wraz z właściwymi odpowiedziami.

Pytanie: Czy można pogotować warzywa na parze przez krótki czas i użyć wodę pozostałą w naczyniu do zupy, zamiast gotować je przez długi czas wygotowując z nich wszystkie składniki odżywcze?

Odpowiedź: Dr Gerson bardzo wyraźnie podkreślał, że należy używać najmniejszej możliwej temperatury do gotowania warzyw. Wysoka temperatura – a temperatura pary jest wyższa od gotującej się wody – zmienia strukturę koloidalną składników odżywczych, w szczególności protein, ale również minerałów, powodując, że trudniej się absorbują i asymilują. Dr Gerson sugerował nawet zastosowanie dyspergatora temperatur umiejscowionego pod garnkiem, żeby utrzymać temperaturę wody na poziomie lekkiego wrzenia, wolno gotując warzywa.

Ta metoda nie „wygotowuje z warzyw składników odżywczych". Jedyne substancje odżywcze, których warzywa są w tym procesie pozbawiane, to enzymy, które giną w temperaturze powyżej 60°C, ale ta strata jest rekompensowana wystarczającą ilością enzymów w świeżych sokach. Niska temperatura zachowuje strukturę protein, minerałów i niektóre witaminy.

Sugestia, że woda pozostała w garnku powinna być zużyta do zupy zakłada, że składniki odżywcze, w szczególności minerały, uwolniły się do wody, a tym samym, że warzywa są ich pozbawione! To wyjaśnia, dlaczego warzywa gotowane na parze prawie nie mają smaku. Kolejnym powodem, dla którego należy gotować powoli w najniższej z możliwych temperaturze, jest dostarczenie do układu pokarmowego pacjenta delikatnej osłony i wypełnienia (dobrze ugotowanego błonnika), żeby złagodzić przyjęcie surowego pokarmu i wszystkich soków.

Pytanie: *Czy można używać witaminy B- kompleks, żeby utrzymać właściwy balans witamin z grupy B, przecież przyjmujemy całkiem spore ilości witamin B3 i B12?*

Odpowiedź: Dr Gerson napisał w swojej książce[1], że pacjenci doznawali szkód, kiedy podawano im witaminy B1 i B6. Protokół Terapii Gersona, z dużą ilością soków i świeżego pożywienia, jest bardzo dobrze zbalansowany i nie wymaga dodatkowych suplementów.

Pytanie: *Czy produkty z soi organicznej mogą być włączone do jadłospisu?*

Odpowiedź: Najprostsza odpowiedź brzmi – nigdy. Wszystkie rodzaje produktów sojowych (np. tofu, mąka, czy sos) zawierają substancję, która blokuje przyswajanie składników odżywczych, nie mówiąc już o tym, że mają wysoką zawartość tłuszczy. Spora liczba badań udowodniła szkodliwość soi, nawet tej hodowanej organicznie. Rozgłos wokół soi, wywołany pogłoskami jakoby miała ona zapobiegać rakowi piersi, okazał się niepotwierdzony i niezgodny z prawdą: soja jest prawdopodobnym stymulantem nowotworów złośliwych[2].

Pytanie: *Odpowiedni dobór potraw, niemieszanie ze sobą skrobi i owoców jest powszechnie uważane na zdrowe. Dlaczego te zasady nie są przestrzeganie w terapii?*

Odpowiedź: Odpowiedni dobór potraw jest prawdopodobnie korzystny, jeżeli mówimy o typowej amerykańskiej diecie, które jest bogata w białka zwierzęce i sól. Ze względu na to, że wszystkie produkty wchodzące w skład diety Gersona są roślinne, a wszystkie rośliny zawierają pewne ilości skrobi, nie jest ani potrzebne ani możliwe oddzielanie tych dwóch substancji.

---

1 M. Gerson, *A Cancer Therapy: Results of Fifty Cases and The Cure of Advanced Cancer by Diet Therapy: A Summary of Thirty Years of ClinicalExperimentation*, 6 edycja (San Diego, CA: Gerson Institute, 1999), Appendix II, s. 418.
2 G. Matrone, „Effect of Genistin on Growth and Development of the Male Mouse," *Journal of Nutrition* (1956): s. 235-240.

Pytanie: Dlaczego nie ma suplementów witamin C i E, które wspomagają układ immunologiczny? Czy aby na pewno jedna szklanka soku pomarańczowego dziennie wystarczy?

Odpowiedź: Jest powszechnym nieporozumieniem, że jedynie sok pomarańczowy zawiera witaminę C. Nie jest to prawdą. Pozostałe soki podawane w czasie Terapii Gersona są bogatsze w witaminę C, niż sok pomarańczowy i pacjent spożywa je codziennie w dużych ilościach. Sałata i owoce jeszcze dodatkowo zwiększają te dawki. Dr Gerson podkreślał, żeby nie podawać pacjentom dodatkowych witamin. Co więcej, wiemy, że produkowane farmaceutycznie syntetyczne witaminy i minerały są słabo przyswajane przez organizm i mogą nawet szkodzić.

Pytanie: Ziemniaki i pomidory, które należą do rodziny psiankowatych, są zakazane w wielu dietach. Dlaczego są najpopularniejszymi warzywami w diecie Gersona?

Odpowiedź: Nie są! Najczęściej używanymi produktami są marchewki, jabłka i zielone rośliny, z których przygotowujemy soki. Ziemniaki są bardzo pożywne, bogate w potas i proteiny, są przy tym lekkostrawne (są dużo łatwiej trawione, niż ryż). Pomidory też są bardzo wartościowe, zawierają witaminy i minerały, w tym likopen – silny przeciwutleniacz, który był bardzo dokładnie badany w ostatnich latach. Uważa się, że poprawia właściwości immunologiczne organizmu[3]. Inne rośliny z rodziny psiankowatych, takie jak zielona papryka i bakłażan, również wchodzą w skład diety i nigdy nie zanotowano żadnych toksycznych skutków ich spożycia.

Pytanie: Jak wielu kryzysów ozdrowieńczych lub reakcji ozdrowieńczych organizmu pacjent powinien się spodziewać?

Odpowiedź: Nie ma norm, które by to określały. Ciało wytwarza podobne reakcje tak długo, jak długo przebiega proces zdrowienia. Z zasady pierwsza reakcja ozdrowieńcza pojawia się po sześciu, dziewięciu dniach od rozpoczęcia intensywnej Terapii Gersona; druga zazwyczaj po około sześciu tygodniach; trzecia, często najsilniejsza, jest zazwyczaj obserwowana po trzech, trzech i pół miesiącach. W przypadku pacjentów po chemioterapii oczekujemy jeszcze późniejszej reakcji na podaną chemię, która pojawia się po około sześciu miesiącach od rozpoczęcia kuracji. Te ramy czasowe nie są stałe i wskazują jedynie, że

---

3 „Tomatoes, Tomato-Based Products, Lycopene, and Cancer: Review of the Epidemiologic Literature," *Journal of the National Cancer Institute* 91 (4)(17 lutego, 1999): s. 317-331.

pacjent może oczekiwać reakcji ozdrowieńczych w pewnych odstępach, które mogą być bardzo zróżnicowane w indywidualnych przypadkach.

Pytanie: Czy bóle głowy to dobry znak?

Odpowiedź: Z pewnością nie. Mogą być symptomem kryzysu ozdrowieńczego, kiedy ciało próbuje pozbyć się toksyn. W takim wypadku powinniśmy zastosować dodatkową lewatywę z kawy, aby przyspieszyć proces detoksykacji. W sporadycznych przypadkach toksyny są tak silne, że jedna lewatywa nie pomaga pozbyć się bólu i trzeba zaordynować jeszcze jedną lub nawet kilka dodatkowych. U prawie wszystkich pacjentów, w miarę postępów procesu zdrowienia, bóle głowy znikają na zawsze, nawet jeżeli wcześniej ciągnęły się przez wiele lat. Jeżeli bóle głowy pojawiają się po zakończeniu terapii, istnieje duże prawdopodobieństwo, że przyczyną jest wystawienie na działanie toksyn lub niewłaściwe pożywienie, których trzeba w przyszłości unikać.

Pytanie: Kiedy pacjent zaczyna czuć się lepiej i ma więcej energii?

Odpowiedź: Prawie wszyscy pacjenci, wliczając tych najpoważniej chorych, czują się lepiej już po tygodniu kuracji. Ból się zmniejsza, wraca apetyt i poprawia się sen; w niektórych przypadkach guz się kurczy lub mięknie. Wszystkiemu temu towarzyszy duża poprawa zdrowia psychicznego. Jest to dobry moment na poinformowanie pacjenta o zbliżającej się reakcji ozdrowieńczej, niosącej ze sobą okres złego samopoczucia. Prawdziwa poprawa poziomu energii może się pojawić po trzech, sześciu miesiącach, w zależności od wieku i stanu pacjenta. W tym momencie ważne jest, żeby pacjent kontynuował wypoczynek i nie starał się włączać w różnorodne aktywności. Nowa energia musi być zużyta na wyzdrowienie, a nie na cokolwiek innego. Później będzie jeszcze wiele czasu na odbudowę mięśni i zrekompensowanie sobie czasu ćwiczeniami fizycznymi. Próby robienia tego zbyt wcześnie mogą skutkować poważnymi nawrotami.

Pytanie: Ile ze zwiększonej energii pacjent może użyć na ćwiczenia fizyczne? Z pewnością nie trzeba jej całej poświecić na zdrowienie?

Odpowiedź: Wszystko zależy od stanu pacjenta, ale należy zachować najwyższą ostrożność w każdym przypadku. Zaczynając od najgorszego scenariusza, dla obłożnie chorych pacjentów, całkowity i kompletny wypoczynek (bez ćwiczeń) jest sprawą zasadniczą w pierwszych kilku miesiącach. Tacy pacjenci często doświadczają spadku energii tuż po przybyciu do kliniki Gersona i zakładają, że jest to spowodowane brakiem protein zwierzęcych. Jest to oczywiście nieprawda. Dieta Gersona jest bogata w łatwo przyswajalne proteiny roślinne, wystarczająco pokrywające potrzeby pacjenta.

To początkowe osłabienie jest efektem różnorodnych, zachodzących w organizmie procesów ozdrowieńczych: uwalniania toksyn z tkanek i rozbijania tkanek guza, które przepływają przez układ krwionośny, zanim zostaną wydalone. Ciało pracuje z pełną determinacją rozpoczynając proces zdrowienia i potrzebuje każdego grama energii, jaki może zgromadzić. Dla pacjentów w zaawansowanym stadium choroby ćwiczenia powinny być całkowicie zabronione przez okres od trzech do sześciu miesięcy. Po sześciu miesiącach pacjent zwyczajowo doświadcza napływu energii. W tym momencie ważniejsze niż kiedykolwiek jest ograniczenie ćwiczeń, gdyż źle zużyta nowa energia mogłaby poważnie zahamować postępy w procesie zdrowienia.

Sugerujemy, żeby rozpocząć od nie więcej niż pięciominutowego spaceru i to tylko przy dobrej, łagodnej pogodzie (nie w gorące lato i nie w surową zimę z lodowatym wiatrem!). Po trzech, czterech tygodniach, możemy wydłużyć spacery do 10 minut. Można również zacząć używać mini trampoliny, ale tylko podnosząc i opuszczając pięty kilkanaście razy bez poruszania ciałem, robiąc później niewielki spacer w miejscu.

Powracający do zdrowia pacjenci mogą stopniowo zwiększać dawki ćwiczeń, z zastrzeżeniem, że jeżeli będą czuć się zmęczeni i będą mieć trudności z powrotem energii po ćwiczeniach, ich czas musi być natychmiast skrócony do takiego, jaki zapewnia komfort. Można próbować delikatnych ćwiczeń hata jogi. W każdym razie, jakkolwiek dobrze pacjent się czuje, nigdy nie można przedkładać ćwiczeń nad zdrowienie. Po zakończeniu całej terapii z łatwością odbudujemy siłę mięśni.

Pytanie: Dlaczego tak ważne jest unikanie nawet najmniejszych przeziębień? Przecież nawet łagodna grypa nie może wyrządzić zbyt wielkiej szkody?

Odpowiedź: Musimy założyć, że pacjenci, których zaatakował nowotwór, mają poważnie zniszczony i osłabiony układ immunologiczny. Gdyby tak nie było, rak by się nie pojawił! W trakcie Terapii Gersona siła układu immunologicznego z czasem zostanie odbudowana. Jednakże, ten czas może oznaczać nawet cały rok, a do tego momentu przeziębienia i grypy spowodowane infekcją wirusową stanowią poważny problem, ponieważ powracający do sprawności układ immunologiczny nie może sobie z nimi łatwo poradzić.

Co więcej, wirusy atakują zdrowe komórki i zmieniają ich geny w taki sam sposób, jak rak zmienia genetyczną strukturę normalnych komórek. Te zmienione geny nazywane są onkogenami. Jeżeli u pacjenta pojawia się infekcja wirusowa zanim układ immunologiczny zostanie odbudowany w dostatecznym stopniu, mamy do czynienia z niebezpieczną i potencjalnie zagrażającą życiu sytuacją, którą należy odpowiednio leczyć, stosując terapię ozonową oraz dodatkowe wzmocnienie układu immunologicznego (być może selenem i innymi technikami). Dlatego zapobieganie jest znacznie bardziej pożądane. Nie pozwalaj nikomu z przeziębieniem czy grypą, a w szczególności dzieciom, zbliżać się do pacjenta!

Uwaga: Nawet jeżeli pacjent wyzdrowieje w pełni z przeziębienia czy grypy, możliwe jest, że pojawią się nowe guzy lub zwiększy się powierzchnia tych już istniejących.

Pytanie: *Wiem, że celem lewatyw z kawy nie jest pomoc w wypróżnianiu, ale lewatywy robią to tak czy inaczej, szczególnie, jeżeli aplikujemy je pięć razy dziennie. Dlaczego w takim razie muszę jeszcze pić ten okropny olej rycynowy?*

Odpowiedź: W organizmach poważnie chorych pacjentów znajdują się zazwyczaj duże ilości toksyn uwolnione z tkanek guza. Ponieważ złogi te są atakowane i wydalane przez wracający do prawidłowego stanu układ immunologiczny, duże dawki toksyn uwalniają się do układu krwionośnego, trafiają do wątroby i przekazywane są dalej do jelita cienkiego w celu ostatecznego wydalenia. Większość ludzi nie zdaje sobie sprawy, że od momentu uwolnienia toksyn przez układ wątroba-żółć, do momentu, kiedy toksyny te zostaną wydalone, mija wiele godzin, nawet przy rutynowych pięciu lewatywach dziennie. W tym czasie nieunikniona jest reabsorbcja części toksyn.

Olej rycynowy jest znakomitym środkiem zaradczym w takiej sytuacji. Oczyszcza natychmiastowo cały układ jelitowy, nie tylko jelito grube, ale również cienkie, gdzie w innym przypadku dochodziłoby do reabsorbcji. To samo oczyszczanie dotyczy pacjentów niecierpiących na raka, którzy z powodu tzw. nowoczesnego stylu życia mają w organizmach równie potężne dawki toksyn pochodzących ze źródeł innych, niż rozbite tkanki guza. Mogą oni równie dobrze wrócić do zdrowia bez lewatyw z oleju rycynowego, ale stosowanie tego dodatkowego zabiegu detoksykacyjnego, połączonego z wypiciem oleju rycynowego powoduje, że powrót do zdrowia jest szybszy.

Pytanie: *Czy mogą stosować tę terapię jednocześnie z chemioterapią?*

Odpowiedź: Wydaje się sprzecznością zatruwanie organizmu chemią z jednej strony i detoksykacja go przez soki, lewatywy itd. z drugiej. Kontrast pomiędzy tymi dwoma rodzajami leczenia jest tak ostry, że pacjenci przybywający do kliniki Gersona po chemioterapii, która zawiodła, muszą poddać się ograniczonemu programowi terapii przez co najmniej sześć miesięcy, żeby pozwolić organizmowi na stopniowe odtrucie. Jednakże w czasie chemioterapii możesz sobie pomóc poprzez przejście na dietę Gersona, wypijanie trzech szklanek świeżego soku i aplikowanie jednej lewatywy dziennie, będąc jednak świadomym, że w ten sposób nie stosujemy Terapii Gersona.

Pytanie: Jeżeli terapia ta jest tak skuteczna, dlaczego nie jest znana w kręgach autorytetów medycznych?

Odpowiedź: Jak dobrze wiadomo, współczesna medycyna ortodoksyjna jest zdominowana przez duże i wszechpotężne firmy farmaceutyczne. Kontrolują one nawet to, poprzez znaczące dotacje dla szkół medycznych, czego uczy się studentów medycyny; syntetyczne leki, leki i jeszcze raz leki, żeby likwidować symptomy chorób. Syntetyczne leki nigdy nie leczą, co skutkuje tym, że przewlekłe choroby zwyrodnieniowe nazywane są „nieuleczalnymi".

Terapia Gersona całkowicie odcina stosowanie syntetycznych lekarstw, a tym samym ich sprzedaż, koncentrując się na prawdziwych problemach leżących u podstaw stanów chorobowych: zaburzeniach w całościowym metabolizmie, niedomaganiach układu immunologicznego i zniszczeniach podstawowych organów. W wyniku tego całe ciało jest uzdrawiane, „leczone" są przyczyny problemów i przywracane zdrowie. Cały szkopuł w tym, że wielkie firmy farmaceutyczne nie mogą zarobić pieniędzy na naturalnej, organicznej żywności, więc walczą z terapiami opartymi na zdrowym odżywianiu tak długo, jak tylko mogą. Wiedzą, że społeczeństwo zaczyna zdawać sobie sprawę z tego, co się dzieje.

Pytanie: Jest tak wiele różnych rodzajów raka. Jak to możliwe, że ta sama terapia działa skutecznie na wszystkie z nich? Co ze specjalizacją?

Odpowiedź: Kiedy organizm jest mocno wyniszczony przez toksyny, silne podrażnienie, przyczyny genetyczne lub z innych powodów, normalne jest, że to najsłabsze jego ogniwo psuje się pierwsze. To pozwala na pojawienie się w nim obcych, rakowych komórek, stąd tak wiele różnych typów nowotworów. Jednakże Terapia Gersona działa na cały organizm. Odbudowuje jego siły obronne, mogące zaatakować i zniszczyć złośliwe tkanki, które są przecież obce dla organizmu. Zdrowy układ immunologiczny zabija i usuwa takie „obce" komórki, bez względu na ich nazwę, pochodzenie i umiejscowienie. Oczywiście, wprowadzane są drobne, precyzyjne zmiany dostosowujące terapię do indywidualnych potrzeb, ale poza tym specjalizacja jest błędem. Ostatecznym celem jest zawsze przywrócenie zdrowia wszystkim układom działającym w organizmie wraz z układem immunologicznym, równowagą mineralną, układem hormonalnym, kluczowymi organami – jednym słowem wszystkiemu – i tylko to gwarantuje prawdziwe uzdrowienie.

Pytanie: Czy Terapia Gersona może być zastosowana u małych dzieci? W jaki sposób dostosować ją do ich potrzeb?

Odpowiedź: Tak, organizmy małych dzieci reagują wyjątkowo dobrze na terapię, tak jak w przypadku nr 15 opisanym w „*A Cancer Therapy: Results of Fifty Cases*"[4], kiedy to pacjentem był ośmiomiesięczny chłopczyk. Oczywiście od tego czasu odnotowaliśmy wiele sukcesów w leczeniu młodych pacjentów, od maleńkich berbeci do nastolatków. Lekarstwa i suplementy są ograniczane odpowiednio do ich wagi, ale dzieci akceptują dobrze soki, nawet podawane przez butelkę ze smoczkiem, nie potrzebują też lewatyw z kawy wcześniej niż w wieku dwóch, trzech lat.

Pytanie: W jakim wieku najwcześniej można podawać dziecku sok z marchwi?

Odpowiedź: Niektóre dzieci mają alergię na pewne rodzaje mleka: mleko matki, jeżeli matka jest chora, mleko kozie, mleko sojowe. Takie dzieci dorastały na organicznym soku z marchwi, podawanym od czasu, gdy miały zaledwie kilka tygodni życia. Soki dostarczały im wszystkich potrzebnych składników odżywczych, dzieci rosły w pełnym zdrowiu i rozwijały się prawidłowo.

Pytanie: Niektórzy ludzie są przerażeni na myśl o zastrzyku. Czy mogą przyjmować doustnie witaminę B12 z ekstraktem z wątroby?

Odpowiedź: Ludzie, którzy boją się igły w strzykawce, są zaskakująco odważni, jeśli chodzi o wprowadzanie w swoje ciało rozmaitych trucizn: nikotyny, alkoholu, wszystkich typów leków przeciwbólowych i innych syntetycznych lekarstw. Problem pojawia się, jeżeli są śmiertelnie chorzy, a organizm jest już wycieńczony w takim stopniu, że przyjmowanie doustne nie wystarczy, żeby uzupełnić braki i zatrzymać przyrost guza.

Sproszkowana wątroba jest już podawana w formie kapsułek, ale to za mało. Witamina B12, która potrzebna jest do usprawnienia wytwarzania czerwonych ciałek krwi, jest słabo przyswajalna przez większość ludzi. Aby

---

4   Note 1 (Gerson), supra, s. 306.

właściwie zaabsorbować witaminę B12 podawaną doustnie, potrzebujemy glikoproteiny – tzw. „czynnika wewnętrznego" – który posiada niewielu ludzi, dlatego pacjenci muszą dostawać witaminę B12 w zastrzykach domięśniowych, co jest szybszą i skuteczniejszą metodą.

Na marginesie, jeżeli zastrzyk jest prawidłowo wykonany w „mięsień pośladkowy średni" (jak zalecał dr Gerson), a nie w „mięsień pośladkowy wielki" (jak błędnie robi większość pielęgniarek i lekarzy), jest całkowicie bezbolesny.

Pytanie: Burak jest znany jako bardzo zdrowe warzywo. Dlaczego nie używa się go do robienia soków?

Odpowiedź: Burak jest istotnie bardzo zdrowym warzywem i można go spożywać. Jednak dr Gerson unikał robienia z niego soku, bo jest bardzo słodki (buraków używa się do produkcji cukru). Działa również silnie przeczyszczająco, a pacjenci będący już w trakcie systematycznej detoksykacji nie powinni stosować żadnych dodatkowych środków oczyszczających. Jednak małe ilości, spożywane od czasu do czasu, nie spowodują żadnej szkody.

Pytanie: W dzisiejszych czasach nawet organiczne produkty są uboższe w składniki odżywcze, niż były dawniej. Czy chory nie powinien dostawać dodatkowych witamin i minerałów?

Odpowiedź: Istotnie, produkty organiczne nie są już tak odżywcze, jak były zazwyczaj. Jednakże, syntetyczne witaminy i minerały, których firmy farmaceutyczne używają do produkcji suplementów, są zazwyczaj słabo przyswajane przez organizm. Co więcej, niektóre z nich są zwyczajnie szkodliwe[5], tak jak witamina A lub E oraz wiele witamin z grupy B. Witaminy A i E znajdują się w tłuszczu rybnym i sojowym. Powinno się ich unikać, gdyż substancje oleiste stymulują wzrost guzów. Jedynymi witaminami z grupy B, które pełnią istotną rolę to witamina B3 (niacyna) i witamina B12. Wszystkie pozostałe zaburzają metabolizm – dr Gerson odkrył, że wyrządzają szkody w organizmie chorego.

Nawet jeżeli dzisiejsze organiczne produkty są uboższe w składniki odżywcze, 13 świeżych soków dziennie powoduje, że organizm pacjenta jest zalany witaminami i minerałami w ich żywej formie, którą nawet bardzo chory organizm jest w stanie zasymilować. Podawane są w naprawdę potężnych dawkach po to, aby uzupełnić braki w zniszczonych, chorych organach. Witaminy produkowane farmaceutycznie, nawet te określane jako

---

5   Ibid., Załącznik II.

„organiczne" i pochodzące ze źródeł roślinnych, nie są zazwyczaj w ogóle albo jedynie w niewielkim stopniu absorbowane, tak że część z nich dostaje się do układu, a część nie. To powoduje kolejne zaburzenia równowagi.

Pytanie: *Dlaczego wyleczony pacjent, po roku lub dwóch, nie może zacząć jeść normalnych posiłków?*

Odpowiedź: Teoretycznie „wyleczony" pacjent może zacząć jeść „normalne" posiłki, ale co uznajemy za „normalne"? Czy jest to puszkowane, butelkowane, chemicznie konserwowane, sztucznie kolorowane, wzbogacane smakowo, czy mrożone jedzenie? Większość pacjentów nie chce nigdy więcej jeść takich produktów, wiedząc, że nie jest to ani zdrowe, ani „normalne". Nie mają również ochoty na powrót do nawyków żywieniowych, które stały się przyczyną ich choroby! Kolejne pytanie brzmi: co dokładnie oznacza pojęcie „wyleczony" pacjent? Skąd wiemy, czy wszystkie kluczowe organy są w pełni odbudowane albo czy układ immunologiczny może działać bez względu na dawki toksyn znajdujące się w sztucznym jedzeniu? Czy siły obronne organizmu znów się załamią i pacjent zachoruje? Jak szybko to nastąpi?

Jest coraz więcej informacji wskazujących na to, że mięso i pozostałe produkty pochodzenia zwierzęcego (np. ser i nabiał, ryby, drób i jajka), niszczone są przez obróbkę termiczną powodującą, że proteiny stają się w dużej mierze szkodliwe dla naszego organizmu, zamiast być źródłem zdrowych składników odżywczych[6].

Pytanie: *Jakie zmiany w stylu życia powinien wprowadzić pacjent po zakończeniu kuracji?*

Odpowiedź: Pacjent musi mieć na uwadze, że artykuły chemii gospodarczej (np. czyściwa, wybielacze, rozpuszczalniki, farby, pasty do polerowania) są toksyczne[7] i musi ich unikać. Również wiele – w istocie większość – kosmetyków stosowanych na skórę, wchłanianych do układu krwionośnego jest toksycznych[8] i należy ich unikać. Najbardziej szkodliwe są antyperspiranty: żele, sztyfty i kremy pod pachę[9]. Zdrowy pot jest bezzapachowy. Ciało

---

6   T. Colin Campbell i Thomas M. Campbell II, *The China Study: Startling Implications for Diet, Weight Loss and Long-term Health* (Dallas: BenBella Books, 2005).
7   „Toxic Household Products," University of California, Santa Barbara Tenants Association (http://orgs.sa.ucsb.edu/tenants/hot_topics_files/safe%20chemicals.pdf).
8   Molly M. Ginty, „FDA Failing to Remove Toxic Chemicals from Cosmetics" (1 stycznia, 2004), Health & Environment, Organic Consumers Association (www.organicconsumers.org/bodycare/fda060104.cfm).
9   K. McGrath, „An earlier age of breast cancer diagnosis related to more frequent use of

próbuje pozbywać się toksyn wydalając je z potem; blokowanie tego procesu przez stosowanie antyperspirantów powoduje, że toksyny wracają do układu limfatycznego (zobacz: Rozdział 5).

Pytanie *Jak długo będę musiał poddawać się terapii? Jak dużo czasu potrzeba, żeby guzy zniknęły? Jak dużo czasu potrzeba, żeby ból ustąpił? Jak dużo czasu minie, zanim będę mógł ćwiczyć? Jak dużo czasu minie, zanim będę mógł jeść cokolwiek?*

Odpowiedź: Na pytanie „jak długo" nie można udzielić odpowiedzi z dostateczną dozą pewności. Wszystko zależy od indywidualnego przypadku i kondycji pytającego. Jak duży jest guz? Jak szybko się przerzuca? W jakim wieku jest pacjent? Ja wiele uszkodzeń spowodowanych zostało przez syntetyczne leki, operacje, niewłaściwe odżywianie, palenie, czy inne wyniszczające nałogi? Z jak wielkim oddaniem pacjent i jego rodzina będą przestrzegać zasad terapii, dzień po dniu, bez względu na poświęcany temu czas?

Nie ma precyzyjnej odpowiedzi w kwestii tygodni czy miesięcy, ale jest ogólna odpowiedź, którą mój syn, Howard, poznał będąc w *U. S. Navy*. Kiedy znalazł się wobec możliwości zostania na mostku kapitańskim łodzi podwodnej, która musiała się chwilowo zanurzyć z powodu dużej fali, zapytał oficera: „Na jak długo będę musiał wstrzymać oddech?" Niedowierzający starszy oficer, po kilkusekundowej pauzie na ocenę tego neofity, powiedział po prostu: „Tak długo, jak będzie trzeba!".

Pytanie: *Sok marchewkowy zawiera dużo cukru. Z różnych źródeł słyszeliśmy, że sok z marchewki stymuluje wzrost guzów. Czy to prawda?*

Odpowiedź: Wszystkie owoce i wiele warzyw zawiera złożone węglowodany, które nie są prawdziwymi cukrami, ale formą podstawowych składników odżywczych obecnych w organizmie człowieka. W przeciwieństwie do fałszywych opinii rozpowszechnianych przez niektórych lekarzy, sok marchewkowy nie stymuluje wzrostu guzów. Jeżeli by tak było, Terapia Gersona zabiłaby wszystkich pacjentów chorych na raka!

Prawda jest taka, że sok marchewkowy pełni bardzo ważną rolę w powrocie do zdrowia. Jest źródłem beta karotenu, który konwertowany jest następnie w witaminę A i dużo innych witamin. Co więcej, jako jedno z najbardziej kompletnych źródeł minerałów, zawiera większość z nich w łatwo

---

antiperspirants/deodorants and underarm shaving," *European Journal of Cancer Prevention* 12 (6) (grudzień 2003): s. 479-485.

przyswajalnej formie. Sok marchewkowy jest nawet bogaty w proteiny roślinne, a w efekcie stanowi doskonałe źródło kompleksowych składników odżywczych koniecznych do wyzdrowienia.

Pytanie: Czy wszystkie te lewatywy stosowane przez dwa lata nie spowodują, że będę zależny od lewatyw do końca życia?

Odpowiedź: Oczywiście że nie! Proszę pamiętaj, że celem stosowania lewatyw nie jest oczyszczenie jelita grubego ze stolca. W istocie docierają one tylko do części okrężnicy i nie zakłócają procesu wydalania. To wyjaśnia, dlaczego część pacjentów Gersona jest w stanie normalnie się wypróżniać pomiędzy lewatywami. Jeżeli chory cierpiał na zaparcia przed rozpoczęciem Terapii Gersona, ustępują one w momencie, kiedy wątroba oraz jelita są odbudowane i u pacjenta pojawia się „normalna" praca jelit.

Nie ma zagrożenia, że lewatywa stanie się niezbędnym elementem życia codziennego pacjenta po wyzdrowieniu. W większości przypadków, kiedy terapia ma się ku końcowi, proces naturalnego wypróżniania bezzwłocznie przejmuje swoją rolę. W wyjątkowych przypadkach, jeżeli to nie nastąpi, pacjent jest w najgorszym wypadku zmuszony aplikować połowę normalnej lewatywy raz dziennie, rankiem. Cytując fundamentalną zasadę dra Gersona: „Nigdy nie pozwól, żeby słońce zaszło, zanim nie oczyścisz swojego jelita!".

Pytanie: Terapia zabrania spożywania produktów zwierzęcych, zatem w jaki sposób dostanę niezbędne proteiny?

Odpowiedź: Błędnym jest założenie, że wszystkie proteiny są pochodzenia zwierzęcego. Wprost przeciwnie, większość warzyw zawiera wystarczające ilości łatwo przyswajalnych protein, dobrze trawionych i asymilowanych. Dlatego przyczyniają się one do zdrowienia, a nie do karmienia tkanek guza, powodowania artretyzmu, obciążania nerek i tworzenia warunków do rozwoju innych chorób, jak dzieje się w przypadku konsumpcji dużej ilości białek zwierzęcych. Sok z marchewki, podstawa programu Gersona, jest bogaty w proteiny, tak samo jak ziemniaki, płatki owsiane i większość warzyw.

Nie jest przypadkiem, że największe i najsilniejsze zwierzęta na ziemi (np. słonie, byki, orangutany i bizony) są wegetarianami i znajdują potrzebne białka w trawie, roślinach i owocach.

ROZDZIAŁ XXIII

Życie po zakończeniu Terapii Gersona

Do tej pory powinno już być oczywiste, że wyzdrowienie z zagrażającej życiu choroby przy pomocy Terapii Gersona nie jest łatwym zadaniem – to długi i trudny proces, wymagający odwagi i wytrwałości – ale z pewnością wart każdego włożonego weń wysiłku. Oprócz zwalczania potencjalnie zabójczych chorób, Terapia Gersona jest również znakomitą inwestycją w długie i zdrowe życie. Mamy wielu wyleczonych pacjentów cieszących się doskonałym zdrowiem i energią życiową, będąc w wieku, który normalnie powinien przynieść ze sobą liczne choroby oraz schyłek sił fizycznych i psychicznych. Nie istnieje zbyt wiele terapii mogących się pochwalić zarówno ocalaniem życia pacjentów, jak i silnym działaniem odmładzającym!

Zakończenie terapii, w stosownym do tego czasie, powinno się odbywać ostrożnie. Określenie właściwego czasu jest zasadniczym elementem. Jeżeli zakończymy zbyt wcześnie, wcześniej niż wszystkie kluczowe organy zostaną odbudowane, będzie to ogromnym błędem, który z dużą dozą prawdopodobieństwa może doprowadzić do ponownego pojawienia się symptomów chorobowych. W czasach praktyki dra Gersona, odbudowania sił obronnych organizmu w leczeniu raka trwała 18 miesięcy; w dzisiejszych czasach nie ma to już jednak zastosowania. Świat jest dużo bardziej zanieczyszczony, a ludzie znacznie bardziej wyniszczeni, niż to miało miejsce pół wieku temu. W efekcie chorzy na raka potrzebują dwóch pełnych lat żeby wyzdrowieć. Ale nawet to może nie wystarczyć tym, którzy byli wcześniej leczeni chemioterapią; de facto jest dla nich ciężko ustalić limit czasowy (zobacz: Rozdział 18).

Pacjenci cierpiący na choroby inne niż rak, które bardzo dobrze odpowiadają na leczenie Terapią Gersona (zobacz: Rozdział 19), mogą zostać całkowicie wyleczeni w rok lub 18 miesięcy, stosując mniej wymagający protokół, niż zalecany pacjentom chorym na nowotwory złośliwe.

O ile zakończenie terapii zbyt wcześnie może być niebezpieczne, przedłużanie jej nie czyni żadnych szkód. Proces wychodzenia z reżimu terapii musi się odbywać stopniowo. Zakładając, że wszystko przebiega dobrze, soki, lewatywy i suplementy są stopniowo ograniczane (jak podano w tabelach 17-1, 17-2, 18-1, 19-1). Przed upływem drugiego roku pacjent ogranicza się do ośmiu soków i jednej lewatywy dziennie lub jeżeli jelito grube samo pracuje dobrze, dwóch lewatyw w tygodniu. Jeżeli ten zredukowany program nie powoduje pogorszenia samopoczucia, nie ma bólu głowy, zaparć ani nowych symptomów choroby, ilość soków może być ograniczona do pięciu lub sześciu dziennie, a lewatywy pominięte. Jako „ubezpieczenie zdrowotne" dobrze jest pić kilka świeżych soków dziennie – przez czas nieokreślony.

PRAWIDŁOWE ODŻYWIANIE

Zmiana nawyków żywieniowych ze ściśle określonej diety na bardziej swobodną wymaga równie troskliwego podejścia. Podczas trwania terapii organizm przyzwyczaił się do najlepszego rodzaju, pożywnego pokarmu: świeżego, czystego, smacznego, organicznego wegetariańskiego pożywienia, które jest łatwo przyswajalne i trawione, dostarczając zarazem wszystkich składników odżywczych koniecznych do odzyskania zdrowia i dobrej kondycji. Wielkim błędem oraz ryzykiem poważnego wstrząsu, byłaby zmiana tej zdrowej diety na tzw. „współczesną dietę" – pełną mięsa, drobiu, sera i nafaszerowanego chemią przetworzonego pożywienia.

Z naszego doświadczenia wynika, że pacjenci, którzy wyzdrowieli i mają „czysty" organizm nie czują już pociągu do takiego jedzenia, nawet jeśli w czasie trwania długiej terapii fantazjowali na temat „zabronionego pożywienia". Na bezsolnej diecie Gersona ich kubki smakowe odzyskały czucie utracone wcześniej przez spożywanie przesolonych produktów – teraz wszystko, co słone, jest dla nich niesmaczne, a nawet odrażające (jest to podobne do zachowania byłych palaczy, którzy nie mogą wejść do pokoju, w którym się pali, nie mówiąc już o tym, żeby na nowo sięgnęli po papierosa).

Oczywiście, jeżeli wyzdrowiały pacjent jest naprawdę w dobrej kondycji z wszystkimi układami działającymi poprawnie, nic nie stoi na przeszkodzie, żeby wziął udział w bankiecie, przyjęciu weselnym, czy urodzinowym i „poszalał" trochę. Powinien jednak później przyjmować enzymy trawienne razem z codzienną lewatywą przez kilka dni, po to, by pozbyć się nieczystości i znów czuć się dobrze. Proszę, nie wyrzucajcie waszych zestawów do lewatyw. Lewatywa, określana w języku Gersona jako tzw. „odwrócona kawa", pomaga w bólach głowy, bólach zębów, a nawet w początkach przeziębienia i ogólnym złym samopoczuciu. Pozostań również przy sokowyciskarce Norwalk lub innej, które używałeś, zamiast przechodzić na butelkowane czy kartonowe soki; one nie pomogą ci utrzymać dobrej kondycji.

Pacjenci, którzy byli poważnie chorzy, muszą podjąć dodatkowe starania, aby zabezpieczyć swoje świeżo odzyskane zdrowie. Sugerujemy, żeby bez względu na to, jak wiele czasu minęło od zakończenia leczenia, pacjenci tacy robili dwa razy do roku dwutygodniowy, pełny program terapii (wiosna i jesień to najlepszy czas na tego typu kuracje). W czasie tych dwóch tygodni powinni pić od 10 do 13 świeżych soków dziennie, jeść tylko świeże organiczne jedzenie, unikać białek zwierzęcych i robić co najmniej trzy lewatywy dziennie. Jeżeli spowoduje to wystąpienie reakcji ozdrowieńczych, które ci ludzie są w stanie natychmiast rozpoznać, oznacza to, że organizm pozbywa się nowo zgromadzonych toksyn i w takim wypadku należy przedłużyć czas trwania programu o dwa tygodnie. Jeżeli jednak nie pojawią się żadne symptomy, jest to znakiem, że pacjent czuje się dobrze, a jego organizm nie jest zatruty i może zakończyć taką „odświeżającą kurację" po dwóch tygodniach.

SZTUKA ŻYCIA W ZDROWIU

Pierwotnie dr Gerson zalecał, aby dieta wyleczonych pacjentów, w celu utrzymania dobrego zdrowia, składała się w 75% z „ochronnego" pożywienia – organicznych warzyw i owoców bogatych w składniki odżywcze, witaminy i enzymy – po to, by utrzymać sprawny układ immunologiczny. Pozostałe 25% żywności zależało od swobodnego wyboru pacjenta. Niestety, podział ten nie jest już dzisiaj aktualny ze względu na to, iż w dzisiejszych czasach dowolnie wybrane jedzenie byłoby zbyt szkodliwe. Dlatego nalegamy, żeby dawni pacjenci pozostawali w 90% na diecie organicznej, a jedynie 10% ich jadłospisu mogą stanowić inne, wybrane produkty spożywcze.

Jednak nawet utrzymując te proporcje nie powinni oni nigdy wrócić do jedzenia z fast foodów, przetworzonej żywności zawierającej pestycydy, dodatki do żywności i inne toksyczne substancje. Co najbardziej oczywiste, nie mogą jeść hot dogów, przyprawianego mięsa i zaprawionych konserwantami kiełbasek czy sera – żywności, która w pierwszej kolejności przyczynia się do zapaści zdrowotnej organizmu. Jeżeli jednak pojawią się jakiekolwiek drastyczne odstępstwa od podanych zasad, zalecamy powrót na kilka tygodni do pełnego programu terapii, żeby zapobiegawczo oczyścić organizm i nie ryzykować długotrwałych, poważnych szkód. Naturalnie, należy wykazać bardzo rozsądne podejście do alkoholu; okazjonalnie dozwolone jest wypicie lampki wina, o ile jest ono organiczne. Powinno się unikać win produkowanych komercyjnie z regularnie opryskiwanych winogron.

Jeżeli jesteś świadom, czego należy unikać, a co jest dozwolone, utrzymanie stosowanej diety staje się rutynowym, przyjemnych zajęciem. Odpowiedź na pytanie: „Czy jest życie po Terapii Gersona" jest oczywista i brzmi: TAK!

CZĘŚĆ III

Ważne informacje dodatkowe

Chcąc przedstawić pełny obraz naszych doświadczeń w prowadzeniu Terapii Gersona, po to, by czytelnik mógł tę wiedzę wykorzystać jak najlepiej, w tej części książki umieszczamy zestaw różnego rodzaju porad, informacji i zachęt, specjalnie wyselekcjonowanych, tak aby ułatwić kroczenie drogą Gersona. Do tej pory nasza uwaga koncentrowała się głównie na trosce o ciało i jego powrót do zdrowia. Jednakże, ciało, umysł, emocje i dusza nie mogą być rozdzielane: są częścią większej całości i tak należy je traktować.

Zgodnie z tym założeniem, jeden z rozdziałów tej części zawiera sporo informacji dotyczących potrzeb psychologicznych pacjentów Gersona oraz prostych technik pokonywania stresu i napięć. Kolejny opisuje szczegółowo sposób, w jaki samemu monitorować można postępy terapii ucząc się interpretacji wyników badań krwi i moczu z punktu widzenia terapii, który nie jest tożsamy z metodami oceny medycyny alopatycznej.

Na koniec zamieszczamy historię byłych pacjentów Gersona, którzy wyzdrowieli z różnych rodzajów raka, często bardzo zaawansowanych, do dziś żyją prowadząc aktywne, zdrowe życie. Aby zachęcić czytelników do zrobienia tego samego oraz do cieszenia się bogatą ofertą smacznych posiłków kuchni Gersona, w ostatnim rozdziale przedstawiamy prawdziwą skarbnicę sprawdzonych i przetestowanych przepisów kulinarnych, wybranych z entuzjazmem i miłością.

ROZDZIAŁ XXIV

Wsparcie psychologiczne dla pacjentów Gersona

Autor: Beata Bishop

Beata Bishop jest doświadczoną psychoterapeutką i konsultantką. Jako jedna z pacjentek, która wróciła do zdrowia dzięki Terapii Gersona, pracuje od 1983 roku z pacjentami cierpiącymi na raka i inne poważne, śmiercionośne choroby.

Pacjenci Gersona oraz inne osoby zainteresowane terapią często zastanawiają się, dlaczego w epokowym dziele dra Gersona[1], oprócz jednej lub dwu krótkich wzmianek, psychologiczny aspektu procesu zdrowienia nie został poruszony. Powód wyjaśniający to pozorne zaniedbanie jest prosty. Po pierwsze, dr Gerson pisał swoją książkę wyłącznie z punktu widzenia lekarza-naukowca, pomijając wszystkie inne punkty widzenia. Po drugie, psychoonkologia, branża specjalizująca się w pomocy psychologicznej chorym na raka, pojawiła się dopiero w początkach lat 60-tych, czyli już po śmierci dra Gersona. Jednakże w dzisiejszych czasach jest to już istotna specjalizacja i musi zostać uwzględniona w każdej metodzie leczenia aspirującej do miana terapii holistycznej.

Medycyna holistyczna oparta jest na założeniu, że ciało i umysł to dwie strony tej samej monety. Chorują razem i muszą być leczone razem; cokolwiek dotyczy jednej z nich, dotyczy również drugiej. Ma to szczególne zastosowanie w Terapii Gersona, której silne działanie wychodzi poza ramy ciała, dotykając również niefizycznych aspektów chorego.

Podczas oczyszczania organizmu, połączone siły soków, żywności i lewatyw dosięgają mózgu i centralnego układu nerwowego, wywołując silne

---

[1] M. Gerson, A Cancer Therapy: *Results of Fifty Cases and The Cure of Advanced Cancer by Diet Therapy: A Summary of Thirty Years of Clinical Experimentation*, 6 edycja (San Diego, CA: Gerson Institute, 1999).

reakcje emocjonalne, zmiany nastroju oraz niecharakterystyczne zachowania u niczego niepodejrzewających pacjentów. Z tego tylko powodu – choć nie jest to powód jedyny – aspekt psychologiczny procesu zdrowienia musi być dobrze zrozumiany i odpowiednio potraktowany. Zaniedbanie go stanowi ryzyko pojawienia się stłumionych problemów psychologicznych, sabotujących proces terapeutyczny.

Z uwagi na to, że umysł i ciało wzajemnie na siebie wpływają i oddziałują w każdej chwili naszego życia, ważne jest, aby sprawić by oba te elementy były w dobrym stanie. Terapia działa na ciało, ale co z psychiką, światem wewnętrznych emocji i rządzących nami zasad? Czy jest naprawdę ważne, żeby one też były zdrowe? Odpowiedź na to pytanie brzmi: tak, a poniżej wyjaśniamy dlaczego.

Obecnie dostępne są solidne naukowe dowody potwierdzające fakt, że nasze nastroje, emocje i ogólny pogląd na świat mają bezpośredni i mierzalny wpływ na nasz układ immunologiczny. Dowodów dostarcza psychoneuroimmunologia (PNI), nowa gałąź medycyny rozwijająca się gwałtownie począwszy od lat 70-tych, dzięki lepszemu zrozumieniu procesów chemicznych odbywających się w naszym mózgu i subtelnych połączeń, jakie istnieją w naszym organizmie na poziomie komórkowym. W skrócie, układ limbiczny mózgu i centralny układ nerwowy uwalniają hormony, które docierają do odpowiednich receptorów umiejscowionych w całym ciele człowieka, powodując, że uwalniane są kolejne hormony. Jakość tych hormonów decyduje czy układ immunologiczny jest silny czy słaby, czy działa dobrze czy źle; jakość ta, z kolei, zależy od stanu naszych emocji, ogólnego nastroju, przekonań i samooceny.

Optymistyczne, pełne nadziei, zdecydowane podejście wzmacnia nasz układ immunologiczny, podczas gdy negatywizm, desperacja i lęk osłabiają go. Traumatyczne wydarzenia czy długotrwałe depresje mogą przeciążyć nasze komórki i zakłócić ich normalną pracę. W świetle tych słów, każda nasza myśl i uczycie mogą być postrzegane jako biochemiczne wydarzenie. Cytując neurobiologa dra Candace Perta[2], współodkrywcę endorfin: „Komórki są świadomymi bytami komunikującymi się pomiędzy sobą, wpływając na nasze emocje i życiowe wybory". Prawdą jest też to, że nasze emocje i przekonania wpływają na aktywność naszych komórek.

---

2 Candace Pert, Molecules of Emotion: The Science Behind Mind-Body Medicine (Nowy Jork: Simon & Schuster, Inc., 1997).

LĘK JEST TWOIM WROGIEM

Jako pacjentka wyleczona Terapią Gersona i praktykująca psychoterapeutka, znam dobrze niszczącą emocjonalnie siłę zdiagnozowania raka. Jest to poważna trauma, budząca bardzo silne emocje: panikę, szok, wściekłość lub rezygnację, strach i paraliżującą rozpacz. Co gorsza, towarzyszy temu poczucie izolacji, ponieważ choroba nowotworowa wyłącza cierpiącego na nią człowieka z reszty społeczeństwa i z normalnego, codziennego życia. Nadrzędnym i przytłaczającym uczuciem jest lęk. Znam smak tego potężnego lęku zarówno z własnego doświadczenia jak i 23-letnich doświadczeń z pacjentami. Chociaż jest wiele chorób zagrażających życiu człowieka, prawdopodobnie żadna z nich nie jest w stanie wywołać tak skrajnego, pozbawiającego sił lęku, jak rak.

Są wszakże ku temu powody. Jeden z nich to wciąż rosnąca zapadalność na tę chorobę. Większość ludzi znała kogoś, kto zmarł na raka po długich cierpieniach, drastycznym leczeniu ze strasznymi skutkami ubocznymi, ale bez nadziei na wyleczenie. Znalezienie się nagle w konfrontacji z takim samym przeznaczeniem jest naprawdę przerażające dla tych, którzy uważają zdiagnozowanie raka za równoznaczne z wyrokiem śmierci. Istnieje też irracjonalny strach, który każe patrzeć na raka jako na zewnętrznego intruza, obce zło, które złamało nasze siły obronne, rośnie i rozprzestrzenia się bez naszej kontroli, żeby ostatecznie nas zabić. Ogarnięci paniką chorzy nie są w stanie uświadomić sobie, że guzy nie przyszły do nich z zewnątrz, ale z ich własnego dysfunkcyjnego organizmu, w którym „prawa i porządki" na poziomie komórkowym zostały złamane.

Szok spowodowany diagnozą jest zwykle potęgowany przez zwyczajowy sposób oznajmiania jej stosowany przez lekarzy. Lekarze nie są szkoleni w sztuce komunikacji. Nienawidzą ogłaszania złych nowin i zabezpieczają samych siebie przez postawę wycofania, nieprzystępności i chłodu emocjonalnego, dokładnie w tym momencie, kiedy chora osoba potrzebowałaby najbardziej ludzkiego ciepła i wsparcia. Jeżeli pacjent znajduje się w zwyczajnym szpitalu, poczucie zależności, utraty autonomii i prywatności spowoduje, że perspektywa ta będzie jeszcze bardziej ponura. Pacjent staje się biernym, cierpiącym, chorym człowiekiem bez prawa głosu w kwestii tego, co się z nim dzieje. Przytaczając wymowne stwierdzenie wyśmienitego myśliciela i autora książek, Ivana Illicha: „Współczesna medycyna zamienia pacjenta w bezwładnego i zmistyfikowanego widza w szponach bioinżynierów"[3].

---

[3] Ivan Illich, *Medical Nemesis: The Expropriation of Health* (Nowy Jork: Pantheon Books, 1976).

Te obserwacje dotyczą pacjentów diagnozowanych i leczonych w strukturach medycyny konwencjonalnej. Ponieważ większość pacjentów pojawia się w klinice Gersona, kiedy system ten zawiódł, ważne jest, żeby rozpoznać ich przygnębienie oraz przerażenie i natychmiast coś z tym zrobić. Tak samo istotne, z punktu widzenia odkryć PNI, są głębokie medyczne wskazania do natychmiastowego uwolnienia pacjentów z ogromnego emocjonalnego ciężaru i zamiany ich negatywnych zapatrywań w pozytywne. „Nie powinno się leczyć ciała bez uleczenia duszy", napisał grecki filozof Platon prawie 2400 lat temu – jest to silny głos poparcia dla koncepcji połączenia ciała z umysłem płynący z odległej przeszłości.

Jeżeli coś bardzo głęboko w wewnętrznym świecie pacjenta nie chce żyć, wówczas nawet wypróbowana i sprawdzona Terapia Gersona nie będzie działać. To „coś" może nie mieć nic wspólnego z diagnozą raka. Może to być prawie zapomniana stara emocjonalna rana, dotkliwa strata, głęboki uraz czy niewyjaśniona sprawa z kochaną lub nienawidzoną osobą. Możemy mieć nawet do czynienia z osobą określaną mianem „osobowości skłonnej do nowotworu", jak to zostało zdefiniowane przez Lawrence LeShana[4], pioniera w dziedzinie badań powiązań umysłu z ciałem w kontekście nowotworów złośliwych. LeShan, znany jako „ojciec psychoonkologii", zaobserwował w czasie dziesięcioleci badań, że niektóre cechy charakteru wydają się predysponować pewne osoby do wystąpienia raka. Te cechy to niska samoocena, trudności w wyrażaniu złości i agresji, chęć zadowalania innych przy jednoczesnym ignorowaniu swoich potrzeb, uczyć i niewyrażonych emocji. Prawdziwa indywidualność takich ludzi została ukryta za osobowością fałszywą, prawdopodobnie stworzoną we wczesnym okresie życia po to, by zapewnić sobie przychylność rodziców, a utrzymywaną także w dorosłym życiu, kiedy nie jest już dłużej potrzebna.

Co oczywiste, taki profil osobowościowy nie odnosi się do wszystkich pacjentów chorych na raka, chociaż, w czasie mojej praktyki z nimi, bardzo często napotykałam na podobne cechy charakteru. Razem czy osobno, odznaczali się przytłaczająco negatywnym spojrzeniem na życie, które zdiagnozowanie raka może zamienić w czarną rozpacz, a PNI jest w stanie określić, co to oznacza w kontekście osłabienia sił immunologicznych organizmu.

Zaobserwowano, że rak często pojawia się w 18 miesięcy lub dwa lata po negatywnym doświadczeniu życiowym, takim jak rozwód, żałoba, kryzys finansowy, utrata pracy lub zerwanie ważnej relacji międzyosobowej. Doświadczenie z klientami pokazało mi, że to wydarzenie jest tylko przysłowiowym gwoździem do trumny, a wszyscy oni wcześniej długo znajdowali się w nieznośnym egzystencjalnie położeniu, które pozornie nie mogło się

---

4   Lawrence LeShan, *Cancer as a Turning Point* (Nowy Jork: Plume, 1994).

odmienić. LeShan i dr Carl Simonton⁵, nazywają taką sytuację pułapką życiową i opisują ją w szczegółach.

Historie przypadków, które prowadziłam, potwierdzają siłę oddziaływania takiego stanu i fakt, że ci, którzy nie czują się na siłach uwolnić z tego potrzasku, osiągają ostatecznie stan w którym nie obchodzi ich, czy żyją, czy nie. Jak mówi wielu z nich: „Coś się we mnie złamało". Myślę, że była to ostatnia nić utrzymująca ich wątłą chęć do życia.

ROLA STRESU

Spotykam się często z pytaniem czy stres może spowodować raka. Myślę że nie, z pewnością nie sam stres, ale może się on stać ostatecznym ciężarem obarczającym już osłabiony, ledwo działający układ immunologiczny tak, że nie może on już dłużej radzić sobie z obcymi komórkami, które każdy zdrowy organizm z łatwością likwiduje codziennie w ogromnych ilościach. Co więcej, organizm pozbawiony odwiecznej czujności dobrze działającego układu immunologicznego, nie ma nic, co mogłoby powstrzymać kilka z tych komórek przed zapoczątkowaniem nowotworu złośliwego.

Mamy tutaj do czynienia z tajemniczym oddziaływaniem biochemicznym i emocjonalnym, które dopiero zaczynamy odkrywać i rozumieć. Jest już wystarczająco dużo ortodoksyjnych, klinicznych – przeciwieństwo niepoważnych – dowodów świadczących, że wewnętrzne nastawienie ma ogromne znaczenie w kwestii przeżycia.

Brytyjski badacz Stephen Greer[6] przesłuchiwał grupę kobiet w trzy miesiące po zabiegu usunięcia piersi, aby dowiedzieć się, jak sobie radzą. Wyróżnił wśród nich cztery odmienne typy: walczący, zaprzeczający, akceptujący i zdesperowany. Po 5 i 10 latach 80% z walczących kobiet przeżyło, ale tylko 20% z tych zdesperowanych. Wyniki te nie były powiązane w żaden sposób z prognozami medycznymi.

W Stanach Zjednoczonych dr David Spiegel[7] zaprosił 36 kobiet borykających się z rakiem piersi na trwające rok, cotygodniowe spotkania, na których mogły dzielić się swoimi obawami i smutkami, zachęcać się wzajemnie i zmienić swoje mentalne nastawienie na pozytywne. Inna 50 osobowa, pozostająca pod kontrolą grupa, nie brała udziału w tych spotkaniach. Spiegel chciał jedynie sprawdzić, czy jakość życia kobiet biorących udział w spo-

---

5 Dr Carl Simonton, S. Matthews-Simonton i James L. Creighton, *Getting Well Again* (Nowy Jork: Bantam Books, 1992).
6 Stephen Greer, „Mind-body research in psycho-oncology," *Advances* 15 (4) (1999).
7 Dr David Spiegel, „Effect of psychosocial treatment on survival of patients with metastasized breast cancer," *The Lancet* (14 października, 1989): s. 888-891.

tkaniach się poprawi, co naturalnie miało miejsce. Jednakże był zdumiony kiedy okazało się, że długość życia tych kobiet była dwa razy większa od tych, które nie brały udziału w spotkaniach.

Kolejny interesujący pogląd zaprezentowany został przez amerykańskiego onkologa, dra Bernie Siegla[8], autora kilku bestsellerów wyjaśniających związki umysłu z ciałem w kontekście zdrowia i chorób. Twierdzi on, że 15% do 20% chorych na raka chce świadomie lub nieświadomie umrzeć, nie widząc wyjścia z pułapki życiowej, w której tkwią; 60% do 70% chce wydobrzeć, ale są pasywni i oczekują, że lekarz wykona za nich pracę. Jednakże 15% do 20% to pacjenci wyjątkowi – odmawiają bycia ofiarą, gromadzą wszelkie dostępne informacje na temat swojej choroby, nie podporządkowują się automatycznie lekarzowi, ale zadają pytania, domagają się uwagi i dokonują wyborów na bazie zebranych informacji. Cytując dra Siegla: „Trudni i niechętni do współpracy pacjenci mają większe szanse na wyzdrowienie". Widocznie mają oni bardziej wojowniczo nastawiony układ immunologiczny, niż pacjenci ulegli.

PIERWSZA POMOC PSYCHOLOGICZNA

Istnieją proste sposoby, pomagające rozwiać poczucie beznadziejności i izolacji u świeżo zdiagnozowanych pacjentów. Pierwszym krokiem jest zdjęcie aury tajemniczości z choroby i dyskutowanie o niej otwarcie, naturalnym głosem, bez unikania straszliwego słowa „rak". Pierwszą istotną korzyścią, jaką odnosi pacjent, decydując się na Terapię Gersona, jest pełne spokoju i pewności podejście do jego problemu, z jasnym przesłaniem, że owszem, możliwe jest wyleczenie, a nie tylko złagodzenie symptomów (jest to najlepsze, co może zaoferować medycyna ortodoksyjna).

To, czego potrzebuje pacjent, to bezpieczne miejsce, w którym może uwolnić swoje wzburzone emocje i być wysłuchanym z uwagą, cierpliwością i bez ocen – coś, czego gonieni czasem lekarze i pielęgniarki nie mogą zaoferować. Błędem jest kojenie i pocieszanie chorego zbyt wcześnie lub dawanie mu radosnych zapewnień. Postępowanie w taki sposób pozbawia go możliwości kontaktu ze swymi prawdziwymi uczuciami. Należy zostawić mu swobodę.

Kiedy już tak się stanie pytam zwykle: „Czy chcesz żyć?" Jeżeli odpowiedź brzmi: „Tak", pytam dalej: „Czy chcesz żyć bezwarunkowo?" Kolejne stanowcze: „Tak" stawia sprawę jasno, podczas gdy niepewne: „Tak ale(...)" wskazuje na osobę niezdecydowaną, prawdopodobnie tkwiącą w życiowej

---

8 Dr Bernie Siegel, *Love, Medicine & Miracles* (Nowy Jork: Harper Perennial, 1998).

pułapce. Kiedy pytam, jak można by dokończyć to zdanie, często słyszę: „Jeżeli sprawy będą się miały tak, jak wcześniej, nie jestem pewien, czy chcę żyć".

To „ale" wymaga dogłębnego zbadania, by upewnić się, że nie podkopie procesu zdrowienia. Analiza 18 do 24 miesięcy życia pacjenta przed diagnozą może dać wartościowe odpowiedzi na to pytanie. Czy jakieś traumatyczne wydarzenie lub stresująca sytuacja spowodowała sięgnięcie po alkohol, narkotyki czy inne zgubne nałogi, które mogły spowodować zniszczenia wątroby? Delikatne pytania zawsze pozwolą nam zidentyfikować życiowe pułapki. Kolejne zadanie polega na pokazaniu, że istnieje droga wyjścia inna niż śmierć.

Pomaga to zbudować terapeutyczną więź z pacjentem, w której on czy ona odgrywają bardzo ważną rolę. Jest to łatwe w czasie leczenia Terapią Gersona, które nie może się powieść bez aktywnego zaangażowania pacjenta. Jeżeli pacjent mówi nam, że 85% chorych w jego stanie umiera w ciągu trzech lat, trzeba zasugerować, by dołączył do tych 15%, które przeżywają (przypominam sobie z zachwytem małą, kruchą kobietę, podziurawioną niczym sito rakiem, która, gdy oznajmiono jej, że ma przed sobą sześć miesięcy życia, pogodnie odpowiedziała: „Och, dobrze, mam sześć miesięcy żeby wydobrzeć!"(...) i wyzdrowiała dzięki Terapii Gersona). Lubię sposób w jaki LeShan podchodzi do zmiany nastawienia chorego z negatywnego na pozytywne. Jego podstawowe pytania to: „Co jest z tobą w porządku? Jakie są twoje własne pomysły na życie, wchodzenie w relacje, tworzenie? Co blokuje ich wyrażanie? Czego potrzebujesz, żeby czuć się spełnionym? I przede wszystkim, co chciałbyś zrobić ze swoim życiem?"[9].

W chwili, kiedy te podstawowe kwestie są wyjaśnione, nadchodzi czas, żeby wskazać pacjentowi ogromne możliwości otwierające się przed nim, o ile tylko zechce być aktywny – nie tylko reaktywny – i zacząć podejmować osobiste decyzje. Można doradzić bardzo wiele w krótkim czasie. Zasadniczym narzędziem w pracy terapeuty jest jego osobowość i spokojna, dodająca wiary obecność. Często jest to jedyne wsparcie w skonfundowanym, chaotycznym świecie pacjenta. Inne narzędzia, takie jak nauka technik relaksacji i kreatywnej wizualizacji skoncentrowanej na samouzdrowieniu, również powinny być stosowane przez przeszkolonych konsultantów lub terapeutów (zobacz: Rozdział 25).

---

9 Note 4 (LeShan), supra.

POKONYWANIE PIERWSZEGO PŁOTKA

Wielu pacjentów trafia na Terapię Gersona jako na ostatnią deskę ratunku, kiedy zawiodły już konwencjonalne metody leczenia, pozostawiając ich rozczarowanych, pozbawionych zaufania i z wieloma poważnymi powikłaniami. Rozpoczęcie Terapii Gersona jest dla nich ostateczną decyzją i rozgrywką. Inni wybierają drogę Gersona na wcześniejszym, nie tak poważnym etapie choroby, jeszcze z niewielkimi nieodwracalnymi zmianami w ciele, ale już z pesymistycznymi prognozami.

Jakkolwiek się dzieje, decydują się na nieznaną metodę leczenia, która w dużej mierze wydaje się im na początku dziwaczna. Co więcej, są świadomi wychodzenia poza ramy ortodoksyjnej medycyny, zostawiania za sobą sieci lekarzy, szpitali i klinik – całego potężnego systemu, który nie był w stanie ich wyleczyć, choć wciąż jeszcze otacza się aurą wielkiej mocy. Część z nich może zostać nieuprzejmie odprawiona przez swoich lekarzy za to tylko, że ośmielili się wziąć pod uwagę „niesprawdzoną" alternatywną terapię. Inni będą czuć naciski oraz wątpliwości rodziny i przyjaciół, nieakceptujących faktu, że taka „cudaczna" terapia może zadziałać, kiedy współczesna, wysoko wyspecjalizowana medycyna zawiodła.

Ten rodzaj presji może bardzo osłabiać pacjenta, który sam prawdopodobnie cierpi na nurtujące go wątpliwości, więc najpilniejszym zadaniem jest wyjaśnienie, jak działa Terapia Gersona. Większość ludzi zaznajomiona jest z zasadami działania medycyny alopatycznej, oferującej stosowną tabletkę na każdego rodzaju dolegliwość; albo się wyleczysz, albo umrzesz, ale przynajmniej sprawy toczą się szybko. Tutaj jednak, pacjenci stają przed perspektywą dwóch lat nieustających wysiłków, ścisłej dyscypliny i całkowitej przebudowy tzw. normalnego stylu życia – wszystko to razem brzmi dość niesamowicie, szczególnie, że nie ma ostatecznej gwarancji powodzenia. Jest to miejsce, gdzie kognitywny model najlepiej się sprawdza. Nie potrzeba medycznego wykształcenia, żeby zrozumieć, dlaczego odbudowa układu immunologicznego jest lepszym rozwiązaniem, niż zniszczenie go naświetlaniem i trującą chemią. Z chwilą, kiedy prosta, ale potężna i niezłomna logika Terapii Gersona zostanie zrozumiana, pacjent upewnia się w słuszności obranej drogi, jest chętny kroczyć nią jako równoprawny partner i sojusznik lekarza lub konsultanta.

POMOC PRZYCHODZI Z CIAŁA

Jednym z najbardziej uderzających skutków programu Gersona jest natychmiastowa poprawa ogólnego samopoczucia pacjentów. Zmniejsza się ból, wraca apetyt i poprawia się sen w ciągu zaledwie kilku dni po rozpoczęciu kuracji. Samo to poprawia nastrój chorego, który w ciągu ostatnich miesięcy lub nawet lat, doświadczał jedynie pogarszania stanu zdrowia i utraty nadziei. Teraz zachodzi proces odwrotny, co natychmiast zmienia atmosferę (odwiedzający klinikę Gersona są zdumieni panującą tam atmosferą relaksu i dobrym nastrojem pacjentów; w czasie posiłków zwyczajowo panuje wesoły, pełen radości nastrój, zupełnie przeciwnie do ciężkiej, ołowianej atmosfery w zwykłym szpitalu onkologicznym). Naturalnie, taki dobry nastrój i towarzyszące mu poczucie rozluźnienia również zaczynają wpływać pozytywnie na układ immunologiczny.

Jednakże, przygoda z powrotem do zdrowia dopiero się rozpoczęła i długo jeszcze będzie istniała potrzeba psychologicznego wsparcia. Pacjent musi zmienić całkowicie styl życia, dietę i codzienny rozkład zajęć na co najmniej dwa lata (mniej w przypadku chorób innych niż nowotwór złośliwy). Niewątpliwie stanowcze trzymanie się programu terapii wymaga wiele determinacji i dyscypliny. Równie niechybnie, po pewnym czasie zbiorą swoje żniwo monotonia i nuda. Pacjenci czują się ograniczeni i pozbawieni przyjemności towarzyskich, czasami mają już wszystkiego dość i chcą przerwać terapię. Kiedy tak się dzieje, najlepiej nie zaprzeczać gderaniom chorego, ale wprost przeciwnie, potwierdzić, że proces istotnie jest wymagający, ograniczający i monotonny. Wskaż na dobre rezultaty osiągnięte do tej pory i zapytaj grzecznie: „Chciałbyś w zamian przejść chemioterapię?" lub: „W porządku, zakończ terapię, ale co wtedy?" i czekaj na odpowiedź. Przede wszystkim pamiętaj, że ten nastrój minie.

Nudzie można zaradzić dostarczając odpowiedniej ilości materiałów do czytania i oglądania. W chwili, gdy ktoś na własnym ciele doświadcza działania medycyny naturalnej, ma ochotę wiedzieć o niej więcej. Bardzo pomocne powinny być kontakty z innymi pacjentami Gersona, znalezienie nowego hobby czy studia wypełniające czas pomiędzy sokami i lewatywami.

Innym dobrym sposobem przezwyciężenia monotonii jest wyznaczanie sobie celów pośrednich. Co pacjent chciałby osiągnąć w ciągu tygodnia, miesiąca i trzech miesięcy? Cele muszą być realne i niewielkie, koniecznie celebrowane, gdy już zostaną osiągnięte. Te, których nie udało się osiągnąć, należy zmodyfikować lub odsunąć w czasie, ale w żadnym razie nie traktować ich jako porażki.

PROBLEMY PO DRODZE

Temat jedzenia może być dla niektórych trudną kwestią. Wielu ludzi od pierwszej chwili akceptuje i lubi menu Gersona; inni nie. Kiedy żywiołowo manifestują swoją niechęć do diety Gersona lub odmawiają spożywania niektórych, o zasadniczym znaczeniu pokarmów, kierują się głębokim, emocjonalnym przywiązaniem do pewnych typów żywności, która jest jednak niezdrowa. Zwykle jest to pokarm, jakim matka karmiła ich w dzieciństwie, kiedy jedzenie równało się miłości, nawet jeśli była to niskowartościowa tandeta. W odpowiedzi trzeba przypomnieć pacjentowi, że posiłki oferowane w czasie kuracji są – dosłownie – lekarstwem, oraz że dieta ta nie będzie na zawsze, a zaakceptowanie jej teraz to znakomita inwestycja w przyszłość. Pomocne bywa zawarcie swoistej umowy z pacjentem niechętnym stosowaniu diety, tak, aby przystał na trzymanie się jej drobiazgowo przez dwa tygodnie, by w tym czasie popróbować różnorodnych smaków jakie oferuje. Z reguły następuje szybki postęp i przedłużenie kontraktu nie nastręcza trudności.

Stanowczość jest konieczna, jeżeli pacjent ma ochotę naciągnąć zasady dietetyczne przez popełnianie małych wykroczeń, czy fundowanie sobie okazjonalnie drobnych „przyjemności". Jedyną odpowiedzią na takie zachcianki jest stanowcze „NIE". Co dokładnie oznacza: „drobne" i jak to jest często: „okazjonalnie"? W momencie, kiedy zasady zostaną raz złamane, pękają granice bezpieczeństwa terapii, co może być bardzo poważne w skutkach. Lecz nawet wtedy przypominanie o obowiązujących zasadach musi się odbywać taktownie i z sympatią, w przeciwnym razie opiekun lub terapeuta znajdzie się w roli surowego, zakazującego wszystkiego rodzica.

Nie możemy również zapomnieć o problemie kryzysów czy reakcji ozdrowieńczych, które mogą być skrajnie nieprzyjemne, a jednak muszą być mile widziane, bo oznaczają, że organizm odpowiada na działanie terapii. Praktyczne metody radzenia sobie z takimi sytuacjami zostały wyjaśnione w Rozdziale 16. Z punktu widzenia wsparcia psychologicznego, prawdopodobne symptomy kryzysów ozdrowieńczych muszą być wyjaśnione z wyprzedzeniem, tak aby pacjent nie panikował, kiedy się pojawią.

W tym przypadku nasza spokojna, dodająca pewności obecność jest najlepszym co możemy zaoferować, szczególnie, jeżeli zmianom w ciele towarzyszą zmiany zachowania. Organizm nie może odtruwać się bez towarzyszącej temu detoksykacji psychiki. Toksyny przemieszczają się przez centralny układ nerwowy wywołując dziwne reakcje i zachowania, wychodzące poza ramy charakteru danego pacjenta (np. złość, drażliwość, nagłe zmiany nastroju, agresję i bezpodstawne oskarżenia). Zwykłe, ucywilizowane zachowanie pacjenta jest wypierane przez bodźce i emocje, które pozostawały stłumione najprawdopodobniej od dzieciństwa.

Osobowość dorosłego człowieka jest chwilowo dominowana przez szalejące we wnętrzu dziecko, zanim nie przejmie on na powrót kontroli, przepraszając wylewnie (Jedna z moich klientek nazywa takie zdarzenia „furią Gersona". Kiedy przeczuwa, że zbliża się kryzys ozdrowieńczy, oznajmia rodzinie, że cokolwiek zrobi lub powie w ciągu najbliższych godzin lub dni nie zmienia faktu, że szczerze ich wszystkich kocha). Należy się na takie sytuacje przygotować i nie odbierać ich osobiście. Jest to nieodłączna część procesu. W jakimkolwiek charakterze pracujemy z pacjentem, pozostańmy zawsze spokojni, opiekuńczy i niezłomni, czekając, aż wewnętrzne burze miną.

W miarę jak mija czas, odbudowuje się ciało i umysł pacjenta, dochodzimy powoli do końca terapii, a naszym ostatnim zadaniem jest zapewnienie, żeby proces ten przebiegł sprawnie. Niektórzy z pacjentów wcześniej pytających: „Czy jest życie po Gersonie?" nie chcą teraz łatwo porzucać rutyny terapii. Potrzebują powolnego, cierpliwego „odstawienia od piersi". Poza tym, istnieje jeszcze konieczność wprowadzenia pewnej dyscypliny po zakończeniu kuracji i utrzymania jej do końca życia (zobacz: Rozdział 23), żeby chronić odzyskane zdrowie pacjentów (w momencie pisania tego rozdziału, robię to już szczęśliwie od 24 lat i nie mam zamiaru kończyć).

Są też inni pacjenci, ci, których trzeba powstrzymać przed rzuceniem się z powrotem w wir zgubnych nawyków żywieniowych, będących w dużym stopniu przyczyną ich choroby. Z zasady każda taka pokusa jest krótkotrwała. Odtruty, oczyszczony i optymalnie odżywiony organizm ucieka od tzw. normalnego jedzenia, o którym chorzy marzyli w trakcie terapii (np. ciężkie, tłuste, słone pożywienie ze sztucznymi dodatkami smakowymi). Jeżeli ich umysł nie protestuje przeciwko takiemu pokarmowi, zrobią to niewątpliwie ich kubki smakowe.

Z mojego doświadczenia wynika, że po wyzdrowieniu nie ma powrotu do stanu sprzed choroby. Przygoda z holistyczną Terapią Gersona zmienia człowieka – nie tylko jego styl życia i nawyki żywieniowe, ale także wartości, priorytety i ogólny pogląd na świat. Człowiek rodzi się na nowo bez konieczności wcześniejszego umierania i częstokroć podejmuje spontaniczną decyzję pomocy innym potrzebującym na tej samej drodze, którą on już przeszedł, płacąc jakby zaciągnięty dług.

ROZDZIAŁ XXV

Pokonywanie napięcia i stresu

W poprzednim rozdziale wyjaśnialiśmy, w jaki sposób ciało i umysł oddziałują na siebie wzajemnie w każdej chwili naszego życia. Innymi słowy, nasze emocje, nastroje i ogólne nastawienie do życia mają wymierny i bezpośredni wpływ na fizyczne procesy w naszym organizmie, przede wszystkim na układ immunologiczny, najważniejsze narzędzie w procesie uzdrawiania.

Nastawienie pełne nadziei, zaufania, zdecydowania wzmacnia wydajność układu immunologicznego; lęk, depresja, złość i negatywne myślenie osłabiają go. Dochodzi do tego jeszcze zgubny efekt wywołany stresem, utrzymującym cały organizm w stanie wysokiego napięcia. Ciało człowieka – wspaniały organizm z jego własną inteligencją – funkcjonuje dobrze tylko wtedy, gdy jest zrelaksowany, wolny od napięć, w stanie pozwalającym mu podążać za wewnętrznym rytmem i zasadami. Co oczywiste, program Gersona będzie najlepiej działał na zrelaksowanych, odstresowanych pacjentów. Nie wystarczy jeść najlepsze z możliwego pożywienie i pić najzdrowsze soki – muszą one jeszcze być właściwie strawione i zaabsorbowane. Nie jest tajemnicą, że niepokój i troska mogą zaburzać procesy trawienne.

Utrzymanie umysłu i emocji w równowadze, pozbywanie się stresu i lęku muszą stać się częścią codziennej procedury Terapii Gersona. Na szczęście są łatwe i przyjemne metody, które pozwalają to zrobić. W tym rozdziale prezentujemy cały ich wachlarz. Proszę wypróbuj je i wybierz te, które najbardziej Ci odpowiadają.

CIAŁO

Postawa może mieć duży wpływ na to, jak się czujemy, tak samo, jak postawa często zdradza nasze samopoczucie. Kiedy jesteśmy szczęśliwi, chodzimy z głową w chmurach. Kiedy zaś jesteśmy przygnębieni, nasza głowa opada, spinają się ramiona, a plecy uginają się pod niewidocznym ciężarem – wszystko to powoduje ściskanie się naszych wnętrzności i wzmacnia przygnębienie. Taka postawa nigdy nie będzie wspierająca.

Terapia doktora Gersona 241

Naucz się trzymać kręgosłup prosto, ale nie sztywno, zarówno stojąc jak i siedząc (proszę zatrzymaj się teraz na moment i sprawdź, w jakiej pozycji jest twój kręgosłup). Siedź z obiema stopami opartymi o podłogę i nie krzyżuj nóg – taka postawa hamuje cyrkulację krwi i skręca kręgosłup. Wyprowadzaj kroki z bioder i unikaj pochylania się, tak jakbyś szedł z wózkiem w supermarkecie. Nie możesz sam siebie wyprzedzić! Myśl o swojej głowie jak o wierzchu wieszaka, z ciałem zwisającym z niego swobodnie i komfortowo. Ramiona są częścią ciała szczególnie wrażliwą na napięcia. Mają tendencję do unoszenia się w górę i do przodu, kiedy jesteśmy spięci, tak jakby chciały chronić klatkę piersiową. Skutkiem tego nieświadomego ruchu jest to, że wydaje się, jakby niespokojni ludzi mieli krótki kark. W wartych zapamiętania słowach nauczyciela jogi, otwarcie obszaru klatki piersiowej jest równoznaczne z powiedzeniem życiu „tak".

Upewnij się, że ramiona znajdują się w prawidłowej, naturalnej pozycji. Wstań prosto, podnieś oba ramiona do góry tak wysoko, jak na to pozwolą, dotknij nimi płatków uszu, a następnie opuść, tak jakby były niepotrzebne. Miejsce, w jakim się znajdą, jest ich naturalną pozycją. Zapamiętaj to na przyszłość.

Pomocne jest również utrzymanie giętkiego i zrelaksowanego karku, co osiągamy poprzez regularne ćwiczenia. Obróć głowę powoli z lewej strony do prawej i z powrotem. Opuść delikatnie głowę do przodu i do tyłu, trzymając dolną szczękę swobodnie. Obracaj głową najpierw zgodnie z ruchem wskazówek zegara, a potem przeciwnie, powtarzając każdy ruch pięć razy. Jeżeli poczujesz w którymś momencie, że się napinasz, wyobraź sobie, że jesteś szmacianą lalką na silnym wietrze i poruszaj się zgodnie z tym wyobrażeniem.

Dłonie też są wrażliwe na napięcia. Mają tendencje do zaciskania się w pięść, kiedy czujemy niepokój lub złość. Oglądając stare westerny można łatwo zgadnąć, że zaczyna być niebezpiecznie, kiedy bieleją kłykcie bohatera. Faktem jest, że kłykcie każdego mogą zmienić kolor na biały ze strachu i tego należy unikać. Ucz się trzymać palce rozłożone, kiedy ręce są rozluźnione. To zapobiega napięciom ramion, które z kolei prowadzą do napięć w całym ciele. Jeżeli to się nie udaje i dłonie jednak zaciskają się w pięści, wyobraź sobie, że właśnie umyłeś ręce, ale nie masz ręcznika, żeby je wytrzeć, więc musisz potrząsać nimi energicznie w nadgarstkach, aby je osuszyć. Kiedy to zrobisz, poczuj napięcie wychodzące przez koniuszki palców.

Na specjalną uwagę zasługuje sposób oddychania. Oddech jest podstawowym warunkiem życia. Możemy przeżyć przez pewien czas bez jedzenia, oraz, znacznie krócej, bez wody, ale bez oddechu umieramy w kilka minut.

Większość z nas zaniedbuje ten istotny element do czasu, aż nauczymy się postępować inaczej i zmienimy nasz sposób oddychania z płytkiego na głęboki, brzuszny oddech. Ten sposób – stosowany rutynowo przez śpiewaków, spikerów, joginów i sportowców – zwiększa pobór tlenu przez organizm i działa uspokajająco.

Metoda ta jest prosta sama w sobie. Z każdym wdechem wypychamy brzuch pozwalając powietrzu wypełnić go do pełnej objętości. Z każdym wydechem ściskamy mocno brzuch wypychając całe powietrze na zewnątrz. Znajdź swój własny rytm i ćwicz tę technikę kilka razy dziennie, aż stanie się twoim naturalnym sposobem oddychania. Na początku bywa to trudne, możesz wyobrazić sobie, że w twoim brzuchu znajduje się piękny balon, który napełniasz z każdym wdechem i opróżniasz z każdym wydechem. Będziesz zaskoczony, jak wielki wpływ na twoje samopoczucie ma sposób oddychania.

UMYSŁ

Twoje mentalne nastawienie może być twoim największym sojusznikiem – lub twoim największym wrogiem, podobnie jak twoja wyobraźnia, w zależności, w jaki sposób będziesz jej używał. Siła twoich myśli i wyobraźni używana pozytywnie może pomóc ci przeprogramować cały światopogląd, twoje nastroje i uczucia w ten sposób, że będą wspierać zdrowie i zdrowienie, zamiast ściągać cię w dół i ograniczać. Energia podąża za myślami!

Oto kilka najlepszych sposobów, aby wypracować optymalny stan umysłu. Działanie wszystkich z nich zależy od twojej zdolności pełnej relaksacji, tak by żadne napięcie nie wpływało na to, co robisz. Najprostszą techniką jest położenie się na plecach na wygodnym, lecz nie za miękkim podłożu, z rękami swobodnie spoczywającymi obok ciała. Zamknij oczy. Zacznij powoli, głęboko oddychać, wciągając i wypychając powietrze z brzucha. Z każdym wdechem wizualizuj obraz jasnego, błyszczącego światła, które wypełnia cię spokojem, siłą i energią. Z każdym wydechem wyobrażaj sobie uwalnianie całego zmęczenia, napięcia, bólu i niepokoju w postaci ciemnego, brudnego dymu. Pozwól, aby twoja głowa i twoje całe ciało stały się bardzo ciężkie, tak żeby podłoga dźwigała cały twój ciężar. Przeskakuj swoje ciało od koniuszków palców u nóg aż po czubek głowy, szukając napięcia i sztywności i uwolnij je. Upewnij się, że twoja szczęka jest rozluźniona, a twój język spoczywa swobodnie naprzeciwko górnego podniebienia. Pozostań z tym uczuciem spokoju, uwolnienia i relaksacji przez kilka minut.

To podstawowe ćwiczenie uwalniania napięć jest kluczem do wszelkiego rodzaju pracy z wnętrzem – medytacji, modlitwy, wizualizacji i afirmacji. Praktykowane co najmniej dwa razy dziennie, bez zakłóceń, hałasów i przerw, spowoduje ogromną pozytywną zmianę w stanie twojego umysłu, co z kolei wpłynie na twoje ciało.

Medytacja jest prostą techniką pozwalająca na wyciszenie pracującego nieprzerwanie umysłu i wejście w miejsce pełne głębokiego spokoju i ciszy, pozwalając na krótką chwilę wydostać się z realizmu powszedniego dnia. Medytacja wymaga praktyki; trudno jest zdyscyplinować umysł, wyciszyć myśli, pomysły, pragnienia i cały mentalny harmider. Na początku możesz założyć, że każde 30 sekund ciszy jest sporym osiągnięciem. Nie poddawaj się! Są sposoby, żeby pokonać trudności.

Jednym z nich jest zaprzestanie podążania za myślami, identyfikacji z nimi, wyobrażając sobie przywiązywanie dużego balonu do każdej z nich i pozwalanie jej odpłynąć w dal. Kolejna technika to wzmocnienie koncentracji przez liczenie od jednej do czterech, wyobrażając sobie pojawiające się na ekranie mentalnym jasne, świecące liczby na ciemnym tle, powtarzając liczenie 10 razy. Możesz również umieścić na poziomie oczu zegar i skoncentrować uwagę na wskazówce sekundowej obracającej się w kółko, nie zwracając uwagi na nic więcej. Stopniowo i wytrwale będziesz w stanie coraz łatwiej osiągnąć chwile wolnej od myśli świadomości, prowadzące do nadzwyczajnego poczucia ukojenia i spokoju.

Wyłączenie umysłu na chwilę pozwala nam również na usłyszenie tzw. wewnętrznego głosu – głosu intuicji i mądrości. W cokolwiek wierzymy i jakakolwiek jest lub nie jest nasza religia, wszyscy posiadamy wewnętrzne życie i zestaw wartości, wedle których postępujemy. Często w czasie kryzysu spowodowanego poważnym załamaniem zdrowotnym, zwracamy się do wewnątrz i przyglądamy się naszej sytuacji życiowej. Pacjenci Gersona są naturalnie całkowicie autonomiczni w wyborze swoich własnych metod i sposobów w tej kwestii; wszyscy wzajemnie się różnimy i musimy to respektować. Jednakże, jak wskazuje doświadczenie wielu lekarzy, konsultantów i innych profesjonalnych terapeutów, pacjenci, którzy wierzą w inny, wyższy świat, którzy potrafią się modlić i wierzą w Boga, radzą sobie lepiej od tych niemających wiary. Modlitwa płynąca z serca, pełna ufności i czystości, może być ogromnym wsparciem na skalistej ścieżce wiodącej do wyzdrowienia.

Wizualizacja to użycie wyobraźni do przeprogramowania nie tylko umysłu, ale także, do pewnego stopnia, ciała. Działa poprzez obrazy docierające do podświadomości, omijając w ten sposób paplaninę myśli. Obrazy te dochodzą do bardzo głębokiego obszaru naszej psychiki, tego samego, który spotykamy w naszych snach. Celem wizualizacji jest stworzenie wizji tego, co chcielibyśmy osiągnąć: pokonania chorób, całkowitej odbudowy zdrowia i pełnego życia. Używanie wizualizacji w kontekście chorób nowotworowych zostało po raz pierwszy wykorzystane w 1970 roku przez amerykańskiego onkologa dra Carla Simontona. Książka „Getting Well Again,"[1] którą napisał wraz ze swoja żoną, psychologiem Stephanie Matthews-Simonton, ukazała się w wielu krajach i została przetłumaczona na wiele języków.

Istotą metody Simontona jest znalezienie jednego obrazu odpowiadającego chorobie i jednego odpowiadającego leczeniu oraz wyobrażaniu sobie, jak ten drugi obraz atakuje i niszczy ten pierwszy. Dla przykładu, w stanie głębokiego relaksu opisanego wcześniej, pacjent Gersona może wyobrazić sobie swój guz jako wielką plamę czarnego szlamu, a soki jako potężne strumienie złotego płynu napierające i powoli oczyszczające szlam. Czytając opis na chłodno może się to wydawać dziwne – jednak praktykowane z zaangażowaniem i zgodnie z zasadami może być silnym i pomocnym doświadczeniem.

Polecamy następujące, proste ćwiczenie wizualizacyjne do codziennego stosowania: wyobraź sobie siebie samego w idealnie pięknym miejscu, realnym lub wyobrażonym, gdzie czujesz się bezpieczny, spokojny i szczęśliwy. Wyobraź sobie swój pełny komfort i szczęście w tym obrazie, cokolwiek to dla ciebie oznacza: delikatne huśtanie się w miękkim hamaku, spacer po idealnym ogrodzie czy odpoczynek w objęciach kogoś, kogo kochasz. Wybierz dla siebie stosowny obraz i poczuj jego odświeżający spokój i piękno.

Teraz zobacz siebie takim, jakim chciałbyś być: zdrowy, w dobrej kondycji, silny i aktywny, robiący rzeczy, które sprawiają ci radość, pozwalające dawać i przyjmować miłość i czuć się na świecie jak w domu. Poddaj się temu wyobrażeniu, stań się nim i wprowadź go do swojego serca i umysłu, potem powoli wróć do zwykłej rzeczywistości, lecz zapamiętaj dobrze ten obraz. To spowoduje różnicę. Podobne techniki są stosowane przez odnoszących sukcesy sportowców, którzy przed zawodami wyobrażają sobie siebie zwyciężających w nich.

Wyobraźnia jest siłą. Dobrze użyta stymuluje i pozytywnie nastraja ciało. Każdy może ją stosować, jest nietoksyczna, nie ma skutków ubocznych i jest idealnym uzupełnieniem Terapii Gersona.

---

[1] Dr Carl Simonton, James L. Creighton and Stephanie Matthews-Simonton, *Getting Well Again* (Nowy Jork: Bantam Books, wznowienie, 1 kwietnia 1992).

ROZDZIAŁ XXVI

Badania laboratoryjne wg Gersona

Pacjenci Gersona mogą sami monitorować proces powrotu do zdrowia poprzez regularne badania krwi i moczu. Pacjenci stosujący intensywną terapię lub ci po chemioterapii, stosujący jej zmodyfikowaną wersję, powinni robić badania co sześć do ośmiu tygodni, natomiast ci, którzy nie chorują na raka, mogą to robić co trzy miesiące.

Idealnie byłoby, gdyby badania były zlecane przez lekarza przeszkolonego w Terapii Gersona. Jeżeli taki lekarz nie jest dostępny, wciąż możemy monitorować przebieg leczenia. Pacjenci powinni znaleźć lekarza medycyny konwencjonalnej, który zgodziłby się zlecać takie badania. Bez zlecenia lekarza nie można wykonać badań (mowa o USA – przyp. tłum.).

W momencie, kiedy dostępne są wyniki badań, pacjent powinien być w stanie zinterpretować je tak, by sprawdzić postępy leczenia. Rozdział ten zawiera dokładne wyjaśnienia wszystkich pozycji standardowych badań laboratoryjnych. Jeżeli czytasz to jako laik, używane terminy medyczne mogą być dla ciebie niezrozumiałe. Na szczęście, nie musisz się w nie tak bardzo zagłębiać. Na wynikach badań podane są zakresy norm dla każdej pozycji, pozwalając tym samych szybko zidentyfikować wyniki wychodzące poza normę. Sprawdź swoje wyniki według zasad omówionych w tym rozdziale i poproś swojego lekarza o ich interpretację. Z reguły połączenie opinii klasycznego lekarza z wyjaśnieniami, jakich udzielamy w tym miejscu, pozwoli ci dobrze zrozumieć psychoonkologiczne procesy zachodzące w twoim organizmie (normy obowiązujące w USA i w Polsce mogą się różnić – przyp. tłum.).

Jednakże, jeszcze raz podkreślamy to, o czym mowa była już wcześniej (zobacz: Rozdział 21): chcący pomóc lekarz medycyny alopatycznej, nieprzeszkolony w protokole Gersona, może zasugerować, żebyś wziął pewne lekarstwa lub zmienił dietę. Wysłuchaj, proszę, jego sugestii, ale bądź świadom, że zastosowanie ich byłoby w sprzeczności z zasadami Terapii Gersona i mogłoby spowolnić lub nawet zatrzymać leczenie.

WAPŃ

Badanie poziomu wapnia w surowicy określa poziom wapnia we krwi. Informacja ta pomaga lekarzowi w interpretacji stanu psychicznego pacjenta w odniesieniu do aktywności nerwowo-mięśniowej, aktywności enzymatycznej, metabolizmu kości i krzepliwości krwi.

Wapń (Ca+) jest przeważnie pozakomórkowym jonem (kationem) pochodzącym z wapnia przyswajanego z pożywienia w przewodzie pokarmowym, pod warunkiem, że witamina D jest obecna w spożywanym pokarmie. Nadmiary jonów wapnia we krwi wydalane są z moczem i kałem, podczas gdy niedobory wapnia mogą prowadzić do zużywania jego zapasów z kości i zębów po to, aby przywrócić jego właściwy poziom we krwi. Przyjmowanie codziennie 1 g wapnia jest niezbędne do utrzymania stanu równowagi. Dla pacjentów Gersona wapń nie powinien być podawany w formie suplementów. Soki i jedzenie zawierają znacznie więcej wapnia, niż wynosi dzienne zapotrzebowanie organizmu.

Badanie poziomu wapnia w surowicy ma na celu diagnozowanie arytmii, zaburzeń krzepliwości krwi, nierównowagi kwasowo-zasadowej, zaburzeń nerwowo-mięśniowych, układu kostnego i układu dokrewnego. Prawidłowy poziom wapnia u dorosłego człowieka wynosi od 8,9 to 10,1 mg/dL (absorpcja atomowa wynosi od 2,25 do 2,75 mmol/L). U dzieci poziom wapnia jest wyższy niż u dorosłych.

Jeżeli poziom Ca+ jest zbyt wysoki występuje hiperkalcemia, która może wskazywać na jedną lub kilka z następujących patologicznych chorób: nadczynność przytarczyc, chorobę Pageta, szpiczaka mnogiego, raka z przerzutami, mnogie złamania kości i przedłużające się unieruchomienie chorego. Podwyższony poziom wapnia we krwi może być również spowodowany przez nadmierną mobilizację wapnia z kości i może skutkować chorobami nerek oraz niewydolnością kory nadnerczy.

Dla odmiany niski poziom wapnia, nazwany hipokalcemią, może wynikać z niedoczynności przytarczyc, paratyreoidektomii totalnej lub zespołu złego wchłaniania. Zmniejszony poziom wapnia może też pojawić się w następstwie zespołu Cushinga, uszkodzenia nerek, ostrego zapalenia trzustki lub zapalenia otrzewnej.

W wyniku hiperkalcemii pojawiają się bóle kości, kamica nerkowa i obniżone napięcie mięśni. Jej początkowe objawy to nudności, wymioty i odwodnienie, prowadzące do stuporu i śpiączki.

Hipokalcemia może powodować obwodowe niedowłady i mrowienia, skurcze mięśni, skurcze mięśni twarzy, kurcze nadgarstkowo-stopowe, ataki padaczki i arytmię.

FOSFORAN

Badanie zawartości fosforanu we krwi daje obraz stanu energii w ciele, metabolizmu węglowodanów, lipidów i równowagi kwasowo-zasadowej organizmu. Jony fosforanowe (P+) są dominującymi anionami komórkowymi, co ma zasadnicze znaczenie dla formowania się kości. Badanie poziomu fosforanu ma na celu diagnozowanie nierównowagi kwasowo-zasadowej, ocenę pracy nerek, układu dokrewnego, układu kostnego i zaburzeń gospodarki wapniowej.

U dorosłych poziom fosforanu w surowicy wynosi od 2,5 do 4,5 mg/dL (0,80 – 1,40 mmol/L) lub od 1,8 do 2,6 mEq/L. U dzieci poziom ten jest wyższy, osiąga do 7 mg/dL (2,25 mmol/L) w czasie silnego przyrostu kości.

Fosforan jest absorbowany w procesie trawienia w obecności witaminy D. Nadmiary wydalane są przez nerki działające jako mechanizm regulujący. We względu na fakt, że fosforan i wapń oddziałują na siebie wzajemnie, wydzielenie fosforanu w moczu zwiększa lub zmniejsza odwrotnie proporcjonalnie poziom wapnia w surowicy.

Nadmiar fosforanu we krwi, wynikający z picia nadmiernych ilości napojów gazowanych, wywołuje patologiczne procesy ubytków masy kostnej, demineralizację zębów, powoduje wolne gojenie się złamań kości, niedoczynność tarczycy, akromegalię, kwasicę cukrzycową, silne zaparcia i problemy z nerkami.

Z kolei zbyt niski poziom fosforanu może być wynikiem niedożywienia, zespołu złego wchłaniania, nadczynności tarczycy, kwasicy nerkowo kanalikowej lub leczenia kwasicy cukrzycowej. U dzieci niedobór fosforanu może wywołać spowolnienie wzrostu.

SÓD

To badanie ma na celu określenie jakie jest stężenie sodu we krwi, po to by stwierdzić, czy nie dochodzi do zaburzeń gospodarki wodnej organizmu, zaburzeń ciśnienia osmotycznego, aktywności nerwowo-mięśniowej i równowagi kwasowo-zasadowej. Jody sodu (Na+) są głównym kationem zewnątrzkomórkowym i wpływają zarówno na poziom chloru, jak i potasu we krwi.

Sód jest absorbowany w jelitach i wydalany wstępnie przez nerki; niewielkie ilości usuwane są w procesie wydzielania potu przez skórę. Pierwiastek ten wspomaga nerki w procesie regulacji poziomu wody w organizmie; zmniejszony poziom Na+ przyczynia się do lepszego wydalania wody, a zwiększony do zatrzymywania wody (obrzęki).

Badanie Na+ pozwala ocenić równowagę elektrolitową, równowagę kwasowo-zasadową, zaburzenia pracy nerek, nadnerczy i układu nerwowo-mięśniowego. Pomaga też ocenić efekty stosowania leków takich jak diuretyki. U dorosłych poziom sodu wynosi normalnie od 135 do 145 mEq/L (mmol/L). Dla pacjentów Gersona poziom 127 jest jeszcze akceptowalny.

Nierównowaga sodowa bierze się ze zmian w przyjmowanych dawkach napojów lub zmian w spożyciu soli. Zwiększony poziom sodu w surowicy (hipernatremia) może być wywołany przez niewłaściwe spożycie wody, moczówką prostą, niewłaściwe działanie nerek, długą hiperwentylacją, silne biegunki lub wymioty. Zatrzymywanie sodu bierze się również z nadmiernego spożycia soli. Objawia się to, podobnie jak w przypadku hipernatremii, uczuciem pragnienia, zaniepokojenia, suchości w ustach, lepkością śluzówki, rumieniem skóry, skąpomoczem, osłabionym refleksem, nadciśnieniem, dusznością i obrzękami.

Zbyt niski poziom Na+ we krwi (hiponatremia) jest rzadkością i nie pojawia się w czasie mocno ograniczającego spożycie soli programu Gersona. Pacjent zawsze spożywa nieco sodu w posiłkach. Jednak hiponatremia może się pojawić w innych warunkach, co objawi się lękami, znużeniem, bólem głowy, zmniejszeniem napięcia skóry, skurczami przewodu pokarmowego, dreszczami lub drgawkami. Może to prowadzić do obfitego pocenia się chorego, uczucia ssania w przewodzie pokarmowym, poliurii, biegunki, wymiotów, niewydolności kory nadnerczy, przewlekłej niewydolność nerek z kwasicą. Badania sodu we krwi powinny być wykonywane równolegle z badaniem stężenia sodu w moczu.

POTAS

Ilościowa analiza potasu w surowicy określa poziom potasu we krwi niezbędnego do regulacji homeostazy, równowagi osmotycznej, aktywności mięśni, aktywności enzymów, równowagi kwasowo-zasadowej i funkcjonowania nerek. Jony potasu (K+) są głównymi jonami wewnątrzkomórkowymi (kationy); ich niewielkie ilości znajdują się w płynach pozakomórkowych.

Ponieważ nerki wydalają większość przyjmowanego potasu, dzienna dawka co najmniej 40 mEq/dzień (mmol/d) jest koniecznością. Normalna dieta zawiera zazwyczaj od 60 do 100 mEq/dzień potasu. Prawidłowy poziom K+ we krwi wynosi od 3,8 do 5,5 mEq/L (mmol/L).

Potas ma zasadnicze znaczenie w aktywności elektrycznej mięśnia sercowego i mięśni szkieletowych, jego poziom zależy od wydzielania nadnerczowych hormonów sterydowych, zmian w pH oraz zmian poziomu cukru i sodu we krwi. Istnieje wzajemna, odwrotnie proporcjonalna zależność między K+ i Na+: znaczące zwiększenie przyjmowania jednego z nich powoduje zmniejszenie drugiego. Ciało normalnie magazynuje sód, za to niedobory potasu mogą pojawić się gwałtownie, co jest dosyć powszechne z uwagi na fakt, że organizm nie ma skutecznych metod na jego magazynowanie.

Wynik badania potasu we krwi pozwala stwierdzić kliniczne objawy nadmiarów potasu (hiperkaliemia) lub niedoborów (hipokaliemia) tego pierwiastka. Daje również informację o funkcjonowaniu nerek, równowadze kwasowo-zasadowej, metabolizmie cukrów, pomaga w diagnozie arytmii, zaburzeń układu nerwowo-mięśniowego i zaburzeń układu dokrewnego. Hiperkalemia pojawia się zwykle u pacjentów cierpiących na nadmiar Na+ we krwi w przypadkach poparzeń, rozległego zmiażdżenia tkanek, kwasicy ketonowej i zawałów serca. Będzie również obecna w przypadku osłabionego wydalania sodu przez uszkodzone nerki, co powoduje zaburzenia w wymianie Na+ K+, w chorobie Addisona oraz w niedoborach aldosteronu.

Uwaga: Chociaż nadmierny poziom potasu we krwi nie występuje często u pacjentów Gersona, jeżeli się jednak pojawi, suplementacja potasu powinna zostać czasowo wstrzymana lub ograniczona. Prowadzący Terapię Gersona lekarz powinien być o tym natychmiast poinformowany.

Sygnały i symptomy hiperkaliemii to osłabienie, apatia, mdłości, biegunka, kolka, drżenia mięśni prowadzące do porażenia wiotkiego, skąpomoczu i rzadkoskurczy. Elektrokardiogram (EKG) wykazuje przedłużony PR; szeroki QRS; wysoką falę T; obniżenie ST. Oznaki hipokaliemii to osłabiony refleks, nieregularny puls, zaburzenia umysłowe, podciśnienie, brak łaknienia, osłabienie mięśni i parestezja. EKG pokazuje spłaszczoną falę T, obniżone ST i zwiększone U. W poważnych przypadkach hipokaliemii może dojść do migotania komór, porażenia mięśni oddechowych i zatrzymania akcji serca.

CHLOR

Kolejne z badań, poziom chloru w surowicy, mierzy poziom jonów chloru we krwi (CL-), głównych jonów (anionów) zewnątrzkomórkowych. Wzajemne oddziaływanie Na+ i CL- pozwala utrzymać właściwe ciśnienie osmotyczne, objętość krwi, ciśnienie tętnicze i równowagę kwasowo-zasadową. Chlor jest absorbowany w jelitach i wydalany wstępnie przez nerki.

Poprzez oszacowanie poziomu płynów w organizmie, badanie laboratoryjne chloru w surowicy może pomóc w wykryciu dwóch rodzajów zaburzeń: kwasowo-zasadowego i zewnątrzkomórkowego kationów-anionów. Prawidłowy poziom chloru w surowicy wynosi od 100 do 108 mEq/L (mmol/L). Prawidłowy poziomu chloru we krwi świadczy o równowadze kwasowo-zasadowej poprzez odwrotną relację do wodorowęglanów. Nadmierna utrata soków trawiennych lub innych wydzielin, w których obecny jest chlor, może powodować hipochloremiczną zasadowicę metaboliczną (nieoddechową) lub nadmierne zatrzymanie chloru. Spożywanie nadmiaru chloru może powodować hiperchloremiczną kwasicę metaboliczną.

Podwyższony poziom chloru (hiperchloremia) może być wynikiem silnego odwodnienia, ostrej niewydolności nerek, obrażeń głowy (powodujących neurogeniczną hiperwentylację) i pierwotnego aldosteronizmu. Objawy polegają na pojawieniu się zdrętwień, nagłych i głębokich oddechów oraz wycieńczenia prowadzącego do śpiączki.

Niski poziom chloru we krwi (hipochloremia) związany jest ze zmniejszonym poziomem sodu i potasu biorącym się z wymiotów, odsysania treści żołądkowej, przetok jelitowych, przewlekłej niewydolności nerek lub choroby Addisona. Zastoinowa niewydolność krążenia lub obrzęk, powodujące gromadzenie się płynów w przestrzeni pozakomórkowej, mogą powodować hipochloremię. Wskaźnikami są wzmożone napięcie mięśni, tężyczka i utrudnione oddychanie.

DEHYDROGENAZA MLECZANOWA

Sprawdzenie poziomu dehydrogenazy mleczajowej (LDH) jest badaniem specyficznego enzymu oksydoreduktazy obecnego w wątrobie, katalizującego ostatni etap szlaku glikolitycznego – przejście pirogronianu w mleczan i odwrotnie. Wiele popularnych chorób (np. zawały serca, zawały płuca, anemia, choroby wątroby, choroby nerek i niedobór erytrocytów) powoduje podniesienie poziomu całkowitego LDH, a badanie laboratoryjne LDH pomaga je rozróżnić.

Pięć izoenzymów występujących w LDH to LDH1 i LDH2 znajdujące się w sercu, czerwonych ciałkach krwi i nerkach; LDH3 w płucach: LDH4 i LDH5 w wątrobie i mięśniach szkieletowych. Badanie tych enzymów jest szczególnie pomocne w badaniu fosfokinazy kreatynowej, powiązanej z zawałami serca, oraz monitorowania wpływu na pacjenta pewnych rodzajów chemioterapii. Całkowity poziom LDH waha się od 48 do 115 U/L. Normalna dystrybucja tych pięciu enzymów jest następująca:

LDH1   17,5% – 28,3% z całości
LDH2   30,4% – 36,4% z całości
LDH3   19,2% – 24,8% z całości

LDH4   9,6% – 15,6% z całości
LDH5   5,5% – 12,7% z całości

Ponieważ ogromna liczba chorób jest związana z enzymami LDH, badanie to jest jednym z podstawowych przy ustalaniu diagnozy.

AMINOTRANSFERAZA ASPARAGINIANOWA / TRANSAMINAZA GLUTAMINIANOWO-SZCZAWIOOCTANOWA

Badanie aminotransferazy asparaginianowej/transaminazy glutaminianowo-szczawiooctanowej (AST/SGOT) to ocena narządowo niespecyficznego enzymu, należącego do transferaz, przenoszących grupy aminowe z aminokwasów na α-ketokwasy. AST znajduje się w cytoplazmie i mitochondriach komórek wielu tkanek, głównie w wątrobie, sercu, mięśniach szkieletowych, nerkach, trzustce i krwinkach czerwonych.

AST jest uwalniana do krwi proporcjonalnie do rozpadu komórek, a jej nadmiar (razem z fosfokinazą kreatynową i dehydrogenazą mleczanową) wskazuje na niedokrwienie mięśnia sercowego. Test pozwala także na wykrycie ostrych chorób wątroby, pomagając w monitorowaniu postępów leczenia pacjentów. Poziom AST u dorosłych wynosi od 8 do 20 U/L. Normalne wartości u niemowląt są cztery razy wyższe.

Maksymalne podwyższenie AST występuje przy wirusowym zapaleniu wątroby, silnych urazach mięśni szkieletowych, rozległych operacjach, polekowych uszkodzeniach wątroby lub stanach przebiegających z nadmiernym obciążeniem wątroby. Poziom przekraczający 10 – 20 razy normę może świadczyć o ostrym niedokrwieniu mięśnia sercowego, mononukleozie zakaźnej lub alkoholowej marskości wątroby. Nieco słabsze natężenie, przekraczające normę 5 do 10 razy, wskazuje na dystrofię mięśniową Duchenna, zapalenie skórno-mięśniowe, przewlekłe zapalenie wątroby, stany zwiastujące i ustępujące chorób. Przekroczenie normy od 2 do 5 razy może wskazywać na anemię hemolityczną, przerzuty nowotworowe do wątroby, ostre zapalenie trzustki, zatory płucne, wychodzenie z nałogu alkoholowego, stłuszczoną wątrobę lub wstępny etap niedrożności przewodu żółciowego.

BILIRUBINA

Test laboratoryjny poziomu bilirubiny, głównego produktu metabolizmu hemoglobiny, to ocena barwnika żółci wskazującego na stan wątroby i pęcherzyka żółciowego. Bilirubina jest barwnikiem występującym w żółci. Krwinki czerwone zazwyczaj ulegają rozpadowi po 120 dniach obecności w układzie krwionośnym. Wtedy właśnie składnik krwinek czerwonych, zwany hemoglobiną, rozpada się na bilirubiny. Bilirubina niezwiązana transportowana jest do wątroby, gdzie łączy się głównie z pochodnymi cukrów tworząc glukuroniany, w wyniku czego powstaje bilirubina związana. Bilirubina związana przechodzi przez wątrobę do żółci, ulega dalszemu rozkładowi przy udziale bakterii znajdujących się w jelicie cienkim, a następnie wydalana jest z kałem, którego charakterystyczna barwa jest właśnie wynikiem rozpadu bilirubiny. Badanie bilirubiny pośredniej lub bilirubiny niezwiązanej pomaga w diagnozowaniu zaburzeń hepatologicznych i erytropoezy.

Podwyższony poziom bilirubiny świadczy często o uszkodzeniu wątroby, w którym komórki miąższowe nie są w stanie łączyć bilirubiny niezwiązanej z pochodnymi cukrów i tworzyć glukuronianów. Bilirubina pośrednia wchodzi wówczas ponownie do krwiobiegu. Podwyższony poziom bilirubiny może także świadczyć o silnej anemii hemolitycznej. Badanie to pomaga w diagnozowaniu różnych rodzajów żółtaczki, niedrożności przewodów żółciowych i niebezpiecznych wartości bilirubiny niezwiązanej.

Prawidłowy poziom bilirubiny pośredniej u dorosłych wynosi 1,1 mg/dL lub mniej, a bezpośredniej mniej niż 0,5 mg/dL. Noworodki mają normalny poziom bilirubiny całkowitej na poziomie od 1 do 12 mg/dL, a podwyższony do 20 mg/dL (dla nich wskazuje na noworodkową niedojrzałość wątroby lub wrodzone niedobory enzymu). Może zaistnieć wówczas konieczność transfuzji krwi.

Jeżeli poziom bilirubiny u dorosłych jest podwyższony, świadczyć to może o reakcjach autoimmunologicznych lub potransfuzyjnych, anemii hemolitycznej, niedokrwistości złośliwej, krwotokach lub uszkodzeniach komórek wątrobowych, być może pochodzących z wirusowego zapalenia wątroby. Podwyższony poziom bilirubiny niezwiązanej świadczy o niedrożności dróg żółciowych z wylewami do układu krwionośnego. Niedrożności wewnątrzwątrobowych dróg żółciowych mogą pochodzić z wirusowego zapalenia wątroby, marskości wątroby lub reakcji na chloropromazynę. Niedrożność zewnątrzwątrobowych dróg żółciowych może pochodzić z kamicy żółciowej, raka woreczka żółciowego, raka trzustki i chorób przewodu żółciowego.

GAMMA-GLUTAMYLOTRANSPEPTYDAZA

Test laboratoryjny gamma-glutamylotranspeptydazy (GGT) to badaniem enzymu obecnego głównie w wątrobie, którego poziom we krwi jest bardzo czułym wskaźnikiem zmian w funkcjonowaniu tego organu, pomaga też w diagnozowaniu nadmiernego spożycia alkoholu. Enzym ten jest wrażliwy na stosowane lekarstwa i spożycie alkoholu, dlatego często badamy go, żeby określić podatność na leczenie alkoholizmu. Pomaga także wykrywać niedrożność dróg żółciowych i raka wątroby.

Poziom GGT we krwi zmienia się z wiekiem u mężczyzn, ale u kobiet jest stały. Dla mężczyzn w wieku od 18 do 50 lat waha się pomiędzy 10 to 39 U/L, a u starszych wynosi od 10 to 48 U/L, podczas gdy prawidłowe wartości dla kobiet to od 6 do 29 U/L. Wzrost poziomu GGT świadczy o procesach chorobowych wątroby.

Uwaga: Terapia Gersona, stymulująca układ immunologiczny, często podwyższa poziom GGT.

FOSFATAZA KWAŚNA

Badanie poziomu fosfatazy kwaśnej ma na celu ocenę poziomu tego enzymu w gruczole prostaty, potrzebną w diagnozie raka. Enzym ten, aktywny przy pH 5, znajduje się w wątrobie, śledzionie, czerwonych krwinkach, szpiku kostnym, płytkach krwi i gruczole prostaty.

Skuteczne leczenie raka prostaty obniża jego poziom. Jego prawidłowy poziom we krwi wynosi od 0 do 1,1 jednostek Bodańskiego/mL; od 1 do 4 jednostek Armstronga/mL; od 0,13 do 0,63 jednostek Besseya-Lowry-Brocka/mL; od 0 do 6 U/L w jednostkach SI. Prawidłowy poziom w teście radioimmunologicznym wynosi od 0 do 4,0 ng/mL.

Podwyższony poziom fosfatazy kwaśnej może wskazywać na chorobę Pageta, Gauchera, szpiczaka mnogiego lub nowotwór z przerzutami poza prostatę. Jeżeli dochodzi do przerzutów do kości, wysoki poziom tego enzymu w połączeniu z fosfatazą zasadową wskazuje na zwiększoną aktywność osteoblastów.

FOSFATAZA ZASADOWA

Fosfataza zasadowa (AP), enzym, który jest najbardziej aktywny przy pH 9, na wpływ na mineralizację kości, transport lipidów i produktów przemiany materii. Badanie laboratoryjne enzymu AP mierzy jego aktywność w wątrobie, kościach, nerkach, nabłonku jelita i łożysku. Enzym AP kości i wątroby jest zawsze obecny w surowicy dorosłej osoby, przy czym najbardziej znaczący jest AP wątroby – z wyjątkiem trzeciego trymetru ciąży, kiedy to połowa AP pochodzi z łożyska.

Wyniki badań AP są szczególnie pomocne w wykrywaniu średnio zaawansowanych niedrożności dróg żółciowych i wskazują na zmiany patologiczne wątroby. Jego specyficzna rola w badaniach klinicznych polega na diagnozowaniu chorób metabolicznych kości, chorób mięśni szkieletowych powiązanych z aktywnością osteoblastów oraz lokalnych zmian wątrobowych powodujących niedrożności dróg żółciowych, takich jak guzy i wrzody. Dostarcza też dodatkowych informacji w diagnozowaniu wątroby, testach enzymów trawiennych, daje także informacje na temat reakcji organizmu na leczenie krzywicy witaminą D.

Wyniki badań laboratoryjnych AP różnią się w zależności od zastosowanej metody, ale zazwyczaj całkowity poziom AP u dorosłych wynosi od 30 do 120 U/L, a u dzieci od 40 do 200 U/L. Ponieważ stężenie tego enzymu zwiększa się w okresie formowania i przyrostu kości, niemowlęta, dzieci i dojrzewająca młodzież ma zazwyczaj trzy razy większy jego poziom, niż dorośli. Dodatkowe prawidłowe wartości enzymu AP to 1,5 do 4 jednostek Bodańskiego/dL; od 4 do 13,5 jednostek Armstronga/dL; od 0,8 do 2,5 jednostek Besseya-Lowry-Brocka/dL; od 30 do 110 U/L SMA 1260.

Wysoki poziom enzymu AP wskazuje na choroby układu kostnego, niedrożność zewnątrzwątrobowych dróg żółciowych powodujące cholestazę, złośliwe lub zapalne nacieki, zwłóknienia, chorobę Pageta, przerzuty do kości, nadczynność przytarczyc, wtórne guzy kości pochodzące z raka trzustki i choroby wątroby jeszcze przed jakimikolwiek zmianami poziomu bilirubiny w surowicy.

Umiarkowanie zwiększony poziom AP może być odzwierciedleniem ostrej niedrożności dróg żółciowych wynikającej z zapalenia wątroby lub aktywnej marskości, mononukleozy, osteomalacji, krzywicy i wirusowego zapalenia wątroby.

AMINOTRANSFERAZA ALANINOWA, TRANSAMINAZA GLUTAMINIANOWO-PIROGRONIANOWA

Aminotransferaza alaninowa (ALT), jedna z transferaz przenoszących grupy aminowe z aminokwasów na α-ketokwasy, jest niezbędna do produkcji energii w tkankach (drugim takim enzymem jest aminotransferaza asparaginianowa). Podwyższony poziom ALT wskazuje na ostre uszkodzenia komórek wątroby jeszcze przed pojawianiem się żółtaczki. Do badania aminotransferazy alaninowej, transaminazy glutaminianowo-pirogronianowej w surowicy (ALT/SGPT), używa się spektrofotometrycznych lub kolorymetrycznych metod, które pozwalają oceniać postępy leczenia zapalenia wątroby, marskości wątroby bez wystąpienia żółtaczki, zatruć i ostrych chorób wątroby. Pozwala także rozróżnić pomiędzy uszkodzeniem mięśnia sercowego a uszkodzeniem wątroby.

U mężczyzn wartość ALT wynosi od 10 do 32 U/L, u kobiet od 9 do 24 U/L i dwa razy tyle u niemowląt. Jeżeli poziom ALT przekracza normę 50 razy, należy podejrzewać wirusowe lub polekowe zapalenie wątroby. Mogą to być także inne choroby wątroby lub rozległa martwica.

Umiarkowanie zwiększony, do wysokiego, poziom ALT może wskazywać na mononukleozę, przewlekłe zapalenie wątroby, zewnątrzwątrobową cholestazę, wczesne lub leczone ostre wirusowe zapalenie wątroby lub silne przekrwienie wątroby spowodowane niewydolnością mięśnia sercowego. Poziom ALT nieznacznie powyżej umiarkowanego może się pojawić w warunkach sprzyjających wystąpieniu ostrych komórkowych zmian wątroby, takich jak aktywna marskość, alkoholowe lub polekowe zapalenie wątroby. Niewielkie zwiększenia ALT mogą być sygnałem ostrego niedokrwienia mięśnia sercowego lub biernego przekrwienia wątroby.

Czynnikiem wpływającym na wyniki badań laboratoryjnych ALT/SGPT jest przyjmowanie zawierających opium środków przeciwbólowych, takich jak morfina, kodeina i meperydyna.

CHOLESTEROL CAŁKOWITY

To ilościowe badanie ma na celu pomiar całkowitego poziomu cholesterolu krążącego w surowicy i estrów cholesterolu oraz poziomu cholesterolu w tkankach. Cholesterol, zarówno wchłaniany z pożywienia, jak również produkowany w wątrobie i innych tkankach, jest podstawowym składnikiem ścian i błon komórkowych tkanek i narządów. Konieczny jest do syntezy hormonów sterydowych, kwasów żółciowych, androgenów i estrogenów. Dieta bogata w nasycone tłuszcze podnosi poziom cholesterolu poprzez stymulację absorpcji lipidów, w tym cholesterolu, z przewodu pokarmowego; dieta uboga w nasycone tłuszcze obniża ten poziom. Podwyższony poziom cholesterolu jest związany z występowaniem miażdżycy i chorób układu sercowo-naczyniowego.

Zatem badanie całkowitego poziomu cholesterolu w surowicy pozwala na ocenę ryzyka wystąpienia choroby niedokrwiennej serca (CAD), ocenę metabolizmu tłuszczy i kwasów w diagnozowaniu chorób nerek, trzustki, wątroby, nadczynności i niedoczynności tarczycy. Poziom całkowitego cholesterolu zależny jest od płci i wieku, ale ogólna norma wynosi od 150 do 200 mg/dL.

Pożądany poziom cholesterolu leży poniżej granicy 175 mg/dL, wartości od 180 do 230 mg/dL są uważane za graniczne dla ryzyka wystąpienia CAD. Poziom powyżej 250 mg/dL (hipercholesterolemia) wskazuje na duże ryzyko chorób sercowo-naczyniowych, początkowego stadium zapalenia wątroby, zaburzeń lipidowych, zablokowania woreczka żółciowego, zespołu nerczycowego, żółtaczki mechanicznej, zapalenia trzustki oraz niedoczynności tarczycy. Choroby te wymagają leczenia.

Hipercholesterolemia może pojawić się w wyniku przyjmowania hormonów adrenokortykotropowych, kortykosteroidowych, androgenowych, soli kwasów żółciowych, adrenaliny, chloropromazyny, trifluoperazyny, doustnych środków antykoncepcyjnych, salicylanów, tiouracylu i trimetadionu.

Niski poziom cholesterolu (hipocholesterolemia) jest związany z niedożywieniem, martwicą komórek wątroby i niedoczynnością tarczycy. Cholesterol często spada poniżej normy w czasie Terapii Gersona z uwagi na ubogą w tłuszcz dietę.

FRAKCJE LIPOPROTEIN CHOLESTEROLU

Żeby ocenić ryzyko wystąpienia CAD (choroby niedokrwiennej serca), badane są frakcje lipoprotein cholesterolu. Poprzez elektroforezę lub odwirowanie izoluje się cholesterol we krwi jako lipoproteiny o niskiej gęstości (LDL) i wysokiej gęstości (HDL). Wiadomo, że niski poziom cholesterolu HDL zwiększa występowanie CAD.

Uwaga: Ponieważ w Terapii Gersona stosuje się minimalne ilości tłuszczu, często zmniejsza ona ryzyko wystąpienia CAD, ale jednocześnie dostarcza niezbędne ilości wielonienasyconych kwasów tłuszczowych i kwasorozpuszczalnych witamin, które nie mogą zostać zsyntetyzowane w wystarczających ilościach do prawidłowego funkcjonowania organizmu.

Prawidłowy poziom cholesterolu HDL wynosi od 29 do 77 mg/100 ml krwi, a prawidłowy poziom cholesterolu LDL to od 62 do 185 mg/100 ml. Zbyt wysoki poziom LDL zwiększa ryzyko wystąpienia CAD, podczas gdy podwyższony poziom HDL odzwierciedla ogólnie dobry stan zdrowia. Jednak może także wskazywać na przewlekłe zapalenie wątroby, wstępny etap pierwotnej żółciowej marskości wątroby lub zbyt duże spożycie alkoholu.

TRÓJGLICERYDY

Trójglicerydy są głównym, należącym do lipidów, materiałem energetycznym zużywanym na bieżące potrzeby organizmu lub magazynowanym, a ich badanie w surowicy jest analizą ilościową. Pomaga diagnozować hiperlipidemię w chorobach nerek i CAD. Prawidłowa wartość trójglicerydów waha się w zależności od wieku (zobacz: tabela 26-1).

Jeżeli wyniki badań wykazują odchylenia od normy, konieczne są dalsze badania. Wysoki poziom trójglicerydów wskazuje na miażdżycę lub CAD. Poziom przekraczający nieznacznie poziom umiarkowany wskazuje na niedrożność dróg żółciowych, cukrzycę, choroby nerek, endokrynopatię lub nadużywanie alkoholu. Zaniżony poziom występuje rzadko, ale może świadczyć o niedożywieniu lub betalipoproteinemii.

Uwaga: W trakcie Terapii Gersona reakcje ozdrowieńcze i kryzysy ozdrowieńcze idą w parze z podwyższeniem poziomu trójglicerydów.

Tabela 26-1
Prawidłowe wartości trójglicerydów

Wiek	mg/dL	nmol/L
0 – 29	10 – 140	0,1 – 1,55
30 – 39	10 – 150	0,1 – 1,65
40 – 49	10 – 160	0,1 – 1,75
50 – 59	10 – 190	0,1 – 2,10

ELEKTROFOREZA BIAŁEK

Główne proteiny znajdujące się w ciele, albumina i cztery globuliny, badane są za pomocą pola elektrycznego oddzielającego je według szablonu w zależności od wielkości, kształtu i ładunku elektrycznego przy pH 8,6. Albumina, stanowiąca więcej niż 50% białek zawartych w surowicy, pełni kluczową rolę w utrzymaniu ciśnienia onkotycznego, zabezpieczającego przed przenikaniem wody przez ściany naczyń krwionośnych, transportuje nierozpuszczalne w wodzie substancje, takie jak bilirubina, kwasy tłuszczowe, hormony i lekarstwa. Z czterech globulin – alfa1, alfa2, beta i gamma – pierwsze trzy działają jako nośnik białkowy transportujący lipidy, hormony i metale przez krew; czwarta, gamma, działa w układzie immunologicznym.

Jak już powiedzieliśmy wcześniej, w badaniu elektroforezy białek używa się napięcia elektrycznego do określenia całkowitego poziomu białek w surowicy i proporcji albumin do globulin, żeby przekonwertować je na wartości absolutne. Wartości te pozwalają na wykrycie chorób wątroby, nieprawidłowego składu krwi, zaburzeń pracy nerek, chorób gastrycznych, chorób nowotworowych (łagodnych i złośliwych) i/lub niedoboru protein. Tabela 26-2 pokazuje prawidłowe wartości tych protein we krwi.

Tabela 26-2
Prawidłowe wartości białek

Całkowita wartość białek w surowicy	6,6 – 7,9 g/dL
Albumina	3,3 – 4,5 g/dL
Globulina Alfa1	0,1 – 0,4 g/dL
Globulina Alfa2	0,5 – 1,0 g/dL
Beta globulina	0,7 – 1,2 g/dL
Gamma globulina	0,5 – 1,6 g/dL

Stosunek całkowitej albuminy do całkowitej globuliny (określany w medycynie jako współczynnik albuminowo-globulinowy) jest mierzony w odniesieniu do całkowitego poziomu protein. Odwrócony współczynnik A-G (podwyższona globulina i obniżona albumina) przy niskim całkowitym poziomie białek, wskazuje na przewlekłe choroby wątroby; odwrócony współczynnik A-G przy prawidłowym całkowitym poziomie białek wskazuje na choroby mieloproliferacyjne (np. białaczka czy choroba Hodgkinsa) lub pewne chroniczne choroby zapalne (np. gruźlica lub zapalenie wątroby).

AZOT MOCZNIKOWY

Badanie to określa poziom azotu mocznikowego (BUN) we krwi, głównego produktu rozpadu białek. Powstający w wątrobie w formie amoniaku, łączy się z innymi cząsteczkami tworząc mocznik, a następnie jest odfiltrowywany przez nerki i wydalany z moczem. Mocz zawiera ok. 40% do 50% pozabiałkowego azotu. Poziom BUN odzwierciedla spożycie protein oraz pracę wydalniczą nerek, jest także mniej znaczącym niż poziom kreatyniny, wskaźnikiem mocznicy (mocz we krwi).

Prawidłowe wartości BUN wynoszą od 8 do 20 mg/dL. Badanie to pozwala na ocenę pracy nerek, ma na celu diagnozowanie chorób nerek i ocenę nawodnienia organizmu. Obniżony poziom BUN występuje przy ograniczeniu przepływu krwi przez nerki wywołanym odwodnieniem, przy chorobach nerek, niedrożności moczowodów i zwiększonym metabolizmie białek, niedożywieniu lub nadmiernym nawodnieniu.

Uwaga: Z powodu zmniejszenia spożycia białek osoba przechodząca na Terapię Gersona będzie miała nieco obniżony poziom BUN we krwi.

KREATYNINA

Badanie poziomu kreatyniny w surowicy, dostarczając bardziej dokładnych informacji na temat nieprawidłowości w działaniu nerek niż BUN, jest ilościową analizą poziomu rozpadu kreatyny w mięśniach. Osłabienie nerek to jedyny powód podwyższenia poziomu kreatyniny we krwi, dlatego jej poziom jest ściśle związany z wielkością przesączania kłębuszkowego (GFR), pozwala na ocenę pracy kłębuszków nerkowych, jak również daje obraz uszkodzeń nerek.

Normalne stężenie kreatyniny u mężczyzn wynosi od 0,8 do 1,2 mg/dL; u kobiet od 0,6 do 0,9 mg/dL. Podwyższony poziom oznacza poważne uszkodzenie nerek ze zniszczeniem 50% nefronów, tak jak przy gigantyzmie lub akromegalii. Czynniki zakłócające to zbyt duża absorpcja kwasu askorbinowego, barbituranów, środków moczopędnych i sulfobromophthalein. U sportowców może występować podwyższony poziom kreatyniny nawet przy zdrowych nerkach.

KWAS MOCZOWY

Badanie to jest głównie używane w celu wykrycia dny moczanowej, mierzy poziom kwasu moczowego, produktu metabolizmu puryn, we krwi. Nerki usuwają kwas moczowy, ale jest on słabiej rozpuszczalny przy pH 7,4 i mniejszym, który występuje przy niektórych chorobach takich jak dna moczanowa, dodatkowych rozrostach komórkowych i uszkodzeniach spowodowanych białaczką lub dysfunkcją nerek.

Stężenie kwasu moczowego u mężczyzn wynosi od 4,3 do 8 mg/dL; u kobiet od 2,3 do 6 mg/dL. Chociaż jego podwyższony poziom nie koreluje bezpośrednio z ostrością choroby, podnosi się jednak mocno przy niewydolności serca, chorobach glikogenu, ostrych chorobach zakaźnych, takich jak mononukleoza zakaźna; anemia hemolityczna; anemia sierpowata; hemoglobinopatia; czerwienica; białaczka; chłoniak; przerzuty nowotworowe i łuszczyca. Obniżony poziom kwasu moczowego wskazuje na ostry zanik wątroby, zaburzenia wchłaniania nerek, chorobę Wilsona lub zespół Fanconiego.

Lekarstwa wpływające na wynik badań kwasu moczowego to diuretyki pętlowe, ethambutol, winkrystyna, pyrazynamid, tiazydy, małe dawki salicylanów, które podnoszą ten poziom. Również głodówki, dieta bogata w puryny, stres i nadużywanie alkoholu podnosi poziom kwasu moczowego. Jeżeli kwas moczowy jest badany metodami kolorymetrycznymi, mogą pojawić się zafałszowane wyniki z powodu stosowania paracetamolu, kwasu askorbinowego (witaminy C), lewodopy i fenacetyny. Obniżony poziom kwasu moczowego jest wynikiem zażywania dużych dawek aspiryny, Coumadinu®, klofibratu, cichofenu, hormonów adrenokortykotropowych i fenotiazyny.

GLUKOZA, STĘŻENIE CUKRU NA CZCZO

Poprzedzone 12 – 14 godzinnym postem badanie cukru we krwi na czczo (FBS), mierzy poziom glukozy we krwi, tak jak jest to wymagane przy cukrzycy. W czasie postu poziom glukozy we krwi obniża się, stymulując wydzielanie hormonu glukagonu, który z kolei podnosi glukoneogenezy i glikogenolizy oraz utlenianie kwasów tłuszczowych. W normalnych warunkach wydzielenie insuliny reguluje poziom glukozy. U cukrzyków, przy braku lub niedoborach insuliny, pojawia się stały podwyższony poziom glukozy.

Prawidłowy poziom cukru we krwi na czczo przy pomiarze laboratoryjnym FBS po 12 godzinnym poście wynosi:
- Poziom w surowicy na czczo, 70 do 100 mg/dL
- Poziom we krwi na czczo, 60 do 100 mg/dL
- Poposiłkowy poziom we krwi, 85 do 125 mg/dL u osób powyżej 50 lat, i 70 do 115 mg/dL u osób poniżej 50 lat.

Badanie to pomaga diagnozować cukrzycę i inne zaburzenia metabolizmu cukrów. Używa się go także do monitorowania przyjmowania leków i diety u cukrzyków, zapotrzebowania na insulinę w leczeniu cukrzycy i podejrzenia hipoglikemii.

Poziom FBS od 140 do 150 mg/dL lub większy, otrzymany w dwóch próbkach, świadczy o cukrzycy. Poziom cukru po posiłku większy niż 200 mg/dL to także oznaka cukrzycy. Podwyższony poziom glukozy może być związany z zapaleniem trzustki, nadczynnością tarczycy, guzem chromochłonnym nadnerczy, przewlekłymi chorobami wątroby, urazami mózgu, innymi chorobami przewlekłymi, chronicznym niedożywieniem, rzucawką, anoksją i padaczką.

Obniżony poziom glukozy pojawia się przy hiperinsulinizmie, guzach insulinowych, chorobie von Gierkiego, hipoglikemii głodowej i reaktywnej, niedoczynności tarczycy, hipokortyzolemii, wrodzonym przeroście nadnerczy, niedoczynności przysadki mózgowej, wyspiaku, martwicy wątroby i chorobach glikogenu.

ŻELAZO / CAŁKOWITA ZDOLNOŚĆ WIĄZANIA ŻELAZA

Te dwa oddzielne badania mają na celu wykazanie:
- Bezpośredniej zawartości żelaza w surowicy.
- Całkowitej zdolności wiązania żelaza w surowicy (TIBC), jeżeli wszystkie transferyny są wysycone żelazem.
Procent nasycenia otrzymujemy przez podzielenie zawartości żelaza w surowicy przez TIBC, co obrazuje właściwy poziom wysycenia transferyn. Normalny poziom to 30%. Oba te badania pozwalają na:
- Ocenę poziomu żelaza we krwi.
- Diagnozowanie hemochromatozy.
- Odróżnienie pomiędzy anemią wynikającą z niedoborów żelaza i chroniczną.
- Ocenę stanu odżywienia pacjenta.

Prawidłowy poziom żelaza i TIBC są pokazane w tabeli 26-3
W niedoborach żelaza obniża się jego poziom w surowicy, a wzrasta TIBC, żeby zwiększyć nasycenie. W przewlekłych zapaleniach, takich jak reumatoidalne zapalenie stawów, poziom żelaza jest niski, ale TIBC pozostaje niezmieniony lub obniża się, żeby regulować normalne wysycenie. Nadmiar żelaza w organizmie nie podnosi jego poziomu do czasu stosunkowo zaawansowanej patologii, ale podnosi się jego poziom w surowicy, a TIBC pozostaje niezmienione, żeby zwiększyć wysycenie.

Tabela 26-3
Prawidłowy poziom żelaza w surowicy i całkowita zdolność wiązania żelaza

	Żelazo w surowicy	**TIBC (µg /dL)**	**Wysycenie (%)**
Mężczyźni	70 do 150	300 do 400	20 do 50
Kobiety	80 do 150	350 do 450	20 do 50

LICZBA ERYTROCYTÓW (CZERWONYCH KRWINEK)

Czerwone ciałka krwi (RBC), tradycyjnie liczone ręcznie z użyciem hemocytometru, są obecnie powszechnie liczone z użyciem urządzeń elektronicznych, które pozwalają na szybsze i bardziej dokładne pomiary. Badanie to nie daje jakościowej informacji o hemoglobinie w erytrocytach, ale mówi o średniej objętości krwinki czerwonej (MCV) i średniej masie hemoglobiny w krwince czerwonej (MCH). Badanie erytrocytów dostarcza informacji o ich wielkości i zawartości hemoglobiny, pomocne jest też w diagnostyce hematologicznej anemii i erytrocytozy.

W zależności od wieku, płci i miejsca zamieszkania prawidłowe wartości RBC wśród dorosłych mężczyzn wynoszą od 4,5 do 6,2 mln/mikrolitr (μL) (4,5 – 6,2 x 10^{12}/L) w krwi żylnej; u dorosłych kobiet od 4,2 do 5,4 miliona/μL w krwi żylnej; u dzieci od 4,6 do 4,8 mln/μL w krwi żylnej; u niemowląt 4,4 do 5,8 mln/μL. Podwyższony poziom erytrocytów wskazuje na erytrocytozę lub odwodnienie; obniżony poziom mówi o anemii, jest objawem przeciążenia płynami lub pojawia się po krwawieniu. W całkowitym spoczynku poziom RBC zmniejsza się znacząco w związku ze zmniejszonym zapotrzebowaniem na tlen.

HEMOGLOBINA CAŁKOWITA

Jest to badanie stężenia całkowitego hemoglobiny (Hgb) we krwi, mierzonego w decylitrach (100ml). Wskaźnik Hgb-RBC (lub MCH) i hemoglobina w surowicy wpływają na wynik RBC. Badanie to, standardowo część kompleksowych badań laboratoryjnych, jest stosowane do wykrywania anemii (niedokrwistości) lub nadkrwistości, monitorowania przebiegu terapii, dostarcza też danych do wyliczenia wskaźnika MCH – średniego stężenia hemoglobiny w krwince czerwonej.

Na bazie wyników próbek żylnych, w tabeli 26-4 znajdują się prawidłowe wartości hemoglobiny dla różnych grup pacjentów:

Tabela 26-4
Prawidłowe wartości hemoglobiny

Wiek	Poziom hemoglobiny (g/dL)
Poniżej 7 dni	17 – 22
Tydzień	15 – 20
Miesiąc	11 – 15
Dzieci	11 – 13
Dorośli mężczyźni	14 – 18
Starsi mężczyźni	12,4 – 14,9
Dorosłe kobiety	12 – 16
Starsze kobiety	11,7 – 13,8

HEMATOKRYT

Procentowa objętość masy krwinek czerwonych (RBC) we krwi mierzona jest jako wartość hematokrytu (Hct). Ilość i wielkość RBC determinuje wartość Hct, jest stosowana w diagnostyce stanów nieprawidłowego nawodnienia, obecności erytrocytozy lub niedokrwistości, zaburzeń równowagi płynów, utraty krwi, transfuzji krwi lub wskaźników czerwonokrwinkowych. W zależności od wieku, płci, fachowości laborantów i rodzaju próbki krwi, badanie to daje rutynowy obraz krwi pacjenta w podstawowej analizie krwi.

Prawidłowa wartość Hct wynosi od 40% do 50% (0,4 – 0,54) dla mężczyzn i 37% do 47% (0,37 – 0,47) dla kobiet. Obniżony poziom Hct wskazuje na anemię lub hemodylucję; podwyższony poziom może wskazywać na erytrocytozę lub zagęszczenie krwi spowodowane przez utratę krwi. Jeżeli pojawi się krwiak w obszarze nakłucia, można zmniejszać dyskomfort zimnym (z lodem), a następnie gorącym okładem.

WSKAŹNIKI CZERWONOKRWINKOWE

MCV, MCH i średnie stężenie hemoglobiny w krwinkach MCHC są trzema pomiarami traktowanymi jako badanie wskaźników czerwonych krwinek. MCV określa średnią objętość krwinki czerwonej i pokazuje, czy są one prawidłowe, zbyt małe (mikrocytoza) lub zbyt duże (makrocytoza). MCH jest wskaźnikiem dającym obraz średniej masy hemoglobiny w krwince czerwonej, a MCHC określa stężenie Hgb w 100 ml krwinek czerwonych.

Prawidłowe wartości wskaźników RBC są następujące:
- MCV: od 84 do 99 mikrolitów sześciennych/czerwoną krwinkę
- MCH: 26 do 32 pikogramów/czerwoną krwinkę
- MCHC: 30% do 36% (300 do 360 g/L)

Badanie to pomaga w diagnozie i klasyfikacji anemii. Niskie MCV i MCHC wskazuje na niedokrwistość mikrocytową spowodowaną niedoborami żelaza, odpowiedź organizmu na pirodoksynę lub talasemię. Wysokie MCV wskazuje na niedokrwistość makrocytową spowodowaną przez anemię megaloblastyczną pochodzącą z niedoborów kwasu foliowego lub witaminy B12, odziedziczone zaburzenia syntezy DNA lub retikulocytozę.

SZYBKOŚĆ OPADANIA KRWINEK CZERWONYCH

Pomiar czasu potrzebnego erytrocytom w próbce krwi na osadzenie się na spodzie ustawionej wertykalnie rurki, wskaźnik opadania erytrocytów (ESR), jest czułym, ale niespecyficznym badaniem określającym obecność choroby, gdy inne chemiczne lub fizyczne oznaki są prawidłowe. ESR podnosi się w rozległych stanach zapalnych spowodowanych infekcjami, chorobach autoimmunologicznych lub w nowotworach złośliwych.

Zatem ESR pozwala monitorować choroby zapalne, złośliwe i utajone, takie jak gruźlica, martwica tkanek lub choroby tkanki łącznej. Prawidłowy poziom ESR wynosi od 0 do 20 mm/godzinę. Podnosi się w czasie ciąży, ostrych lub przewlekłych zapaleniach, gruźlicy, gammapatii monoklonalnej, gorączce reumatycznej, reumatoidalnym zapaleniu stawów i niektórych rodzajach raka. ESR podnosi się także przy anemii. Obniża się natomiast w przypadkach erytrocytozy, niedokrwistości sierpowatokomórkowej, zwiększonej lepkości krwi i niskim poziomie białka w surowicy.

Uwaga: Poziom ESR często wzrasta podczas i po reakcjach ozdrowieńczych oraz gorączce wywołanej przez Terapię Gersona.

LICZBA PŁYTEK KRWI

Płytki krwi lub inaczej trombocyty to maleńkie fragmenty komórek wytwarzanych w szpiku kostnym, które odgrywają ważną role w procesie krzepnięcia krwi. Liczba płytek krwi jest ważnym badaniem w monitorowaniu chemioterapii, radioterapii, poważnej trombocytozy lub trombocytopenii. Jeżeli ilość płytek krwi spada poniżej 50 000, może dochodzić do samoistnych krwawień; poniżej 5000 do krwawienia do centralnego układu nerwowego lub krwotoków w układzie trawiennym.

Badanie to określa zdolność organizmu do wytwarzania płytek krwi, pozwala ocenić wyniki terapii cytotoksycznej, pomaga w diagnozowaniu trombocytozy i trombocytopenii, potwierdza wizualną ocenę płytek krwi i morfologii w barwionym rozmazie krwi. Normalna liczba trombocytów wynosi od 130 000 do 370 000/µL (1,3 – 3,7 x 10^{11}/L).

Obniżony poziom płytek krwi wynika z zaburzeń szpiku kostnego; naciekowych chorób szpiku kostnego, takich jak nowotwory, białaczka lub uogólnionej infekcji; hipoplazji szpiku; trombocytopenii spowodowanej niedoborem kwasu foliowego lub witaminy B12; powiększeniem śledziony; zwiększonego niszczenia płytek krwi z powodu przyjmowania leków syntetycznych lub zaburzeń immunologicznych, rozsianego krzepnięcia śródnaczyniowego; zespołu Bernarda Souliera lub mechanicznych uszkodzeń płytek krwi.

Przyjmowanie wielu lekarstw zmniejsza ilość płytek krwi (należą do nich: acetazolamid, leki przeciwnowotworowe, karbamazepina, chloramfenikol, kwas etakrynowy, sole złota, furosemid, hydroksychlorochina, indometacyna, izoniazyd, mefenytoina, kwas mefenamowy, metazolamid, metimazol, metyldopa, doustne dioksyny, oksyfenbutazon, penicylamina, penicylina, fenylobutazon, fenytoina, pirymetamina, siarczan chinidyny, chinina, salicylany, streptomycyna, sulfonamidy, tiazydopodobne diuretyki trójpierścieniowe leki antydepresyjne).

Podwyższony poziom trombocytów może być wynikiem chorób, takich jak: krwotoki, infekcje, nowotwory, anemie spowodowane niedoborem żelaza, mielofibroza, trombocytoza, czerwienica prawdziwa, białaczka szpikowa; chorobami zapalnymi, takimi jak choroby kolagenu, a także skutkiem operacji, ciąży lub usunięcia śledziony.

LEUKOCYTY (BIAŁE KRWINKI)

Badanie białych krwinek (WBC) wyrażone jest w mikrolitrach (milimetrach sześciennych), zaś jego wyniki zmieniają się w czasie forsownych ćwiczeń fizycznych, stresu lub podczas posiłku. Badanie to stosowane jest w celu wykrycia zakażenia lub zapalenia, dla potrzeb dalszych badań takich jak procentowy skład krwinek białych, biopsji szpiku kostnego, pozwala też ocenić wyniki chemioterapii i radioterapii.

Prawidłowa liczba leukocytów wynosi od 4,1 do 10,9 x 10^{11}. Podwyższony poziom sygnalizuje zakażenia, takie jak ropnie, zapalenie opon mózgowych, zapalenie wyrostka robaczkowego, zapalenie migdałków, może wskazywać na białaczkę, martwicę tkanek pochodzącą z oparzeń, niedokrwienie mięśnia sercowego lub martwicę. Niski poziom WBC wskazuje na uszkodzenia szpiku kostnego pochodzące z zakażenia jamy ustnej lub toksycznych reakcji, jakie powstają przy leczeniu środkami przeciwnowotworowymi, działania rtęci lub innych toksycznych metali ciężkich; wystawienia na działanie benzenu lub arszeniku, ataku grypy, duru brzusznego, odry, wirusowego zapalenia wątroby, mononukleozy i różyczki.

PROCENTOWY SKŁAD LEUKOCYTÓW

Badanie procentowego składu białych krwinek określa względny poziom leukocytów wszystkich rodzajów, liczony poprzez pomnożenie procentowej wartości każdego rodzaju leukocytów po to, żeby otrzymać liczbę absolutną każdego ze 100 lub więcej rodzajów leukocytów (np. agranulocyty, granulocyty, limfocyty, monocyty, neutrofile, eozynofile, bazofile).

Badanie to określa zdolność organizmu do odparcia i pokonania infekcji, wirusów typu białaczkowego, reakcji alergicznych, a także pomaga określić jak poważna jest infekcja, reakcja alergiczna lub infekcja pasożytnicza. Poniższa tabela przedstawia listę wartości referencyjnych WBC dla dzieci i dorosłych. Żeby postawić właściwą diagnozę, osoba interpretująca wyniki badań musi brać pod uwagę zarówno wartości względne, jak i absolutne[1].

Tabela 26-5
Leukocyty WBC

Dorośli	Wartość względna (%)	Wartość absolutna (mcL)
Neutrofile	47,6 – 76,8	1950 – 8400
Limfocyty	16,2 – 43	660 – 4600
Monocyty	0,6 – 9,6	24 – 960
Eozynofile	0,3 – 7	12 – 760
Bazofile	0,3 – 2	12 – 200

---

1 Dane na temat dużej liczby chorób i zmiennych, które są brane pod uwagę w diagnozie: zobacz Załącznik 1 do *The Gerson Therapy Handbook: Companion Workbook* oraz M. Gerson, *A Cancer Therapy: Results of Fifty Cases and The Cure of Advanced Cancer by Diet Therapy: A Summary of Thirty Years of Clinical Experimentation*, 6 edycja (San Diego, CA: Gerson Institute, 1999). Aby nabyć kopię *The Gerson Therapy Handbook: Companion Workbook* należy skontaktować się z GersonInstitute w San Diego, California.

MOCZ

Badanie moczu zawierają ocenę fizycznych właściwości moczu, ciężaru właściwego i pH, zawartości białek, glukozy i ciał ketonowych, oraz ocenę osadu moczu i składników mineralnych. Analiza moczu jest nadzwyczaj ważnym badaniem mówiącym o tym, w jakim stanie jest wnętrze organizmu badanego. Rutynowe badanie moczu daje obraz funkcjonowania organizmu, tego jak reaguje na dietę, warunki i czas poboru próbek oraz innych czynników.

Aby znaleźć więcej informacji o chorobach wykrywanych przez badanie moczu zobacz Załącznik 1 z *Gerson Therapy Handbook: Companion Workbook to a Cancer Therapy: Results of Fifty Cases*[2].

---

2   Ibid.

ROZDZIAŁ XXVII

Historie wyleczonych pacjentów

Przedstawione w tym rozdziale, dobrze udokumentowane historie wyleczonych pacjentów, są jedynie bardzo małą próbką pochodzącą ze sporego zbioru podobnych przypadków w naszym archiwum. Wszystkie z nich dotyczą pacjentów zdiagnozowanych gruntownie przez biopsję, wykonywane głównie w szpitalach w Stanach Zjednoczonych. Prawie wszystkie były w tzw. fazie terminalnej z przerzutami nowotworu, który nigdy nie został wyleczony przez medycynę ortodoksyjną.

Wybraliśmy je, pragnąc zaprezentować jak najwięcej różnych rodzajów nowotworów, wiemy bowiem z doświadczenia, że osoby, które przymierzają się do leczenia Terapią Gersona, chcą zawsze wiedzieć czy ktoś cierpiący na „ich" nowotwór został kiedykolwiek wyleczony. Taka selekcja ma pomóc w znalezieniu odpowiedzi na te pytania.

Protokół Gersona jest często atakowany na podstawie zarzutu, że nigdy nie był przedmiotem tzw. właściwych testów (np. test zrandomizowany, podwójnie ślepa próba, badania z placebo w grupie kontrolnej). Jednakże testy te zostały wprowadzone stosunkowo niedawno, przejmując rolę stosowanych od stuleci metod oceny leczenia opartych na wynikach klinicznych. Innymi słowy, jak mawiał dr Gerson: „Rezultat na łóżku chorego jest tym co się liczy", dowód tak oczywisty, że trudno jest go kwestionować.

Faworyzowane ostatnio testy zrandomizowane, podwójnie ślepej próby z placebo w grupie kontrolnej, nie są jednakowoż nakierowane na indywidualnych pacjentów. Wymagają dużej liczby ludzi biorących w nich udział, a nazwa „podwójnie ślepa próba" bierze się stąd, że ani lekarz ani pacjenci nie wiedzą, kto dostaje nowy, testowany lek, a kto nie. Ma to na celu wyeliminowanie wpływu czynników psychicznych lub innych zewnętrznych czynników, które mogłyby wpływać na działanie leku.

Należy jasno powiedzieć, że metoda ta jest właściwa do testowania pojedynczego leku, ale zupełnie bezużyteczna w przypadku terapii, która wymaga całkowitej zmiany stylu życia, tak jak metoda Gersona. Trudno sobie wyobrazić możliwość stosowania pięciu lewatyw i 13 soków dziennie bez świadomości pacjenta, że dzieje się coś o zasadniczym znaczeniu. Poza tym, chemioterapia i radioterapia, główne metody leczenia nowotworów stosowane przez konwencjonalną onkologię, nigdy nie były poddane testom zrandomizowanym czy podwójnej ślepej próbie. Różne rodzaje chemioterapii były testowane w porównaniu z innymi jej rodzajami – nigdy nie badano chemioterapii w porównaniu do niechemicznych kuracji. Co więcej, przez cały czas publikowane są przez lekarzy i naukowców książki oraz badania akademickie poświadczające nieskuteczność chemioterapii. Jedna z najnowszych książek to „*The War on Cancer: an Anatomy of Failure*", napisana przez dra Guya. B. Fagueta[1].

Biorąc to pod uwagę, krytycy Terapii Gersona powinni być może zażądać najpierw zastosowania testów zrandomizowanych z podwójną ślepą próbą w odniesieniu do chemioterapii, zanim zaczną atakować metodę, której zupełnie nie znają.

BARDZO AGRESYWNY CHŁONIAK

S. M. w 1990 roku miała 47 lat, kiedy pojawiły się u niej obrzmiałe węzły chłonne. Po zrobieniu biopsji okazało się, że jest to chłoniak nieziarniczy (ziarniniak nie-hodgkinowski). Dwa lata później, w lecie 1992, zjawiła się w klinice Gersona z rozległymi obrzękami na nogach, biodrach, pośladkach i dookoła potężnego, niemal wielkości melona, guza w brzuchu. Zdecydowała się na Terapię Gersona, ponieważ był to jedyny pozostały jeszcze sposób leczenia w jej stanie, który nie był związany z odsączaniem płynów z ciała. W czasie pierwszych pięciu dni na pełnym programie Gersona, po wielu wycieczkach do toalety, S. M. straciła 12 kg.

W lutym 1993 roku, kiedy pacjentka była ponownie badana przez swojego lekarza w Wenatchee, w stanie Waszyngton, raport z badania mówił: „Limfadenopatia (choroba węzłów chłonnych) jest nieobecna. Nie mogę stwierdzić narośli w jamie brzusznej. Widoczna karotenemia (bezbolesne pomarańczowe przebarwienie skóry często występujące u pacjentów Gersona). Śledziona nie jest wyczuwalna. Pacjentka uparcie nie wyraża zgody na konwencjonalne leczenie. Podpisano: dr Bulger, Hematolog/Onkolog, *Wenatchee Valley Clinic*, Waszyngton"[2]. To zrozumiałe, ponieważ obrzmiałe węzły chłonne wróciły do normalnego stanu! S. M. żyła w dobrym zdrowiu, zaświadczając o swoim wyzdrowieniu na zjeździe w Seattle w 1998 roku,

---

[1] Dr Guy B. Faguet, *The War on Cancer: An Anatomy of Failure* (Nowy Jork: Springer, 2006).
[2] Charlotte Gerson, *Healing Lymphoma the Gerson Way* (Carmel: Cancer Research Wellness Institute, 2002), s. 18.

prowadząc aktywnie interesy ze swoim mężem, kiedy ostatni raz kontaktowaliśmy się z nią w 2002 roku.

W wieku 32 lat W. S. był aktywnym młodym artystą mającym żonę i trójkę małych dzieci. Kiedy w jego brzuchu pojawiła się narośl, został wysłany na operację do Cincinnati w maju 1951 roku. W swoim raporcie lekarz stwierdził: „Pakiet węzłów chłonnych, największe dochodzące do 5 cm"[3]. Usunął tak wiele, jak tylko był w stanie, po czym W. S. poddany został radioterapii. Po czterech miesiącach pojawiła się nowa narośl, więc pacjent poddany został kolejnym naświetlaniom, co zredukowało obrzęki gruczołów. Jednakże po kilku miesiącach problem powrócił, a W. S. zaczął poszukiwać innych metod, ponieważ lekarz oznajmił mu, że ma przed sobą tylko dwa miesiące życia.

Kiedy dowiedział się o Terapii Gersona, poleciał do Nowego Jorku, aby spotkać się z drem Gersonem (który opisał jego przypadek w książce „*A Cancer Therapy: Results of Fifty Cases, Case #18*"[4]). Po mniej więcej ośmiu miesiącach Terapii Gersona stan W. S. poprawił się radykalnie, odzyskał dawną energię i był w stanie kontynuować swoją pracę jako artysta sakralny. Pracował nad konstrukcjami i dekoracjami, projektował witraże i przygotował wystawę sztuki w San Diego. W 1983 roku napisał: „Patrzę z dumą na swoje ostatnie 33 lata życia, ósemkę dzieci, 12 wnucząt i wspaniałe, czynne życie". W roku 2006, w wieku 88 lat, pojawił się na planie filmu „*Dying to Have Known*", nakręconego przez Stephena Kroschela dokumentu opisującego Terapię Gersona, do dzisiaj ma się dobrze pracując w swoim studio z kilkorgiem ze swoich dzieci.

ENDOMERTRIOZA PRZECHODZĄCA W RAKA SZYJKI MACICY

Endometrium to błona śluzowa macicy. W czasie płodnych lat życia kobiety, błona ta jest gubiona co miesiąc, jeżeli jajnik nie został zapłodniony. Kiedy organizm i układ hormonalny zaczyna niedomagać, błona śluzowa może rozprzestrzenić się poza macicę w różne miejsca w obszarze miednicowym, w tym ścianki jamy brzusznej. W miarę, jak stan pacjentki się pogarsza i cykle menstruacyjne nie są regularne, tkanka endometriozy może rozprzestrzenić stając się nowotworem złośliwym szyjki macicy[5].

---

3 Ibid., s. 8
4 M. Gerson, A Cancer Therapy: Results of Fifty Cases and The Cure of Advanced Cancer by Diet Therapy: A Summary of Thirty Years of Clinical Experimentation, 6 edycja (San Diego, CA: Gerson Institute, 1999), Przypadek 18, s. 313.
5 *Taber's Cyclopedic Medical Dictionary* (Philadelphia: F. A. Davis Company, 1993).

Przypadek S. T. perfekcyjnie ilustruje postępy tej choroby. Pacjentka miała problemy ginekologiczne od początku cykli menstruacyjnych. Trzydzieści pięć lat później zdiagnozowano u niej endometriozę, miała kilka zabiegów D i C (dylatacja i wyłyżeczkowanie), żeby usunąć przerosty tkanki. W końcu poddano ją zabiegowi częściowego usunięcia macicy, ale problem pozostał. Ostatecznie, w roku 1979 rozmaz PAP wykazał raka szyjki macicy z nietypowymi (nieregularne, niespełniające normy) komórkami w jej krwi. Zauważyła również guzy w piersi, jednak nie zostały one szczegółowo zdiagnozowane. Zaproponowano jej operację usunięcia macicy, ale odmówiła.

Zaczęła poszukiwać alternatywnych metod leczenia, zmieniła dietę i rozpoczęła post. Wtedy przypomniała sobie wykład Charlotte Gerson, który słyszała wiele lat wcześniej i zdecydowała się na zastosowanie Terapii Gersona. Kiedy zaczęła, zaskoczyły ją silne reakcje ozdrowieńcze z nudnościami i wymiotami, ale przypomniała sobie, jak lekarze mówili jej, że ma wiele tkanek bliznowatych w jamie brzusznej, prawdopodobnie spowodowanych przez wcześniejsze wrzody. S. T. kontynuowała terapię przez dwa lata i deklarowała: „Nigdy więcej nawet kąsek niezdrowego jedzenia, którego nigdy nie powinnam jeść, nie dotknie moich ust". Kobieta wciąż ma się dobrze (ostatni kontakt w listopadzie 2006), zajmuje się opieką nad swoimi rodzicami i teściami mającymi ponad 90 lat, czasem także opiekuje się wnukami.

RAK PIERSI

W 1988 roku, K. B. zauważyła zaczerwienienie i opuchliznę w okolicach sutka. Jej lekarz w Modesto w stanie Kalifornia zrobił biopsję potwierdzającą, że jest to nowotwór złośliwy. Lekarz stwierdził także, że rak jest w takim stanie, iż operacja usunięcia piersi będzie jedynym dobrym rozwiązaniem. Kobieta odmówiła. Zasięgnęła opinii drugiego lekarza w Stanford, który potwierdził początkową diagnozę K. B., zalecał operację razem z chemioterapią i radioterapią. Ponownie odmówiła.

Odrzucając wszystkie rodzaje konwencjonalnego leczenia, K. B. rozpoczęła Terapię Gersona w domu, z początku jedząc tylko surową żywność i aplikując sześć lewatyw z kawy dziennie przez osiem miesięcy. Potem dodała do jadłospisu organiczne, gotowane warzywa. Po półtora roku rak ustąpił, ale ciągle miała tkanki bliznowate, które zdecydowała się usunąć. Biopsja potwierdziła, że tkanki te były „czyste". W jej sprawozdaniu medycznym napisano że pacjentka została „wyleczona dietą"[6]. K. B ma obecnie prawie 90 lat i co roku pojawia się na Konwencji Medycznej w Los Angeles!

---

6 Korespondencja osobista do Charlotte Gerson.

Ciągle pije soki, ale je „trochę mięsa". Przypadek ten jest bardzo znaczący, ponieważ pacjentka leczyła się sama w domu, bez pobytu w klinice Gersona, czy konsultacji z lekarzem praktykującym Terapię Gersona.

RAK PIERSI Z PRZERZUTAMI DO WĄTROBY

E. B. w 2002 roku, w wieku 43 lat, zgłosiła swojemu lekarzowi guz w piersi, wykonano biopsję potwierdzającą raka piersi. Nic z tym nie zrobiła. W styczniu 2004 roku zjawiła się w *Loma Linda University Medical Center*, gdzie zdiagnozowano raka piersi w czwartym stadium zaawansowania, z przerzutami do wątroby. Zgodnie z raportem medycznym, jej wątroba była „pokryta guzami i przestawała pracować; jej skóra i białka oczu był żółte"7.

Zaproponowano chemioterapię, na którą się zgodziła, nie wiedząc, że możliwe są inne metody leczenia. Jej onkolog stwierdził, że w tak zaawansowanym stanie nie może zagwarantować czy przeżyje dwa miesiące, ale ma nadzieję, że chemioterapia da jej dodatkowy rok życia. W tym momencie pacjentka zaczęła szukać innych rozwiązań i znalazła Terapię Gersona. W trakcie swoich poszukiwań dowiedziała się, że jej przypadek, rak piersi z przerzutami do wątroby, ma wskaźnik przeżycia dwóch lat mniejszy niż 1%, tak że jej jedyną nadzieją stała się jakaś alternatywna metoda.

Po dwóch latach na protokole Gersona, E. B. czuła się wystarczająco dobrze, żeby jeździć na nartach w Tulluride w stanie Kolorado, jednej z najbardziej stromych gór w USA. Teraz, po trzech latach, badana przez PET/CT (pozytonowa tomografia emisyjna) w sierpniu 2006 roku, ma w pełni sprawną wątrobę i nie ma nigdzie w ciele tkanek złośliwych ani przerzutów. E. B. cieszy się jazdą na nartach w zimie, latem jazdą na nartach wodnych, gra w golfa i jeździ na motocyklu, często podróżuje.

NAWRÓT RAKA PIERSI PO CHEMIOTERAPII I RADIOTERAPII

A. F. odkryła narośl na swojej piersi we wrześniu 1985 roku. Zrobiono biopsję łącznie z zabiegiem wycięcia guza, a następnie radioterapię i chemioterapię w *Virginia Mason Hospital* w Seattle, stan Waszyngton. Przed 1989 rokiem rak przerzucił się do gardła. Pacjentka miała kolejną operację, po której poddano ją kolejnym zabiegom radioterapii. Po pięciu miesiącach pojawiły się nowe przerzuty, tym razem już na całym ciele, po raz kolejny

---

7 Korespondencja osobista do Charlotte Gerson.

zaoferowano radioterapię. Z powodu bardzo silnego bólu po poprzednich naświetlaniach, A. F. odmówiła i przyjechała do kliniki w Meksyku, żeby poddać się Terapii Gersona. Niedługo potem zaczęła czuć się znacznie lepiej, a po mniej więcej roku lekarze stwierdzili, że nie ma już objawów raka.

Po siedmiu latach ustąpiła ostatecznie suchość w gardle, spowodowana dużymi dawkami promieniowania, a zdrowie kobiety było naprawdę wyśmienite. Kiedy poszła do swojego lekarza onkologa i powiedziała mu, że leczyła się Terapią Gersona, lekarz po prostu wyszedł ze swojego biura. A. F. żyje obecnie w dobrym zdrowiu i samopoczuciu.

CZERNIAK

M. H. w wieku lat 40 usłyszała diagnozę: czerniak pochwy. Potwierdziła to biopsja, po której pacjentkę operowano, po czym poddano 25 zabiegom radioterapii i czteromiesięcznej kuracji interferonem. Już podczas leczenia nowotwór przerzucił się do wątroby. Onkolodzy prognozowali, że przy zastosowaniu chemioterapii, może pożyć maksymalnie do dziewięciu miesięcy. Chociaż M. H była krańcowo wyczerpana i miała poważne bóle, nie zgodziła się na tę propozycję i w listopadzie 1996 roku zdecydowała się na Terapię Gersona, choć lekarze przestrzegali ją przed takim krokiem. We wrześniu 1997 roku tomografia wykazała, że M. H. była wolna od raka. Dziesięć lat później ciągle ma się dobrze i jest zdrowa.

W. E., urodzona w 1943 roku, jest pielęgniarką. W 1996 wykryła duży, rosnący pieprzyk na ramieniu. Chirurg, który go wycinał poinformował ją, że musiał wycinać bardzo głęboko, by uzyskać czyste obrzeże rany. Postawiono diagnozę czerniaka czwartego stopnia. Stan pacjentki pogarszał się, a kilka miesięcy później, w 1997 roku, na *University of California* w Los Angeles, znaleziono kolejne pieprzyki na biodrze i dużego guza w wątrobie; zrobiono biopsję i potwierdzono, że są to czerniaki. Lekarz poradził W. E., żeby poukładała swoje sprawy, bo nie ma już zbyt wiele życia przed sobą. W. E. rozpoczęła Terapię Gersona w czerwcu 1997 roku, wyleczyła się całkowicie, pozostaje przy życiu i w dobrej kondycji (ostatni kontakt w 2006 roku).

NAWRÓT CZERNIAKA

N. P. miał 5 milimetrowy pieprzyk na plecach, który zaczął krwawić w październiku 1990 roku. Skontaktował się ze specjalistą w dziedzinie raka skóry, drem Richardem Ferderspielem, który zapewniał, że nie jest to czerniak. Jednakże biopsja pokazała, że się mylił i 30-tego października, w *Berrien General Hospital* w Michigan, usunięto choremu spory płat skóry z pleców.

Sześć miesięcy później, w kwietniu 1991 roku, wykryto znaczne powiększenie węzła chłonnego pod prawą pachą mężczyzny. Po biopsji okazało się, że jest to przerzut czerniaka. Onkolog w *Borgess Madical Center of Kalamazoo* w Michigan powiedział N. P.: „Leczyłem wiele podobnych przypadków i straciłem wszystkich tych pacjentów"[8]. Zaproponował eksperymentalne leczenie, które mogłoby, być może, przedłużyć rokowania z sześciu miesięcy do dziewięciu. N. P. odmówił.

W międzyczasie dostał wiadomość od wdowy po swoim znajomym rówieśniku z przerzutami czerniaka złośliwego, który leczony był wszelkimi możliwymi konwencjonalnymi sposobami i zmarł pięć miesięcy wcześniej. To przekonało N.P. do wyjazdu do kliniki Gersona w Meksyku, gdzie zjawił się, wraz ze swoja żoną, w maju 1991 roku. W tym samym czasie pojawił się kolejny guz, ale zniknął po sześciu miesiącach. Po zakończeniu kuracji, N. P. w wieku 67 lat był w znakomitym zdrowiu biorąc regularnie udział w Olimpiadzie Seniorów w Michigan, zdobywając raz złoty i dwa razy srebrny medal w chodzie.

W międzyczasie odpuścił nieco dietę Gersona, w końcu poddając się całkowicie i przechodząc na konwencjonalne jedzenie, kiedy wyjechał do Afryki Południowej. W 1994 roku, kolejny węzeł chłonny musiał zostać usunięty – okazało się, że to czerniak. N. P. natychmiast wrócił do ścisłego, intensywnego protokołu Gersona i po raz kolejny całkowicie wyzdrowiał. Obecnie ma się dobrze i prowadzi aktywne życie.

RAK JELITA GRUBEGO Z PRZERZUTAMI DO WĄTROBY

C. T. miał 58 lat, kiedy zauważył oznaki krwawienia z odbytu. Leczenie, które mu zalecono na podejrzewane hemoroidy, okazało się nieskuteczne, został więc wysłany do *Shand Hospital* w Gainesville w stanie Floryda, żeby przeprowadzić kompleksowe badania i postawić diagnozę. W rezultacie zdiagnozowano nowotwór złośliwy jelita grubego z przerzutami w całym ciele. Lekarze w szpitalu oznajmili choremu, że z uwagi na stopień zaawansowania choroby i przerzuty, chemioterapia jest bezużyteczna, a pacjent ma przed sobą trzy do sześciu miesięcy życia. C. T. rozpoczął Terapię Gersona,

---

8 Note 6, supra.

nie stosował w tym czasie żadnych innych kuracji, a po dwóch latach był całkowicie zdrowy. 25 lat później, w wieku lat 81, pozostaje wciąż w dobrym zdrowiu i wiedzie aktywne życie.

W 1992 roku Y. H., profesor medycyny z Japonii, zaczął mieć problemy z oddawaniem stolca. Po badaniach, zabiegu chirurgicznym połączonym z biopsją wątroby, okazało się, że jest to rak jelita grubego z przerzutami do wątroby. Profesor Y. H. zgodził się na cztery łagodne sesje chemioterapii, ale spowodowały one jedynie powiększenie guza. Wtedy pacjent odmówił dalszych zabiegów i rozpoczął Terapię Gersona, podążając za wskazówkami zawartymi w książce dra Gersona. Czternaście lat później jest człowiekiem w pełni zdrowym, ze zdrową wątrobą, leczącym skutecznie tą samą metodą wielu pacjentów. Opisał swoje doświadczenia w książce (dostępna tylko w języku japońskim) i przeszkolił kilku kolegów po fachu w prowadzeniu Terapii Gersona. Na dzień dzisiejszy leczy jednocześnie, przy zastosowaniu metody Gersona, do 500 przypadków nowotworów złośliwych, które odpowiadają pozytywnie na protokół terapii.

RAK TRZUSTKI

L. K. odwiedził lekarza, ponieważ źle się czuł, a doktor zapisał mu lekarstwa, żeby zmniejszyć wydzielanie kwasów żołądkowych. Niestety, lekarstwo to wywołało silny ból i inne dolegliwości. W listopadzie 1994 roku zrobiono mu tomografię komputerową, która wykazała „nietypową, nieregularną narośl na głowie trzustki, przylegającą do tętnicy i żyły krezkowej górnej". Lekarz powiedział: „Ma pan raka trzustki i operacja nie jest możliwa, a ani chemioterapia, ani radioterapia nie zadziała w pańskim przypadku"[9].

Po rozmowie z pacjentami wyleczonymi Terapią Gersona, bez szans na leczenie konwencjonalnymi metodami, L. K. przyjechał do kliniki w Meksyku. Po 20 miesiącach ścisłej terapii kolejna tomografia wykazała, że nie ma już oznak choroby i wszystko jest w normie. L. K. podkreślał jeszcze, że trapiące go od wielu lat regularne, silne migreny ustąpiły prawie natychmiast po rozpoczęciu leczenia. Po dziesięciu latach wciąż cieszy się dobrą kondycją i zdrowiem, prowadzi aktywne życie.

Kiedy straciła 13 kg wagi, w styczniu 1986 roku, P. A. została wysłana do szpitala w Viktorii w Kanadzie, żeby wykonać tomografię komputerową, której wyniki zostały następnie potwierdzone przez biopsję. Postawiono diagnozę raka trzustki. Lekarze specjaliści polecili jej uporządkować swoje sprawy osobiste, ponieważ guz był nieoperacyjny z przerzutami do wątroby,

---
9 Ibid.

pęcherzyka żółciowego i śledziony. Do tego czasu kobieta straciła już 20 kg i wymiotowała krwią. Nie mając żadnej innej alternatywy, zdecydowała się na Terapię Gersona, słysząc historię mężczyzny z sąsiedztwa, który podobno wyleczył w ten sposób nowotwór trzustki.

W marcu 1986 roku zjawiła się w klinice Gersona w Meksyku i rozpoczęła intensywną kurację. W grudniu tego samego roku, 11 miesięcy później, rak był „pokonany" – zgodnie ze słowami jej lekarza. W lutym 1990 roku lekarz rodzinny stwierdził: „W tym momencie nie ma oznak nawrotu, a wszelkie symptomy nowotworu z roku 1985 zniknęły"[10]. A. P. żyje ciesząc się dobrym zdrowiem, wiodąc aktywne życie, 20 lat po zdiagnozowaniu śmiertelnej, „nieuleczalnej" choroby.

RAK PROSTATY

P. S. miał 69 lat w 1991 roku, kiedy zdiagnozowaniu u niego raka prostaty. Zrobiono kilka biopsji, z których trzy wykazały obecność złośliwych komórek, podczas gdy kolejne trzy nie. Jego PSA (antygen gruczołu krokowego) miał stężenie 6 ng/ml – jeszcze nie bardzo podwyższone, ale powyżej normy.

P. S. rozpoczął leczenie w klinice Gersona w 1991 roku i – jak to często obserwujemy na początku – jego PSA wzrosło, dochodząc do 14 ng/ml pod koniec trzeciego miesiąca leczenia. Pacjent był zaniepokojony tym faktem, ale wytrwał w leczeniu. Po 18 miesiącach jego PSA zmniejszyło się do 0,3 ng/ml. Obecnie, w wieku ponad osiemdziesięciu lat, P. S. jest w świetnym zdrowiu, co pokazują jego coroczne badania. Jego gruczoł krokowy jest normalny, a PSA wynosi 2,1 (ostatnie dane z października 2006).

RAK PROSTATY I KOŚCI / RAK PŁUC

E. T. pochodzący z Cairo w stanie Illinois jest najbardziej niezwykłym przypadkiem wyleczenia w historii. E. T. porzucił szkołę po sześciu latach nauki i nie kontynuował dalszej edukacji. Całe życie spędził pracując na złomowisku samochodowym, sortując różne rodzaje metali. W 1966 roku, kiedy miał 69 lat, lekarz polecił mu, aby szybko załatwił wszystkie swoje sprawy, ponieważ umiera na raka prostaty z rozległymi przerzutami do kości i ogromnym guzem w pachwinie. Był leczony hormonami, ale lekarz szybko zdał sobie sprawę, że ta kuracja nic nie daje i nic więcej nie może dla chorego zrobić.

---
10 Ibid.

Kiedy oznajmił to pacjentowi, co w praktyce było równoznaczne z wyrokiem śmierci, E. T przypomniał sobie, że czytał coś na temat Terapii Gersona. Skontaktował się z najstarszą córką dra Gersona prosząc o pomoc. Odesłała go do książki ojca, *A Cancer Therapy: Results of Fifty Cases*[11], ale po krótkiej chwili E. P. znów zadzwonił mówiąc, że nie rozumie tej książki. Kazała mu więc po prostu trzymać się planu ze strony 235.

E. T. posłuchał jej rady ale, ponieważ kilka lat wcześniej stracił żonę, doszedł do wniosku, że wykonywanie terapii samemu w domu było „najtrudniejszą rzeczą, jaką kiedykolwiek robił". Pewnego dnia, opierając się o oparcie krzesła, złamał żebro nadwątlone przez przerzuty. Odczuwał silny ból i pokusę, żeby po prostu zostać w łóżku i odpoczywać. Jednak zmuszał się do wstawania, przygotowania jedzenia i soków, ponieważ zdawał sobie sprawę, że bez tego by umarł. Bóle wkrótce ustąpiły. Po miesiącu lekarz nie mógł już wyczuć dużego guza wykrytego wcześniej w pachwinie. W niedługim czasie E. T. czuł się znacznie lepiej i miał dużo więcej energii.

Pewnego dnia zadzwonił jego przyjaciel z Kentucky, lekarz medycyny komplementarnej, dr G. D., który powiedział mu, że sam umiera na raka płuc, który przerzucił się już na oba płuca. Poprosił E. T. o przyjazd i pomoc. E. T. pojechał do domu G. D. i przygotował dla niego Terapię Gersona. Co zdumiewające, obaj śmiertelnie chorzy pacjenci wyzdrowieli. Piętnaście lat później, w roku 1981, obaj żyli i cieszyli się dobrym zdrowiem. E. T. przeżył 84 lata. G. D., dużo młodszy, żył znacznie dłużej. Ostatecznie jego syn powiadomił nas, że ojciec zmarł.

NOWOTWÓR OŚRODKOWEGO UKŁADU NERWOWEGO

W 1987 roku, na tydzień przed swoimi 10-tymi urodzinami, mieszkająca w North Liberty w stanie Indiana N. K. rozchorowała się, skarżąc się na bóle głowy połączone z wymiotami. Tomografia wykazała guza mózgu i pacjentka została przewieziona do *Riley Children's Hospital* w Indianapolis na operację. Chirurg usunął wszystko co mógł, ale część guzów znajdowała się zbyt blisko dużych naczyń krwionośnych i nie mógł ich wyciąć.

N. K. miała co roku robione badania kontrolne. Kiedy skończyła 13 lat, rezonans magnetyczny wykazał nawrót. Lekarz powiedział, że na tak wczesnym etapie nie można jeszcze operować, ale matka dziewczynki nie była w stanie siedzieć spokojnie obok jej łóżka i czekać aż guz urośnie. Dowiedziała się o Terapii Gersona i w 1990 roku przyjechała z córką do kliniki

---
11 Note 4 (Gerson), supra.

Gersona w Meksyku. Z powodu wymagań terapii – cogodzinnych świeżych soków – N. K. nie mogła chodzić do szkoły, więc matka uczyła ją w domu, a podczas lewatyw dziewczynka dużo czytała. Zaczęła od dzieł klasycznych, później studiowała matematykę i ostatecznie filozofię. W międzyczasie zdała *Scholastic Aptitude Test* z wyśmienitym wynikiem – nie tylko pozbyła się guzów, ale jeszcze dostała maksymalną liczbę punktów na egzaminie.

Kiedy jej lekarz wykonał badanie rentgenowskie, nie mógł zrozumieć, jak to się stało, że N. K. nie ma guzów, które przecież zostawił nie mogąc ich usunąć podczas operacji. Jej zdolności ruchowe zostały również przywrócone, do tego stopnia, że zaczęła grać na wiolonczeli. W czasie ostatniego z nami kontaktu N. K. miała się dobrze i była zdrowa; w wieku 26 wyszła za mąż i założyła rodzinę. Skończyła studia z chlubną oceną magna cum laude.

UZALEŻNIENIE OD NIKOTYNY

A. C. zaczęła palić, gdy miała 17 lat. Wyglądała zaledwie na 15 lat i uważała, że palenie doda jej powagi. Na początku nie cierpiała zapachu i smaku papierosów, jednak z czasem się przyzwyczaiła i 35 lat później, kiedy zdiagnozowano u niej czerniaka złośliwego, wciąż paliła.

Kiedy dowiedziała się o Terapii Gersona i zdecydowała na przyjazd do kliniki w Meksyku, jej głównym zmartwieniem było to, że będzie musiała obejść się bez papierosów, kiedy się tam znajdzie. Zaznaczono jej jasno, że jeżeli spróbuje zapalić choćby jednego papierosa, będzie niezwłocznie odesłana z powrotem do domu. A. C. była mocno zaniepokojona, pamiętając wszystkie swoje niezliczone, nieudane próby rzucenia palenia.

Od chwili, gdy pojawiła się w szpitalu, była nieustannie zajęta pełnym, intensywnym programem kuracji – soki, lewatywy, posiłki, szkolenia i spotkania z innymi pacjentami – co zajmowało każdą wolną minutę. Wszystko to tak bardzo ją angażowało, że potrzeba było prawie dwóch pełnych dni, zanim A. D. zorientowała się, że od przyjazdu nie wypaliła ani jednego papierosa; co więcej, nie brakowało jej tego. Prawdziwy szok nastąpił kilka godzin później, kiedy poza bramami kliniki spotkała się z odwiedzającym, który palił. Ku jej niekłamanemu zdumieniu, zapach dymu tytoniowego był dla niej odrażający i szybko opuściła palącego gościa. Nie miała typowych objawów wychodzenia z nałogu tytoniowego, jednak dobrych kilka tygodni zabrało oczyszczenie organizmu z bardzo nieprzyjemnych, zgromadzonych przez lata produktów ubocznych palenia, które ulatniały się przez skórę i włosy. Nigdy już nie wróciła do nałogu i – nawiasem mówiąc – wyleczyła się też z czerniaka.

RAK PRZEŁYKU

Ważne jest, aby pamiętać, że oprócz najbardziej pospolitych nowotworów złośliwych – raka piersi, prostaty i jelita grubego, które bardzo dobrze poddają się leczeniu Terapią Gersona – ta sama kuracja jest równie skuteczna w leczeniu rzadkich rodzajów raka. Żeby to zilustrować, prezentujemy historię K. G.

Mężczyzna ten, urodzony w 1952 roku, mieszkał w Arizonie i zajmował się wypychaniem zwierząt. Bardzo dbał o zdrowie i prowadził odpowiedni tryb życia: nie palił, nie stosował narkotyków i tylko przy wyjątkowych okazjach pozwalał sobie na lampkę wina – ale, jak sam mówił, jego jadłospis składał się wyłącznie z niezdrowego, przetworzonego jedzenia. Jeżeli zjadł kanapkę z pełnoziarnistego chleba, uważał, że jest to zastrzyk zdrowia: nie dotykał sałaty, którą odrzucał jako zieleninę stosowną raczej dla królika. Jego roczne spożycie owoców składało się z mniej więcej czterech jabłek i dwóch do czterech pomarańczy. Co gorsza, nie zdawał sobie sprawy ze szkodliwości materiałów, których używał każdego dnia do wypychania upolowanych zwierząt, takich jak aldehyd mrówkowy, farba, rozcieńczalnik, włókno szklane, pianka poliuretanowa.

Powoli, w przeciągu lat, zaczynało mu doskwierać pewne podrażnienie w gardle. W najgorszym stadium miał kłopoty z przełykaniem i ciężko mu się oddychało. W wieku 37 lat zgłosił się do lekarza, po badaniach okazało się, że to rak przełyku. K. G. był niechętny propozycji leczenia zaoferowanej przez lekarza, tym bardziej, że świadom był bardzo małego wskaźnika wyleczalności w przypadkach podobnych do jego, zaczął więc poszukiwać alternatywnych metod i tak trafił na Terapię Gersona.

Rozpoczął ją i teraz przyznaje, że na początku stoczył prawdziwą walkę z samym sobą, żeby przełamać awersję do lewatyw, ale jak sam mówi: „kiedy spróbowałem pierwszej, poczułem różnicę i zdałem sobie sprawę z tego, jak bardzo ważne są lewatywy". Pacjent miał bardzo długie kryzysy ozdrowieńcze i świadomość „guza gnijącego w moim gardle, wydzielającego straszny odór"[12]. Po mniej więcej dwóch i pół miesiąca K. G. poczuł resztki guza schodzące z przełyku na dół, do żołądka. To spowodowało, że przez kilka dni był bardzo chory, ale ostatecznie pozbył się wszystkich toksyn i wyzdrowiał całkowicie. Wrócił do swojej pracy, ale był już bardzo ostrożny w obchodzeniu się z wszystkimi toksynami, z jakimi miał do czynienia, pozostając w dobrym zdrowiu około 15 lat po zakończeniu kuracji.

---

12 *Gerson Healing Newsletter* 13 (2) (marzec/kwiecień 1998): 5-6.

WYZDROWIENIE CAŁEJ RODZINY: RAK PIERSI, RAK PROSTATY I ZAPALENIE OPŁUCNEJ

Ta historia dobrze obrazuje skuteczność programu Gersona w leczeniu różnych chorób przez członków tej samej rodziny.

Jako pierwszą poznaliśmy matkę, której badanie mammograficzne wykazało podejrzane zmiany w wieku 53 lat. Chirurg usunął dwa guzy z jej piersi; okazało się, że były złośliwe. Zasugerował, żeby S. H. poddała się operacji usunięcia piersi i prawdopodobnie radioterapii, ale przyznawał, że później może mieć ciągłe zapalenia płuc oraz osłabione i zniszczone kości. Pacjentka zgodziła się na to radykalne rozwiązanie, ale w międzyczasie dowiedziała się o Terapii Gersona i na dzień przed planowanym zabiegiem przyjechała do kliniki w Meksyku. Zaczęła terapię w lutym 1995 roku, nie była leczona w żaden inny sposób, całkowicie się wyleczyła i pozostaje w dobrym zdrowiu do dzisiaj.

T. H., córka S. H., cierpiała na zapalenie opłucnej od trzeciego roku życia. Jej stan się pogarszał i przed ukończeniem 37 roku życia, jako matka dwojga dzieci, była już poważnie chora: ledwie mogła oddychać, nie była w stanie leżeć, siedzieć czy spać, nawet w łóżku szpitalnym. W tym czasie jej matka była w 14 miesiącu Terapii Gersona. Przyleciała z Kalifornii do domu córki w Wyoming, z jedną walizką pełną organicznych warzyw i owoców, a drugą ubrań.

S. H. mówi, że już po wypiciu pierwszej szklanki soku jej córka poczuła się lepiej. Istotnie, stan T. szybko się poprawiał i po trzech tygodniach mogła chodzić, spać i kontynuować kurację, do czasu, aż ostatecznie się wyleczyła, po raz pierwszy w całym swoim życiu, z długotrwałego zapalenia opłucnej. Obecnie ma się dobrze i zdobywa kwalifikacje masażystki.

Kilka lat po wyzdrowieniu matki i córki, okazało się, że ich mąż i ojciec, C. H., miał PSA w okolicach 14 do 16 (norma wynosi 1 lub poniżej). Biopsja wykonana w lipcu 2006 roku wykazała że C. H. ma raka prostaty. Było to warte odnotowania, gdyż C. od wielu lat jadł te same produkty, którymi wyleczyła się żona. Jednak nasłuchał się sporo o soi i jej dużej zawartości protein, więc myśląc, że potrzebuje dużo protein, dodawał do jadłospisu spore ilości soi. Dodawał także duże ilości „aminos", które są bogate w sód, a poza tym otrzymywane są z soi. Kiedy przestał przyjmować soję i „aminos" rozpoczął Terapię Gersona, również wyzdrowiał i przez lata pozostał w dobrym zdrowiu, prowadząc aktywny tryb życia.

NOWOTWÓR KOŚCI – MIĘSAK EWINGA

W czerwcu 1993 roku, T. I., ośmioletni chłopczyk, został przywieziony z Węgier do kliniki Gersona w Meksyku. W marcu 1992 zdiagnozowano u niego mięsaka Ewinga, rodzaj pierwotnego, złośliwego nowotworu kości, w stadium, które dawało bardzo złe rokowania. Na Węgrzech leczony był chemioterapią, ale nowotwór przerzucił się z miednicy do tkanek miękkich jamy brzusznej. Pojawił się w klinice blady, wychudzony, bez włosów. Znalazł się w nieznanej okolicy i nie znał angielskiego, ale poza tym chłopiec był bardzo oddanym i zdyscyplinowanym pacjentem, zjadał niezwykłe dla siebie wegetariańskie jedzenie i wypijał soki bez żadnych obiekcji.

Po powrocie na Węgry jego matka informowała nas, że po trzech miesiącach kuracji jego guzy zniknęły. Po dwóch latach przysłała nam kilka zdjęć T. I. przedstawiających silnego, dobrze zbudowanego, zdrowo wyglądającego dziesięciolatka.

Jego dramatyczny powrót do zdrowia był znaczący jeszcze z jednego powodu. Przed wyjazdem do Meksyku leczony był chemioterapią wraz z grupą dzieci cierpiących na tę samą chorobę, leczonych tą samą chemioterapią i w tym samym szpitalu. Podczas, gdy T. I. przeżył, wyzdrowiał i miał się dobrze, pozostała szóstka dzieci zmarła. Ostatni sygnał od niego mieliśmy w 2006 roku, kiedy to jego matka pisała, że T. I. jest już dwudziestoletnim młodzieńcem, zdrowym i pełnym energii.

ROZDZIAŁ XXVIII

Przepisy kulinarne

Ostatni, ale nie najmniej ważny rozdział, jest skarbnicą przepisów kulinarnych zapewniających urozmaicenie, przyjemność i odżywczość diety Gersona. Jednakże jest kilka podstawowych zasad, które trzeba zapamiętać:
- Przeczytaj i naucz się na pamięć podstawowych zasad przygotowywania posiłków opisanych w Rozdziale 12.
- Jeżeli jesteś pacjentem Gersona rozpoczynającym właśnie kurację, musisz ograniczyć swój jadłospis do podstawowych przepisów zawartych w tym rozdziale przez pierwsze trzy miesiące i nie jeść produktów mlecznych przez pierwsze sześć do dziesięciu tygodni.
- Po trzech miesiącach możesz wprowadzić pewne urozmaicenia, dodając sałatki, sosy i dania wegetariańskie.
- Zupa Hipokratesa i pieczone ziemniaki są zasadniczą częścią tej uzdrawiającej diety i nie mogą być pomijane.

Jeżeli nie jesteś chory, ale chcesz poprawić stan swojego zdrowia i samopoczucia poprzez zmianę na stylu życia przechodząc na dietę Gersona, możesz oczywiście korzystać z wszystkich przepisów. Proszę, używaj niskich temperatur do gotowania oraz nie używaj lub używaj minimalnych ilości wody, co zostało dokładniej opisane w Rozdziale 12, aby ocalić drogocenne składniki odżywcze.

UWAGI OGÓLNE

Chleb

Nie znajdziesz w tym rozdziale przepisów na wypiek chleba ani innego pieczywa. Jedyny dopuszczalny chleb – niesolony, żytni, w 100% organiczny – jest dostępny w dobrych sklepach ze zdrową żywnością (w Polsce trudno znaleźć – przyp. tłum.), więc nie ma sensu piec go w domu. Pacjenci mogą jeść dwie niewielkie kromki chleba dziennie, ale dopiero po zjedzeniu pełnego posiłku Gersona, składającego się z sałatki, zupy, ziemniaków z warzywami i owoców. Chleb nie może zastępować żadnego z wymienionych produktów.

Jogurt

Jogurt, wtedy gdy jest już dozwolony, musi być organiczny i odtłuszczony (lub z bardzo niewielką ilością tłuszczu). Kilka z przepisów odnosi się do „zagęszczonego jogurtu". Żeby go uzyskać, włóż zwykły jogurt do złożonej na kilka warstw muślinowej tkaniny, zawieś nad zlewem lub miską i zostaw na noc, żeby się odsączył.

Słodziki

Jedynymi dozwolonymi słodzikami są:
- Brązowy, organiczny cukier, który dostępny jest powszechnie w sklepach ze zdrową żywnością, poczynając od lekko beżowego aż do ciemno brązowego.
- Organicznie czysty miód.
- Organiczny syrop klonowy.
- Niesiarkowana melasa.
- Cukier trzcinowy nierafinowany Rapadura.

W przepisach wszystkie te składniki określaną są mianem „cukru" lub „miodu".

Mycie warzyw i owoców

Wszystkie warzywa i owoce muszą być umyte przed jedzeniem. Jeżeli woda z której korzystasz nie jest fluorowana, możesz używać przefiltrowanej wody (najlepiej przez filtry z odwróconą osmozą) zarówno do mycia jak i gotowania. Jeżeli twoja woda jest fluorowana, możesz używać jedynie wody destylowanej do gotowania i ostatniego płukania warzyw i owoców (zobacz: Rozdział 9 i Rozdział 5).

Pieczenie

Przed pieczeniem należy zawsze nagrzać piekarnik.

Czas gotowania/Porcje

Jeżeli nie jest podany czas gotowania lub liczba osób dla jakich przygotowywany jest posiłek, wynika to z różnych gabarytów produktów. Dla przykładu, jeżeli używamy dużych ziemniaków to ich upieczenie zabiera znacznie więcej czasu, niż małych. Podobnie, jeden lub dwa duże ziemniaki stanowią taką samą porcję jak kilka małych.

Zupa Hipokratesa

„Zupa Hipokratesa" lub „specjalna zupa" oznacza tę samą, podstawową zupę w diecie Gersona. W niektórych przepisach określana jest także jako bulion. Szczegółowy opis znajdziesz w Rozdziale 12.

PRZEPISY

Dipy

Dip marchewkowo-koperkowy

Czas przygotowania: 15 min; Czas gotowania: 30 minut; Porcje: 4 – 8

Składniki: ½ kg marchewki, oczyszczonej, niedobranej, 4 łyżki zagęszczonego jogurtu, 2 łyżki posiekanego świeżego kopru (mogą być w zamian 2 łyżki suszonego kopru), 2 łyżeczka oleju lnianego, sok z jednej małej cytryny

Poddusić marchewkę żeby zmiękła. Odcedzić i zostawić do wystygnięcia. Przepuścić przez rozdrabniacz do warzyw. Dobrze wymieszać z jogurtem, koprem, olejem lnianym i sokiem z cytryny. Trzymać w lodówce. Podawać z sałatkami, jako sos do marchewki, cukinii, papryki. Smakuje również wyśmienicie z chlebem

Dip z pomarańczowej (lub czerwonej) papryki

Czas przygotowania: 15 minut; Porcje: 6

Składniki: 2 pomarańczowe (lub czerwone) papryki, 280 g jogurtu, ½ łyżeczki organicznego przecieru pomidorowego

Wydrążyć i pokroić w kostkę jedną paprykę, wymieszać z jogurtem i przecierem pomidorowym. Przekroić pozostałą paprykę wzdłużnie na połowę i usunąć nasiona. Włożyć wcześniej przygotowaną mieszankę w każdą z połówek. Podawać z tartą marchewką, cukinią lub selerem.

PRZYSTAWKI

Przystawka z korzenia selera w sosie remoulade

Czas przygotowania: 10 minut; Porcje: 2 – 4

Składniki: Starty korzeń selera, czerwona cykoria (sałatowa), 2 – 3 rodzaje liści sałaty (masłowa lub siewna), posiekana zielona cebulka (lub szczypiorek), pietruszka (lub estragon)

Dressing: Ocet winny, woda, miód, jogurt

Wymieszać składniki dressingu. Zatrzeć korzeń selera i dodać dressing. Rozłożyć liście sałaty na talerzu i położyć na nich seler. Posypać posiekaną zieloną cebulką (lub szczypiorkiem) oraz posiekaną pietruszką (lub estragonem).

Przystawka z bakłażanu

Czas przygotowania: 15 minut; Czas gotowania: 50 minut; Porcje: 2

Składniki: 1 bakłażan, 1 mała posiekana cebula, ½ łyżki organicznego przecieru pomidorowego, posiekana pietruszka (lub kolendra), ćwiartki cytryny, jogurt

Nakłuć skórkę bakłażanu na całej powierzchni warzywa. Włożyć do piekarnika bezpośrednio na ruszt (lub użyć małej formy do pieczenia) i piec w temperaturze 190°C przez około 40 minut na górze piekarnika, obracając po 20 minutach. Wyjąć z piekarnika i ostudzić. Kiedy ostygnie, usunąć łodygę i skórę, posiekać środek, żeby otrzymać puree. Podgrzać trochę wody w małym garnku i poddusić posiekaną cebule na małym ogniu przez 10 minut lub aż zmięknie. Dodać przecier pomidorowy, puree z bakłażanu i wymieszać. Gotować przez kolejne 2 minuty na mocnym ogniu, żeby usunąć nadmiary wody. Odstawić i całkowicie wystudzić. Posiekać trochę pietruszki (lub estragonu) i dodać do puree. Podawać ułożone na liściach sałaty. Ozdobić kawałkami cytryny i jogurtem.

Przystawka z grejpfruta

Czas przygotowania: 15 minut; Porcje: 1 – 2

Składniki: 1 różowy grejpfrut, posiekany seler, 1 czerwona wydrylowana papryka, czerwona cykoria (lub liście czerwonej sałaty), tarty chrzan

Przekroić grejpfruta na połowę. Wycisnąć jedną połowę i podzielić na kawałki drugą. Posiekać seler i wydrylować paprykę. Wyłożyć talerz cykorią lub sałatą. Wymieszać kawałki grejpfruta, seler, paprykę i położyć na talerzu. Przygotować dressing z soku grejpfrutowego zmieszanego z odrobiną startego chrzanu (lub posiekanej mięty).

Opcjonalnie: Położyć kawałki grejpfruta na cykorii i rukwi. Przygotować dressing z jogurtu i odrobiny soku grejpfrutowego. Dobrze wymieszać i od razu podawać.

Przystawka ze słonecznika bulwiastego

Czas przygotowania: 20 minut; Czas gotowania: 40 minut; Porcje: 2

Składniki: 0,5 kg bulw słonecznika bulwiastego, 1 łyżeczka jogurtu, 1 – 2 łyżki soku z cytryny, posiekana pietruszka, olej lniany

Oczyścić bulwy słonecznika. Włożyć do piekarnika w naczyniu do zapiekania i zapiekać przez 25 minut w temperaturze 200°C (dobrym pomysłem jest przygotowywanie ich razem z pieczonymi ziemniakami). Pozostawić do wystygnięcia i usunąć skórkę. Rozetrzeć za pomocą elektrycznego blendera lub ręcznego przecieraka, aż do uzyskania kremowej konsystencji. Dodać jogurt, sok z cytryny, posiekaną pietruszkę i olej lniany, wszystko razem ubić. Podawać jako przystawkę lub przekąskę z tostami, można udekorować sałatą i koktajlowymi pomidorami.

Przystawka z melona i mango

Czas przygotowania: 15 minut; Porcje: 2 – 4

Składniki: Plasterki melona miodowego i/lub kantalupa, plasterki mango

Dressing: ½ łyżki miodu, 1 łyżka oleju lnianego, 2 łyżki soku z limonki lub cytryny, liście mięty

Przekroić melona na połowę i usunąć skórkę. Pokroić melona na plasterki i ułożyć w ozdobny kształt na płaskim talerzu. Przekroić mango wzdłużnie, obrać ze skórki wraz z miąższem dookoła pestki. Pokroić miąższ mango na plasterki i ułożyć pomiędzy plasterkami melona na talerzu. Polać sosem.

Przystawka z limonki i papai

Czas przygotowania: 15 minut; Porcje: 2

Składniki: 2 papaje, 2 łyżki miodu, sok z 1 limonki, 1 limonka pokrojona w plastry do dekoracji

Obrać papaję ze skórki i usunąć pestki. Pokroić w plastry lub kostkę. Wymieszać miód z sokiem z limonki i polać plastry papai. Delikatnie potrząsnąć kilka razy i schłodzić w lodówce. Podawać schłodzone i udekorowane cienkimi plastrami limonki.

Przystawka z cukinii

Czas przygotowania: 10 minut; Czas gotowania: 5 minut; Porcje: 2 – 4

Składniki: 8 średnich cukinii, 1 duża posiekana cebula, 1 zielona posiekana papryka, 3 posiekane pomidory, 1 łyżka posiekanej pietruszki, 1 rozgnieciony ząbek czosnku, liście sałaty, 4 – 6 łyżek dressingu

Dressing: 6 łyżek jabłkowego octu winnego (lub soku z cytryny), 4 łyżki wody, zioła, olej lniany

Podgotować cukinie w całości (około 5 minut na małym ogniu). Obciąć oba końce i przekroić wzdłużnie na połowę. Wydrążyć nasiona i posiekać. Wlać trochę sosu do wydrążonej cukinii i dodać odrobinę posiekanej cebuli. Zostawić na chwilę i przygotować farsz. Pozostałą cebulę wymieszać z posiekaną papryką, pietruszką i czosnkiem, całość wymieszać z posiekanym środkiem z cukinii. Na koniec wymieszać z pozostałym dressingiem i całość włożyć do wydrążonych cukinii. Podawać na liściu sałaty.

Przystawka z jogurtu i moreli.

Czas mrożenia: 2 – 3 godziny; Czas przygotowania: 15 minut; Czas gotowania: 40 minut; Porcje: 2 – 4

Składniki: 230 g wypestkowanych moreli, 0,6 litra wody, 280 ml jogurtu, 2 łyżki miodu

Włożyć morele do rondla, dodać trochę wody i zagotować. Przykryć i gotować 30 – 40 minut lub aż owoce zmiękną. Dodać pozostałą wodę uzupełniając do 500 ml, pozostawić do wystygnięcia. Włożyć do blendera i zmiksować. Dodać jogurt i miód, ale nie miksować. Przelać do pojemnika i zamrozić. Jeść zaraz po wyjęciu z lodówki podając po jednej lub dwie gałki w pucharze lodowym.

DRESSINGI

Sos z bakłażanu i cytryny

Czas przygotowania: 10 minut; Czas gotowania: 1 godzina; Porcje: 3 – 4

Składniki: 1 duży bakłażan, 1 lub 2 ząbki czosnku, 2 łyżki soku z cytryny, 1 łyżka posiekanej pietruszki

Piec bakłażan w piekarniku przez godzinę w temperaturze 180 – 200°C. Kiedy wystygnie, obrać ze skóry, odcisnąć nadmiary soku i delikatnie wygnieść. Wymieszać i zmiksować dobrze z czosnkiem, dodać sok z cytryny i pietruszkę. Dobrze smakuje z surowymi warzywami, jako przekąska lub sos.

Opcjonalnie: Wymieszać z jogurtem

Podstawowy sos do sałatek

Czas przygotowania: 7 minut; Porcje: 2

Składniki: 2 łyżki soku z cytryny (lub winnego octu jabłkowego), 2 łyżki wody, szczypta cukru (opcjonalnie)

Wymieszać razem w pojemniku z wybranymi z następujących dodatków: estragon, posiekana szalotka lub zielona cebulka, 2 obrane i rozgniecione ząbki czosnku, świeży liść laurowy, pałczatka cytrynowa.

Sos do warzyw

Czas przygotowania: 5 minut; Porcje: 2

Składniki: 2 łyżki soku z cytryny (lub jabłkowego octu winnego), 2 łyżki wody, szczypta cukru (opcjonalnie), jogurt

Wymieszać sok z cytryny (lub ocet jabłkowy), wodę i cukier (opcjonalnie). Całość wymieszać z jogurtem i dobrze ubić.

Sos z oleju lnianego i soku z cytryny

Czas przygotowania: 5 minut; Porcje: 2

Składniki: 1 łyżka oleju lnianego, ½ łyżki soku z cytryny (używać proporcji 2/3 oleju do 1/3 soku z cytryny), czosnek, świeże zioła, odrobina soku z pomarańczy

Wymieszać wszystkie składniki w dzbanku i energicznie potrząsnąć. Polewać sałatki i od razu podawać.

Sos z czosnku i zielonej cebuli

Czas przygotowania: 5 minut; Porcje: 1

Składniki: 1 łyżka oleju lnianego, ½ łyżki soku z cytryny (lub jabłkowego octu winnego), 1 rozgnieciony ząbek czosnku, 1 posiekana zielona cebula, świeża pietruszka, szczypiorek, koper ogrodowy, koper włoski, szczypta mięty

Wymieszać olej lniany z sokiem z cytryny (lub octem jabłkowym). Dodać rozgnieciony czosnek. Posiekać zieloną cebulkę, szczypiorek i pietruszkę. Dodać wszystko razem z koprem i miętą. Można użyć do polewania sałatek lub zostawić w dzbanku tak, żeby każdy mógł skorzystać w miarę potrzeby.
Opcjonalnie: Jeżeli nie masz dostępu do świeżych ziół, możesz zastosować większe ilości odpowiednich suszonych ziół.

Podstawowy sos

Czas przygotowania: 5 minut; Porcje: 6

Składniki: 550 ml jabłkowego octu winnego, 1 łyżeczka cukru, 140 ml wody

Wymieszać składniki razem.
Opcjonalnie: Dodaj wybrane lub wszystkie z następujących ziół (opcjonalnie), pozwalając im dobrze nasiąknąć: estragon (najpierw należy go rozgnieść), posiekana cebula lub zielona cebula, 2 obrane i rozgniecione ząbki czosnku, 1 świeży liść laurowy.

Pomarańczowy sos winegret

Czas przygotowania: 6 minut; Porcje: 1

Składniki: 1 posiekany ząbek czosnku, 2 łyżki posiekanej świeżej pietruszki, 2 łyżki jabłkowego octu winnego, 1 łyżeczka cukru, 4 łyżki soku z pomarańczy, 1 łyżka oleju lnianego

Posiekać czosnek i pietruszkę, dodać do octu jabłkowego, cukru, soku z pomarańczy i oleju lnianego.

Sos z czosnku i miodu z jogurtem

Czas przygotowania: 6 minut; Porcje: 2

Składniki: 170 ml jogurtu, 1 rozgnieciony ząbek czosnku, 1 łyżeczka miodu, rukiew

Wymieszać składniki, lekko wstrząsnąć i podawać. Udekorować rukwią.

Sos z jogurtu, ziół i octu jabłkowego

Czas przygotowania: 4 minuty

Składniki: Ocet winny jabłkowy, odrobina wody, miód, jogurt, pietruszka, estragon

Wymieszać wszystkie składniki razem.

Sos z jogurtu, cebuli i octu jabłkowego

Czas przygotowania: 4 minuty

Składniki: Jogurt, ocet winny jabłkowy, posiekana cebula

Wymieszać wszystkie składniki razem i podawać z zielonymi sałatkami.

SAŁATKI

Sałatka z jabłka z marchewki

Czas przygotowania: 15 minut; Porcje: 2

Składniki: 1 małe starte czerwone jabłko, 1 duża starta marchewka, 1 posiekana zielona cebula, 1 pokrojona w plastry rzodkiewka, sok jabłkowy, mięta

Zetrzeć jabłko i marchewkę do półmiska, dodać posiekana cebulkę i pokrojoną rzodkiewkę. Polać odrobiną soku jabłkowego i posypać miętą. Podawać na warstwie kolorowej sałaty, rukwi, cykorii lub pietruszki.

Sałatka z buraka i rukwi

Czas przygotowania: 5 minut

Składniki: Ugotowane i posiekane buraki, olej lniany, rukiew

Pokroić buraki i wytoczyć w odrobinie oleju lnianego. Podawać z rukwią wodną.

Sałatka z buraka

Czas przygotowania: 20 minut

Składniki: Ugotowane i pokrojone w kostkę buraki, pokrojona w kostkę marchew, pokrojony w kostkę seler, pokrojone w kostkę jabłka, pietruszka

Dressing: Jogurt, sok z cytryny, olej lniany

Pokroić w kostkę buraki, marchewkę, seler, jabłka i włożyć do miski. Przygotować sos i wymieszać z warzywami. Posypać pietruszką.

Thermidor z buraka

Czas przygotowania: 6 minut

Składniki: Ugotowane buraki

Dressing: Jogurt, sok z cytryny, tarty chrzan

Pokroić w kostkę buraki, włożyć do miski i dodać sos.

Sałatka z marchewki

Czas przygotowania: 15 minut; Porcje: 2 – 4

Składniki: 250 g tartej marchewki, 1 wydrążone i starte chrupkie jabłko, 150 ml jogurtu, sok z 1 dużej pomarańczy

Zetrzeć marchewkę do miski. Podzielić jabłko na ćwiartki, wydrążyć, zetrzeć do miski razem z marchewką. Wymieszać jogurt z sokiem z pomarańczy i dodać do sałatki.

Opcjonalnie: Można dodać namoczone rodzynki (zalać na noc zimną wodą lub zalać wrzątkiem i zostawić na parę godzin) lub rodzynki sułtańskie.

Sałatka z marchewki i pomarańcza ze świeżymi daktylami

Czas przygotowania: 15 minut; Porcje: 2

Składniki: 1 duża, pokrojona w plastry marchewka, 1 podzielona na kostki pomarańcza, kilka świeżych posiekanych daktyli, opiekany owies

Dressing: Sok z cytryny lub limonki, olej lniany

Pokroić marchewkę w plasterki. Podzielić pomarańczę w kostki i wymieszać z marchewką. Posiekać daktyle i dodać. Polać sosem i przyozdobić opiekanym owsem.

Sałatka z marchewki i rodzynek

Czas przygotowania: 10 minut (bez namaczania); Porcje: 2

Składniki: 3 duże starte marchewki, 60 g wcześniej namoczonych rodzynek, sałata, 2 łyżeczki posiekanej pietruszki

Dressing: 1 rozgnieciony ząbek czosnku, olej lniany, ocet winny jabłkowy, ½ łyżeczki miodu, 2 łyżeczki soku z cytryny

Wymieszać startą marchewkę z namoczonymi rodzynkami (zalać na noc zimną wodą lub zalać wrzątkiem i zostawić na parę godzin). Dodać sos i podawać na liściach sałaty ozdabiając posiekaną pietruszką.

Sałatka z marchewki, jabłka i cebuli

Czas przygotowania: 15 minut; Porcje: 2

Składniki: 340 g poszatkowanej marchewki, 230 g poszatkowanych jabłek, 1 poszatkowana średnia cebula, 300 ml jogurtu, sok z ½ cytryny

Poszatkować marchewkę, jabłka i cebulę. Wymieszać z jogurtem i sokiem z cytryny. Podawać z zieloną sałatką.

Sałatka z selera

Czas przygotowania: 10 minut; Porcje: 2

Składniki: 2 posiekane łodygi selera, 2 posiekane, chrupkie, małe jabłka, ¼ średniej pokrojonej w plastry zielonej papryki, mieszanka z liści sałaty

Dressing: Ocet winny jabłkowy, olej lniany, 1 łyżeczka miodu

Posiekać seler i jabłka, włożyć do miski. Dodać pokrojoną zielona paprykę. Dodać sos. Podawać na warstwie wymieszanych, pokrojonych liści sałaty.

Przysmak z pomidorów koktajlowych i rukwi

Czas przygotowania: 15 minut; Porcje: 2 – 4

Składniki: Przekrojone na połowę pomidory koktajlowe (czerwone i zielone), rukiew, świeży posiekany szczypiorek (lub zielona cebulka), posiekane zioła

Przekroić pomidory na połowę i włożyć do miski. Parować rukiew nad wrzącą wodą przez 10 sekund, opłukać dobrze w zimnej wodzie i otrząsnąć z wody do wyschnięcia. Opłukać pozostałe zielone rośliny i posiekać lub rozerwać na małe kawałki. Dodać posiekany szczypiorek (lub zieloną cebulkę), zioła, wymieszać wszystko razem.

Sałatka z cykorii i pomarańcza

Czas przygotowania: 15 minut; Porcje: 2 – 4

Składniki: 0,5 kg główek cykorii, oczyszczonych i pokrojonych w plastry, 2 duże obrane ze skórki i pokrojone pomarańcze, 1 średnia posiekana zielona cebula, sok z ½ cytryny, 1 łyżka oleju lnianego, 1 łyżeczka miodu

Okroić cykorię i pokroić na plastry wielkości 2,5 cm. Obrać pomarańczę, usuwając białą skórkę i pokroić w plastry. Ułożyć cykorię w misce tworząc okrąg, na cykorii ułożyć pomarańczę pozostawiając środek naczynia wolny. Obkroić i posiekać zielona cebulę, wysypać na środek miski. Wymieszać sok z cytryny, olej lniany, miód i polać sałatkę. Pozostawić na kilka minut przed podaniem, żeby smaki mogły się połączyć.

Kolesław

Czas przygotowania: 15 minut (bez namaczania)

Składniki: Namoczone rodzynki, biała kapusta cienko poszatkowana, cienko poszatkowane jabłko, poszatkowany seler, poszatkowana cebula

Dressing: Jogurt, olej lniany, sok z cytryny

Namoczyć rodzynki (zalać na noc zimną wodą lub zalać wrzątkiem i zostawić na parę godzin), cienko posiekać białą kapustę i jabłka. Posiekać seler i cebulę. Włożyć do miski i dodać rodzynki. Wmieszać sos.

Kolorowy mix sałatkowy

Czas przygotowania: 15 minut; Porcje: 2

Składniki: Tarta cukinia, tarty burak, tarte jabłko, sałata, pomidor, pomarańcza

Dressing: Równe ilości winnego octu jabłkowego i wody, miód, czosnek, sok z cytryny (lub pomarańczy)

Zatrzeć cukinię, buraka i jabłko. Dodać sok i wymieszać razem lub ułożyć na liściach zielonej sałaty. Udekorować plastrami pomidora i pomarańczy.

Kolorowa sałatka z kapusty

Czas przygotowania: 15 minut (bez namaczania); Porcje: 2

Składniki: 60 g namoczonych rodzynek, po 120 g poszatkowanego jarmużu oraz białej i czerwonej kapusty, 120 g startej marchewki, 1 średnia pokrojona w plastry cebula, 1 małe chrupkie posiekane jabłko, rukiew

Dressing: 150 ml jogurtu, odrobina oleju lnianego, 1 ząbek zgniecionego czosnku

Namoczyć rodzynki (zalać na noc zimną wodą lub zalać wrzątkiem i zostawić na parę godzin). Posiekać kapustę. Zetrzeć marchewkę. Włożyć oba składniki do miski z rodzynkami, plastrami cebuli i posiekanym jabłkiem. Dobrze wymieszać. Wymieszać składniki sosu i polać sałatkę tuż przed podaniem, lekko wstrząsnąć. Przyozdobić rukwią.

Kolorowa sałatka zimowa

Czas przygotowania: 20 minut; Porcje: 4 – 6

Składniki: 3 cierpkie wydrążone i pokrojone w duże kawałki jabłka, sok z cytryny, ¼ średniej poszatkowanej czerwonej kapusty, 1 średnia obrana i starta marchewka, ½ średniej wydrylowanej i startej zielonej papryki, 2 posiekane łodygi selera, ½ czerwonej obranej i posiekanej cebuli, rukiew

Wydrążyć i posiekać jabłka, wymieszać z sokiem z cytryny. Obrać i poszatkować czerwoną kapustę. Obrać i zetrzeć marchewkę (Wyjątkowo obieramy marchewkę. Jeżeli zostawimy skórę, marchewka ma tendencję do brązowienia). Wydrążyć i zetrzeć paprykę. Pokroić seler w plastry. Obrać i pokroić w plastry cebulę. Wszystko włożyć do dużej miski, udekorować rukwią.
Opcja: Podawać z białym serem (niesolonym, niekremowanym i odtłuszczonym) i ulubionym sosem.

Chrupiąca sałatka.

Czas przygotowania: 15 minut (bez namaczania); Porcje: 4 – 6

Składniki: 60 g suszonych moreli, namoczonych i posiekanych, 90 g namoczonych rodzynek, 0,5 kg poszatkowanej białej kapusty, 1 poszatkowana zielona papryka, 1 poszatkowana czerwona papryka (lub ½ pęczka rzodkiewki), rukiew

Dressing: 150 ml jogurtu, 1 rozgnieciony ząbek czosnku, 1 łyżeczka miodu

Namoczyć rodzynki i morele (zalać na noc zimną wodą lub zalać wrzątkiem i zostawić na parę godzin). Poszatkować kapustę, posiekać paprykę. Włożyć do miski razem z rodzynkami i pokrojonymi morelami, dobrze wymieszać. Wymieszać składniki sosu i dodać do sałatki. Lekko wstrząsnąć, ozdobić rukwią i podawać.

Sałatka z endywii i pomarańcza.

Czas przygotowania: 15 minut; Porcje: 2

Składniki: 1 mała główka posiekanej endywii, 1 czerwona wydrążona i pokrojona w paski papryka, 2 obrane pomarańcze, 2 pomidory, 1 łyżka posiekanych ziół

Dressing: Sok z 2 pomarańczy, 140 ml jogurtu, 1 łyżeczka miodu

Posiekać endywię i włożyć do miski. Wydrążyć paprykę, pokroić w cienkie paski i włożyć do miski. Obrać pomarańcze, usuwając również białą skórkę, podzielić na kostki i dodać do miski. Przygotować sos i wmieszać w sałatkę. Udekorować posiekanymi ziołami.

Zimowa sałatka owocowa.

Czas przygotowania: 15 minut (bez namaczania); Porcje: 2 – 4

Składniki: 50 g namoczonych rodzynek, 50 g namoczonych suszonych fig, 50 g namoczonych suszonych moreli, ½ poszatkowanej białej kapusty, 2 grubo starte marchewki, 2 czerwone grubo starte jabłka, 8 łyżek jogurtu, 1 cytryna, posiekana pietruszka

Namoczyć rodzynki, figi i morele (zalać na noc zimną wodą lub zalać wrzątkiem i zostawić na parę godzin). Poszatkować kapustę. Zatrzeć grubo jabłko i marchewkę (pokropić jabłko sokiem z cytryny żeby nie brązowiało). Włożyć wszystkie składniki do miski. Połączyć jogurt, sok z cytryny i posiekaną pietruszkę w osobnym naczyniu i polać sałatkę. Wstrząsnąć razem aż się dobrze wymiesza.

Kolesław Gersona.

Czas przygotowania: 15 minut; Porcje: 2 – 4

Składniki: Pokrojona w plastry i posiekana cebula, pokrojona w plastry lub starta biała kapusta, starta marchewka

Dressing: 2 łyżki soku z cytryny, 2 łyżki wody, cukier (opcjonalnie), jogurt, biały ser (niesolony, niekremowany i odtłuszczony)

Pokroić i posiekać cebulę. Pokroić lub zetrzeć kapustę, zetrzeć marchewkę. Wymieszać te składniki razem. Przygotować sos mieszając sok z cytryny z wodą (i cukrem, jeżeli używamy). Wymieszać jogurt z białym serem i dobrze utrzeć żeby nie było grudek. Dodać roztwór wody i soku z cytryny. Dobrze wymieszać i polać sałatkę.

Sałatka z tartej cukinii i limonki.

Czas przygotowania: 15 minut; Porcje: 2 – 4

Składniki: 0,5 kg tartej cukinii, sok z 1 limonki (lub cytryny), 1 starta zielona papryka, 1 rozgnieciony ząbek czosnku, sałata

Zatrzeć cukinię. Wymieszać z sokiem z limonki (lub cytryny) i startą papryką. Dodać czosnek. Zostawić na chwilę, żeby smaki się wymieszały, podawać na liściu sałaty.

Węgierska sałatka z pomidorów.

Czas przygotowania: 15 minut

Składniki: Pomidory obrane ze skórki, sałata, posiekany szczypiorek

Dressing: Jogurt, sok z cytryny, olej lniany, tarty chrzan

Obrać pomidory zanurzając je wcześniej na chwilę we wrzącej wodzie. Przygotować sos. Ułożyć pomidory w całości na liściach sałaty, polać sosem. Ozdobić posiekanym szczypiorkiem.

Sałatka Jumbo.

Czas przygotowania: 20 minut (bez namaczania); Porcje: 4 – 6

Składniki: Mieszanka poszatkowanych liści sałaty, poszatkowane zielone warzywa (liście buraka, jarmuż, szpinak itp.)

Wszystkie lub część następujących składników: posiekane pomidory, posiekana zielona papryka, posiekana zielona cebula, starta marchewka, starte buraki, posiekana rzodkiewka, posiekany koper, połówki winogron, sok z cytryny, olej lniany, suszony koper ogrodowy, namoczone rodzynki

Stopniowo komponować sałatkę. Zaczynać od posiekanych liści sałaty i zielonych warzyw. Dodać wszystkie lub część podanych składników. Namoczyć rodzynki (zalać na noc zimną wodą lub zalać wrzątkiem i zostawić na parę godzin), posypać wierzch sałaty. Zatrzeć marchewkę i buraka i ułożyć po jednej stronie talerza (jeżeli położymy je na wierzchu sałaty wtedy może opaść). Polać sokiem z cytryny i olejem lnianym. Posypać koprem. Podawać z ryżem, pieczonymi i pokrojonymi ziemniakami lub gotowanymi małymi, młodymi ziemniakami w całości.

Sałatka miętowa z jabłkiem i selerem.

Czas przygotowania: 15 minut (bez namaczania); Porcje: 2

Składniki: 1 czerwone wydrążone i posiekane jabłko, ocet winny jabłkowy, 1 posiekana łodyga selera, namoczone rodzynki, liście mięty, sałata

Przeciąć i wydrążyć jabłko, a następnie pokroić w niewielkie plastry. Wymieszać z odrobiną octu jabłkowego (jeżeli potrzeba można go rozcieńczyć wodą). Dodać posiekany seler, namoczone rodzynki (zalać na noc zimną wodą lub zalać wrzątkiem i zostawić na parę godzin). Liście mięty podrzeć na małe kawałki. Dodać do potrawy i podawać na liściu sałaty (odstawić na chwilę przed podaniem, żeby smaki mogły się wymieszać.)
Opcjonalnie: Można dodać jogurtu zmieszanego z octem jabłkowym jako sosu.

Sałatka z pomarańcza, cykorii i rukwi.

Czas przygotowania: 15 minut; Porcje: 2 – 4

Składniki: 1 obrana i podzielona na kawałki pomarańcza, 2 główki cykorii, 1 pęk rukwi

Dressing: 1 łyżka oleju lnianego, ½ łyżki winnego octu jabłkowego (lub soku z cytryny), 1 rozgnieciony ząbek czosnku, 1 zielona cebula, pietruszka, szczypiorek, koper ogrodowy, koper włoski, mięta

Obrać pomarańczę i podzielić na kawałki. Rozdzielić liście cykorii i ułożyć w dużym garnku w kolisty kształt. W środku ułożyć pomarańczę i rukiew. Połączyć wszystkie składniki sosu w dzbanku i energicznie wymieszać (jeżeli nie masz świeżych ziół można użyć większej ilości suszonych). Polać sałatkę i od razu podawać.

Sałatka z rzodkiewki, jabłka i selera.

Czas przygotowania: 15 minut (bez namaczania); Porcje: 2

Składniki: Posiekane rzodkiewki, posiekane zielone jabłka, posiekany seler, namoczone rodzynki, sałata

Dressing: 1 łyżka winnego octu jabłkowego, 1 łyżka wody, 1 łyżka miodu (lub cukru), 1 lub 2 ząbki rozgniecionego czosnku, posiekany koper ogrodowy, jogurt

Pokroić rzodkiewki, jabłka i seler na małe kawałki. Namoczyć rodzynki (zalać na noc zimną wodą lub zalać wrzątkiem i zostawić na parę godzin) i dodać. Przygotować sos mieszając razem ocet jabłkowy, wodę, miód lub cukier, czosnek i koper. Dodać jogurt w ilości pozwalającej na uzyskanie kremowej konsystencji. Polać sałatkę, podawać na liściu sałaty.
Opcjonalnie: Użyć ziół innych niż koper, nie używać jogurtu lub dodać trochę oleju lnianego.

Sałatka z rzepy, rukwi i pomarańcza.

Czas przygotowania: 15 minut; Porcje: 2

Składniki: 1 obrana i pokrojona rzepa, 1 podzielona na kawałki pomarańcza, rukiew

Dressing: Sok pomarańczowy, olej lniany

Obrać i pokroić rzepę na niewielkie podłużne kawałki. Podzielić pomarańczę i dodać do rzepy. Dodać rukiew i wymieszać z sosem.

Sałatka z ryżu.

Czas przygotowania: 15 minut; Porcje: 2

Składniki: Posiekana zielona papryka, posiekana czerwona papryka, posiekane pomidory, 230 g gotowanego brązowego ryżu

Dressing: 1 łyżka oleju lnianego, 1 łyżka winnego octu jabłkowego, 1 ząbek czosnku, cukier

Posiekać paprykę i pomidory. Przygotować sos, dobrze wymieszać i dodać do pomidorów i papryki. Polać ryż. Podawać z zieloną sałatą.

Sałata z jogurtowym dressingiem.

Czas przygotowania: 10 minut

Składniki: Sałata siewna, posiekany szczypiorek

Dressing: Jogurt, cukier, sok z cytryny, rozgnieciony czosnek

Postrzępić grubo sałatę. Polać sosem i posypać szczypiorkiem.

Sałatkowy kebab.

Czas przygotowania: 15 minut

Składniki: Pomidory pokrojone w cienkie plastry, cukinia pokrojona w cienkie plastry, rzodkiewki pokrojone w cienkie plastry, 1 główka sałaty pokrojona w cienkie plastry, marchew pokrojona w cienkie plastry

Dressing: Sok z cytryny, olej lniany, jogurt, zioła (mięta, koper lub pietruszka)

Nadziać na drewniany szpikulec cienkie plastry pomidorów, cukinii, rzodkiewki, sałaty i marchewki. Zanurzyć w sosie przed podaniem.

Sałatkowe lorette.

Czas przygotowania: 10 minut

Składniki: Gotowane i pokrojone w cienkie plastry buraki, łodygi selera pokrojone w cienkie plastry, sałata

Dressing: Sok z cytryny, olej lniany

Cienko pokroić buraki i seler, wymieszać z sałatą. Dodać sos.

Sałatka hiszpańska.

Czas przygotowania: 15 minut; Porcje: 2

Składniki: Pokrojona w cienkie plastry cebula, 1 ząbek czosnku, wydrążona i pokrojona w plastry czerwona papryka, pomidory pokrojone w cienkie plastry, posiekana pietruszka

Dressing: Olej lniany, 1 łyżka winnego octu jabłkowego, 1 łyżka wody, cukier (opcjonalnie)

Pokroić cienko cebulę i włożyć do miski posmarowanej wcześniej przekrojonym ząbkiem czosnku. Wydrążyć i pokroić paprykę, ułożyć na warstwie cebuli. Dodać warstwę z plastrów pomidora. Dodać rozgnieciony czosnek. Polać sosem i posypać posiekaną pietruszką.

Sałatka z pomidorów i cukinii.

Czas przygotowania: 15 minut; Porcje: 2

Składniki: Posiekane pomidory, posiekana cukinia, posiekana zielona cebula, burak, sałata

Dressing: Olej lniany, jogurt, sok z cytryny

Pokroić pomidory i cukinie na małe kostki. Dodać posiekaną cebulę. Wetrzeć surowego buraka (albo posiekać gotowanego na małe kawałki) i wymieszać z sałatką. Podawać polane sosem na liściu sałaty.

Sałatka z pomidorów.

Czas przygotowania: 15 minut; Porcje: 2

Składniki: Pomidory pokrojone w plastry, pokrojona w plastry cebula, 1 łyżka winnego octu jabłkowego, 1 łyżka wody, cukier (opcjonalnie), posiekana pietruszka, szczypiorek

Pokroić pomidory w plastry i ułożyć w płaskim garnku. Pokroić cebulę w plastry i ułożyć na warstwie pomidorów. Wymieszać ocet jabłkowy z wodą (i cukrem, jeżeli używamy). Polać pomidory i cebulę, posypać pietruszką i szczypiorkiem.

Sałatka z rukwi, endywii i grejpfruta.

Czas przygotowania: 10 minut; Porcje: 2

Składniki: Rukiew, endywia, grejpfrut, jogurt

Porozrywać rukiew na małe kawałki, usunąć łodygę i włożyć do miski razem w liśćmi endywii. Przekroić grejpfruta na połowę. Wycisnąć sok z jednej połowy, a drugą podzielić na kawałki. Wymieszać sok z grejpfruta z jogurtem i polać sałatkę. Dobrze wstrząsnąć i podawać.

Sałatka z cukinii.

Czas przygotowania: 10 minut; Porcje: 2 – 4

Składniki: 3 duże przekrojone wzdłużnie cukinie, 0,5 kg poćwiartowanych pomidorów, 6 zielonych cebulek pokrojonych w cienkie plastry

Dressing: 2 łyżki winnego octu jabłkowego, szczypta cukru, 2 łyżki oleju lnianego, świeżo posiekana kolendra

Pokroić cukinie wzdłużnie na cienkie plastry tak, żeby zawierały zieloną skórkę. Ułożyć w misce. Pokroić pomidory i zielona cebulkę, dodać do naczynia. Lekko potrząsnąć w sosie tuż przed podaniem.

ZUPY

Zupa z jabłek i kopru włoskiego

Czas przygotowania: 15 minut; Czas gotowania: 30 – 45 minut; Porcje: 4

Składniki: 0,5 kg obranych i pokrojonych w kostkę ziemniaków, 2 oczyszczone i posiekane główki kopru włoskiego, 2 pokrojone w plastry pory, 2 obrane i posiekane jabłka Granny Smith, 1 łyżeczka cukru (opcjonalnie), 1 cierpkie jabłko

Obrać i pokroić ziemniaki, oczyścić i posiekać koper, pokroić porę, wydrążyć jabłka i pokroić w małe kostki. Wszystko włożyć do garnka i zalać wodą, zagotować, zmniejszyć ogień i gotować na wolnym ogniu, aż zmiękną ziemniaki i koper. Zrobić puree (w elektrycznym blenderze lub ręcznym przecieraku do warzyw). Dodać posiekane jabłka, od razu podawać.

Opcjonalnie: Pominąć jabłka.

Zupa z Argyllu

Czas przygotowania: 10 minut; Czas gotowania: 45 minut; Porcje: 4

Składniki: 2 duże, pokrojone w plastry marchewki, 2 duże grubo posiekane cebule, 4 łodygi selera pokrojone w plastry, 0,5 kg obranych i posiekanych ziemniaków, 2 rozgniecione ząbki czosnku, pietruszka

Pokroić marchewkę, cebulę i seler. Obrać i posiekać ziemniaki, rozgnieść ząbek czosnku. Włożyć wszystko do dużego garnka i zalać wodą. Zagotować. Zmniejszyć temperaturę i gotować na wolnym ogniu przez 45 minut. Zrobić puree (w elektrycznym blenderze lub ręcznym przecieraku do warzyw). Przyozdobić pietruszką i podawać.

Zupa jesienna

Czas przygotowania: 15 minut; Czas gotowania: 25 minut; Porcje: 4

Składniki: 2 duże posiekane cebule, 3 duże rozgniecione ząbki czosnku, 0,5 kg obranych i posiekanych kabaczków (lub dyni), 4 duże wydrylowane i posiekane zielone papryki, 0,5 kg posiekanych pomidorów, tymianek, świeże zielone zioła (2 małe liście laurowe, świeża pietruszka i kolendra)

Pokroić cebulę i rozgnieść czosnek. Obrać i pokroić kabaczki na małe kawałki. Wydrążyć paprykę i pokroić na małe kawałki. Włożyć wszystko do garnka i zalać wodą. Zagotować, zmniejszyć temperaturę, dodać pomidory, tymianek i liść laurowy. Gotować na małym ogniu nie dłużej niż 20 minut. Zrobić puree (w elektrycznym blenderze lub ręcznym przecieraku do warzyw). Od razu podawać, ozdobione wybranymi zielonymi ziołami.

Zupa z buraków

Czas przygotowania: 15 minut; Czas gotowania: 60 minut; Porcje: 4

Składniki: 2 średnie nieobrane i posiekane buraki, 1 duża obrana i posiekana cebula, 1 średnia nieobrana i posiekana marchewka, 2 duże nieobrane i posiekane pomidory, posiekane liście czerwonej kapusty, 1 liść laurowy, woda, 1 łyżka octu jabłkowego, sok z ½ cytryny, zioła, jogurt, pietruszka

Pokroić cebulę, buraki, marchewkę i pomidory bez obierania (z wyjątkiem cebuli!). Włożyć do dużego garnka. Dodać poszatkowane liście kapusty i liść laurowy. Zalać wodą dodając ocet jabłkowy, sok cytrynowy i zioła. Zagotować, zmniejszyć temperaturę i gotować na wolnym ogniu przez 1 godz. Zrobić puree (w elektrycznym blenderze lub ręcznym przecieraku do warzyw), podawać z jogurtem, ozdobione pietruszką.

Zupa z kapusty

Czas przygotowania: 10 minut; Czas gotowania: 40 minut; Porcje: 2 – 4

Składniki: 1 mała główka jarmużu (lub białej kapusty) grubo posiekana, 2 grubo posiekane pory, 2 obrane i grubo posiekane ziemniaki, 2 grubo posiekane cebule, 2 grubo posiekane korzenie selera, 1 ząbek czosnku, jogurt, posiekana pietruszka

Pokroić grubo wszystkie warzywa. Włożyć do garnka i zalać wodą. Zagotować, zmniejszyć temperaturę i gotować na wolnym ogniu aż warzywa zmiękną. Zrobić puree (w elektrycznym blenderze lub ręcznym przecieraku do warzyw). Podawać gorące z roztartym jogurtem i ozdobione posiekaną pietruszką.

Zupa z brokułów

Czas przygotowania: 15 minut; Czas gotowania: 35 minut; Porcje: 2 – 4

Składniki: 1 średnia obrana i posiekana cebula, 170 g obranych i posiekanych ziemniaków, 0,5 kg oczyszczonych i pokrojonych brokułów, liść laurowy, jogurt

Obrać i pokroić cebule i ziemniaki. Oczyścić brokuły i oddzielić róże. Odłożyć kilka róż, pozostałe włożyć do garnka razem z ziemniakami i cebulą, zalać wodą, dodać liść laurowy. Zagotować, zmniejszyć temperaturę i gotować na wolnym ogniu przez 20 minut. Dodać pozostałe róże i gotować jeszcze 10 minut. Usunąć liść laurowy. Wyjąć całe róże brokułu i położyć na gorący talerz, resztę zupy przepuścić przez przecierak. Dodać ugotowane róże. Ponownie delikatnie podgrzać, od razu podawać z jogurtem.

Zupa z pomarańczy i marchewki

Czas przygotowania: 10 minut; Czas gotowania: 40 minut; Porcje: 2 – 4

Składniki: 0,5 kg posiekanej marchewki, 230 g posiekanej cebuli, 230 g obranych i posiekanych ziemniaków, sok z 1 pomarańczy, tymianek

Posiekać warzywa, włożyć do garnka z sokiem pomarańczowym i tymiankiem, zalać wodą. Zagotować, zmniejszyć temperaturę i gotować na wolnym ogniu aż warzywa zmiękną. Zrobić puree (w elektrycznym blenderze lub ręcznym przecieraku do warzyw).

Zupa kalafiorowa

Czas przygotowania: 10 minut; Czas gotowania: 40 minut; Porcje: 2 – 4

Składniki: 1 duży kalafior, 1 posiekana cebula, 1 pokrojona w plastry łodyga selera, 290 ml jogurtu, posiekana pietruszka

Oczyścić kalafior i podzielić na małe róże. Posiekać cebulę i pokroić seler. Włożyć do garnka, zalać wodą, zagotować, zmniejszyć temperaturę i gotować na wolnym ogniu przez 30 minut. Zrobić puree (w elektrycznym blenderze lub ręcznym przecieraku do warzyw). Wmieszać jogurt. Podgrzać delikatnie przed podaniem. Ozdobić posiekaną pietruszką.

Zupa z selera, marchewki i jabłka

Czas przygotowania: 10 minut; Czas gotowania: 45 minut; Porcje: 2 – 4

Składniki: 0,5 kg pokrojonej w plastry łodygi selera, 0,5 kg pokrojonej w kostkę marchewki, 230 g posiekanych słodkich jabłek (Pink Lady lub Gala), koper ogrodowy, posiekane liście selera

Pokroić seler, marchewkę i jabłka. Włożyć do garnka, zalać wodą, zagotować, zmniejszyć temperaturę, dodać koper i gotować na wolnym ogniu przez 40 minut. Zrobić puree (w elektrycznym blenderze lub ręcznym przecieraku do warzyw). Od razu podawać ozdabiając posiekanymi liśćmi selera.

Zupa z korzenia selera i buraka liściowego

Czas przygotowania: 10 minut; Czas gotowania: 40 minut; Porcje: 2 – 4

Składniki: 1 mały oczyszczony i posiekany korzeń selera, 1 średni oczyszczony i posiekany por, 60 g liści buraka liściowego, winny ocet jabłkowy (lub sok z cytryny), pietruszka

Wyszorować i posiekać korzeń selera oraz pora, porozrywać liście buraka na małe kawałki. Włożyć do garnka z octem jabłkowym (lub sokiem z cytryny), zalać wodą, zagotować, zmniejszyć temperaturę, dodać koper i gotować na wolnym ogniu aż warzywa zmiękną. Zrobić puree (w elektrycznym blenderze lub ręcznym przecieraku do warzyw). Podawać gorące lub zimne udekorowane pietruszką.

Chowder z kukurydzy

Czas przygotowania: 10 minut; Czas gotowania: 45 minut; Porcje: 2 – 4

Składniki: 3 łodygi selera pokrojone w kostkę, 1 duży obrany ziemniak, pokrojony w kostkę, 1 duża cebula pokrojona w kostkę, 1 duża zielona wydrylowana i pokrojona w kostkę papryka, 1 liść laurowy (lub szczypta mielonego liścia laurowego), 4 kolby kukurydzy pokrojone w plastry, posiekana pietruszka

Pokroić w kostkę seler, ziemniaka i cebulę. Usunąć pestki z papryki i również pokroić. Włożyć do garnka z liściem laurowym, zalać wodą i gotować na wolnym ogniu aż warzywa będą prawie ugotowane. Pokroić kukurydzę i dodać do zupy. Gotować wolno, aż wszystkie warzywa będą miękkie, ale nierozgotowane (około 5 minut). Posypać posiekaną pietruszką i podawać.

Zupa z ziemniaków, kapusty i kopru ogrodowego

Czas przygotowania: 10 minut; Czas gotowania: 40 minut; Porcje: 2 – 4

Składniki: 1 średni obrany i posiekany ziemniak, 1 średnia posiekana cebula, 1 średni posiekany por, posiekana biała kapusta, 4 łyżeczki suszonego kopru ogrodowego, posiekany szczypiorek

Pokroić ziemniaki, cebulę i pora. Włożyć do garnka z posiekaną kapustą i zalać wodą. Zagotować, zmniejszyć temperaturę, dodać połowę kopru i gotować na wolnym ogniu aż ziemniaki będą ugotowane. Zrobić puree (w elektrycznym blenderze lub ręcznym przecieraku do warzyw). Dodać pozostały koper i lekko podgrzać. Udekorować posiekanym szczypiorkiem i podawać.

Zupa z ziemniaczana

Czas przygotowania: 20 minut; Czas gotowania: 90 – 120 minut; Porcje: 4 – 6

Składniki: 1 duża cebula pokrojona w kostkę, ½ małego korzenia selera pokrojona w kostkę, 2 łodygi selera pokrojone w kostkę, 2 duże ziemniaki pokrojone w kostkę, 1 por pokrojony w kostkę, pietruszka, 2 litry wody

Pokroić w kostkę wszystkie warzywa. Ułożyć w rondlu razem z pietruszką, dodać wodę i zagotować. Zmniejszyć temperaturę i przykryć. Gotować na wolnym ogniu 1½ do 2 godzin. Przepuścić przez przecierak.

Słodko kwaśna zupa z kapusty

Czas przygotowania: 10 minut; Czas gotowania: 15 minut; Porcje: 2 – 4

Składniki: 2 średnie pokrojone w plastry cebule, 1 średnia drobno posiekana biała kapusta (lub jarmuż), 2 rozgniecione ząbki czosnku, 2 średnie posiekane pomidory, 1 łyżka cukru, sok z 1 dużej cytryny, 90 g rodzynek, 1 litr wody

Pokroić cebulę w plastry i podgotować lekko w odrobinie wody aż zaczną mięknąć. Pokroić kapustę (jarmuż) w cienkie paski i dodać do cebuli, dobrze wymieszać. Dodać rozgnieciony czosnek. Posiekać pomidory i dodać razem z cukrem, sokiem z cytryny, rodzynkami i wodą. Zagotować, zmniejszyć temperaturę, dodać koper i gotować na wolnym ogniu aż kapusta będzie „al dente" (około 10 minut). Serwować tę orzeźwiająca zupę jako danie główne z chlebem i z owocami na deser.

Zupa pomidorowa

Czas przygotowania: 10 minut; Czas gotowania: 25 minut; Porcje: 2 – 4

Składniki: 0,5 kg posiekanych pomidorów, 1 posiekana marchewka, 1 posiekana łodyga selera, 1 posiekana cebula, 1 wydrylowana i posiekana czerwona papryka, odrobina soku z pomarańczy, jogurt

Pokroić pomidory, marchewkę, seler i cebulę. Oczyścić i pokroić paprykę. Włożyć wszystko do dużego garnka i zalać wodą. Zagotować, zmniejszyć temperaturę i gotować na wolnym ogniu aż warzywa zmiękną. Zrobić puree (w elektrycznym blenderze lub ręcznym przecieraku do warzyw). Dodać sok pomarańczowy. Dodać jogurt tuż przed podaniem.

Zupa pomidorowa ziemniakami i cebulą

Czas przygotowania: 20 minut; Czas gotowania: 40 minut; Porcje: 3 – 4

Składniki: 2 duże pokrojone w kostkę pomidory, 1 średnia pokrojona w kostkę cebula, 2 średnie pokrojone w kostkę ziemniaki, 1 łyżeczka octu winnego, liść laurowy

Pokroić w kostkę wszystkie warzywa. Włożyć wszystkie do rondla z pokrywką, zalać wodą i gotować na wolnym ogniu przez 35 – 40 minut. Przepuścić przez przecierak do warzyw i podawać.

WARZYWA I ZIEMNIAKI

Papryka z sałatką pomidorową

Czas przygotowania: 15 minut; Czas gotowania: 30 minut; Porcje: 2 – 4

Składniki: 3 czerwone papryki, 6 dużych pomidorów, 1 średnia czerwona cebula pokrojona w plastry, 3 ząbki czosnku pokrojone w cienkie plastry, sok z 1 dużej cytryny, 3 łyżki świeżej posiekanej mięty, olej lniany

Gotować całą paprykę i pomidory aż będą podgotowane, ale jeszcze twarde. Obrać ze skóry paprykę i pomidory, pokroić na duże kawałki i ułożyć w naczyniu. Pokroić w plastry cebulę i czosnek, dodać do potrawy. Dodać sok z cytryny i miętę. Dobrze wymieszać. Pokropić olejem lnianym.

Pieczone ziemniaki z pasternakiem

Czas przygotowania: 15 minut; Czas gotowania: 60 – 75 minut; Porcje: 2

Składniki: 230 g oczyszczonego, wydrążonego i pokrojonego w grubą kostkę pasternaka, 230 g obranych i pokrojonych w grubą kostkę ziemniaków, 1 posiekana cebula, 2 łyżki świeżego posiekanego szczypiorku, zioła, 100 ml jogurtu, odrobina pokrojonego w kostkę chrzanu (opcjonalnie)

Oczyścić pasternak. Obrać i pokroić w gruba kostkę ziemniaki i pasternak, włożyć do dużej miski. Dodać poszatkowaną cebulę, szczypiorek, zioła i jogurt. Dobrze wymieszać. Włożyć do płytkiego naczynia i przykryć. Piec przez 1 godzinę w temperaturze 190°C. Zdjąć pokrywkę i piec jeszcze przez chwilę aż danie lekko zbrązowieje. Podawać z chrupką sałatą lub/i warzywami.

Pieczone ziemniaki

Czas przygotowania: 5 minut

Ziemniaki powinny być dokładnie wyszorowane, nie należy ich skrobać ani obierać. Pieczemy je w niskiej temperaturze ok. 149°C przez 2 – 2 i ½ godziny lub przez 50 do 60 minut w temperaturze 177°C.

Pieczone ziemniaki z burakami i cebulą

Czas przygotowania: 15 minut; Czas gotowania: 60 minut

Składniki: 1 ziemniak do pieczenia, 1 obrana cebula, ugotowany i pokrojony w kostkę burak, jogurt, koper ogrodowy, 1 łyżeczka oleju lnianego (opcjonalnie)

Oczyścić ziemniaka i włożyć w całości do naczynia do zapiekania razem z dużą, obraną cebulą. Dodać trochę wody i piec aż oba warzywa będą gotowe. Posiekać cebulę, włożyć do rondla i dodać gotowanego, posiekanego w kostkę buraka. Podgrzać. Przekroić ziemniaka i wypełnić farszem z cebuli i buraka. Wymieszać razem jogurt, koper i olej lniany (jeżeli używasz oleju lnianego poczekaj z polaniem aż ziemniak przestanie parować) i pokropić ziemniaka z góry. Podawać z zieloną sałatką.

Pieczone ziemniaki z cebulą

Czas przygotowania: 15 minut; Czas gotowania: 60 – 90 minut

Składniki: 1 ziemniak do pieczenia, 1 cebula posiekana w plastry, ugotowany i pokrojony w kostkę burak, jogurt, koper ogrodowy

Upiec ziemniaka bez obierania ze skórki. Pokroić w plastry cebulę i lekko podgotować aż zacznie mięknąć. Pokroić buraka, dodać do cebuli i lekko podgrzać. Kiedy ziemniak będzie upieczony, przekroić go na pół i wypełnić przygotowanym wcześniej farszem. Pokropić jogurtem i posypać koperkiem. Podawać z zieloną sałatą.

Pieczone pomidory

Czas przygotowania: 10 minut; Czas gotowania: 20 minut; Porcje: 2

Składniki: 0,5 kg pokrojonych w plastry pomidorów, 1 rozgnieciony ząbek czosnku, 1 średnia posiekana cebula, bułka tarta, koper ogrodowy, olej lniany

Pokroić w plastry pomidory i ułożyć w naczyniu do zapiekania. Rozgnieść czosnek, posiekać cebule i posypać nią pomidory. Posypać bułką tartą tak, żeby przykryć warzywa i piec przez około 20 minut w temperaturze 170°C. Tuż przed podaniem posypać koperkiem i pokropić olejem lnianym.

Buraki

Piec w temperaturze 149°C – 177°C lub ugotować buraki w mundurkach.

Gotowany krem z buraków

Czas przygotowania: 15 minut; Czas gotowania: 60 – 75 minut

Składniki: 3 ugotowane i posiekane buraki, 6 łyżek jogurtu, 1 łyżka świeżego posiekanego szczypiorku, 2 łyżki posiekanej cebuli, posiekana pietruszka

Włożyć ugotowane, posiekane buraki do rondla razem z jogurtem, szczypiorkiem, cebulą i delikatnie podgrzać. Podawać posypane pietruszką.

Buraki z chrzanem

Czas przygotowania: 10 minut; Czas gotowania: 60 – 90 minut; Porcje: 2 – 4

Składniki: 6 buraków, jogurt, 2 łyżeczki chrzanu, szczypiorek

Ugotować buraki aż zmiękną. Usunąć skórkę i pokroić na ćwiartki. Wymieszać jogurt z chrzanem i polać buraki. Udekorować posiekanym szczypiorkiem i podawać.

Koszmar Bessarabii

Czas przygotowania: 15 minut; Czas gotowania: 40 minut; Porcje: 2

Składniki: Obrane i pokrojone w plastry pomidory, pokrojona w plastry cebula, czerwona (lub zielona) wydrylowana i pokrojona w plastry papryka, rozgnieciony czosnek, zioła, olej lniany

Obrać pomidory. Pokroić w plastry pomidory, cebulę i paprykę. Ułożyć warstwami w żaroodpornym naczyniu. Posypać ziołami i czosnkiem. Wolno gotować, ostudzić i podawać zimne, dodając nieco oleju lnianego tuż przed podaniem. Dziwna nazwa na wyśmienitą potrawę!

Duszony jarmuż

Czas przygotowania: 15 minut; Czas gotowania: 60 minut; Porcje: 2

Składniki: 0,5 kg jarmużu, 120 g pokrojonej w kostkę marchewki, 120 g pokrojonej w kostkę cebuli, 2 pokrojone w kostkę łodygi selera, nasiona kopru ogrodowego

Pokroić jarmuż na ćwiartki. Usunąć środek i wszystkie przebarwione liście. Gotować w rondlu, w niewielkiej ilości wody przez 10 minut. Pokroić marchewkę, cebulę i seler i włożyć do dużego żaroodpornego naczynia dodając odrobinę wody. Na górze ułożyć jarmuż. Posypać nasionami kopru. Piec przez godzinę w temperaturze 180°C lub aż warzywa zmiękną.

Duszony koper włoski z sosem pomarańczowo-pomidorowym

Czas przygotowania: 10 minut; Czas gotowania: 30 minut; Porcje: 2

Składniki: 1 średnia główka kopru włoskiego (fenkułu), 750 g pomidorów, 1 łyżka przecieru pomidorowego, sok z ½ pomarańczy, zioła, zielone gałązki kopru włoskiego

Pokroić fenkuł na ćwiartki. Delikatnie gotować przez 8 – 10 minut. W międzyczasie ugotować pomidory na pulpę, dodać przecier pomidorowy, sok pomarańczowy i zioła. Dodać fenkuł i gotować pod przykryciem przez około 12 – 15 minut. Udekorować gałązkami kopru i podawać.

Brokuł

Gotować pod przykryciem w naczyniu żaroodpornym i niskiej temperaturze ok. 149°C, z cebulą lub niewielką ilością bulionu przez 1 – 2 godziny. Podawać z sosem pomidorowym.

Brokuł w ziołach

Czas przygotowania: 20 minut; Czas gotowania: 25 minut; Porcje: 2

Składniki: 2 kwiaty brokułu, 4 – 6 ząbków czosnku, ½ pokrojonej w plastry cebuli, ¼ łyżeczki kopru, 60 ml bulionu

Obrać łodygi brokułu. Włożyć czosnek i cebule do jednego garnka i gotować aż cebula zacznie przeświecać. Dodać róże i łodygi brokułu, koper i bulion. Gotować na wolnym ogniu aż brokuł zmięknie.

Brokuł, fasolka szparagowa i gruszki

Czas przygotowania: 5 minut; Czas gotowania: 20 minut; Porcje: 2

Składniki: Brokuł, fasolka szparagowa, 2 obrane i posiekane gruszki

Dressing: Sok z cytryny (lub winny ocet jabłkowy), olej lniany

Ugotować delikatnie brokuł i fasolkę. Wystudzić. Obrać i posiekać gruszkę, włożyć do naczynia razem z brokułem i fasolką. Lekko wymieszać w sosie, podawać z pieczonymi ziemniakami i zieloną sałatką.

Puree z kabaczków

Czas przygotowania: 10 minut; Czas gotowania: 35 minut; Porcje: 2

Składniki: Obrane i wydrążone żółte kabaczki, 1 mała cebula, jogurt

Obrać kabaczki i wydrążyć środek. Pokroić, włożyć do garnka z jedną małą cebulą. Prawdopodobnie nie będzie potrzeba wody do gotowania, ponieważ kabaczek jest „mokrym" warzywem. Gotować na wolnym ogniu aż danie będzie gotowe. Rozmieszać z jogurtem, żeby uzyskać kremową konsystencję.

Kapusta i pomidory

Czas przygotowania: 15 minut; Czas gotowania: 35 minut; Porcje: 2

Składniki: 1 mała kapusta, 1 posiekana cebula, 1 posiekane jabłko deserowe, 4 duże obrane i posiekane pomidory, jogurt, bułka tarta, posiekana pietruszka

Gotować delikatnie kapustę w wodzie aż lekko zmięknie, ale będzie jeszcze krucha. Posiekać cebulę, jabłko i pomidory, gotować wolno, aż powstanie gęste puree. Porozrywać kapustę na małe kawałki i dodać do puree. Włożyć do naczynia do zapiekania. Wymieszać jogurt z bułką tartą i polać danie z wierzchu. Podgrzać lekko w piekarniku aż wierz potrawy zbrązowieje. Posypać posiekaną pietruszką i podawać.

Pieczony por z marchewka

Czas przygotowania: 10 minut; Czas gotowania: 60 – 120 minut; Porcje: 2 – 4

Składniki: 0,5 kg marchewki pokrojonej w kostkę lub plastry, 4 – 5 małych por pokrojonych w plastry, 2 średnie cebule, garść rodzynek

Marchewkę pokroić w kostkę lub plastry. Pokroić w plastry porę. Włożyć do naczynia do pieczenia razem z rodzynkami. Piec w średniej temperaturze (ok. 170°C) przez 1 – 2 godziny lub aż danie będzie gotowe. Podawać z pieczonymi ziemniakami.

Zapiekanka z marchewki i pomidora

Czas przygotowania: 15 minut; Czas gotowania: 60 minut; Porcje: 2

Składniki: 230 g pokrojonych w plastry lub posiekanych pomidorów, ½ łyżki posiekanej świeżej szałwii (lub ½ łyżeczki suszonej szałwii), 2 średnie pokrojone w plastry cebule, 0,5 kg pokrojonej w plastry marchewki

Pokroić pomidory i ułożyć z nich warstwę w naczyniu do zapiekania. Pokroić cebulę i ułożyć na pomidorach. Posypać szałwią. Pokroić marchewkę i ułożyć kolejną warstwę, na którą układamy kolejną warstwę pomidorów posypanych szałwią. Włożyć do piekarnika i piec przez godzinę w temperaturze 180°C aż marchewka zmięknie. Podawać z sałatkami i pieczonymi ziemniakami.

Marchewka z miodem

Czas przygotowania: 10 minut; Czas gotowania: 45 minut; Porcje: 1 – 2

Składniki: Pokrojone w plastry marchewki, bulion, ½ łyżeczki miodu

Odkroić końcówki marchewek i pokroić w plastry. Nie obierać ani nie skrobać. Dusić w niewielkiej ilości bulionu przez około 45 minut lub aż marchewki zmiękną. Podczas ostatnich 5 – 10 minut duszenia dodać miód dla wzbogacenia smaku.

Kalafior

Czas przygotowania: 10 minut; Czas gotowania: 45 minut

Składniki: Kalafior, 2 – 3 pokrojone w kostkę lub plastry pomidory

Podzielić kalafior na części. Dodać pokrojone pomidory. Dusić razem przez około 45 minut (lub aż zmiękną) na małym ogniu.

Kalafior w sosie marchewkowym

Czas przygotowania: 20 minut; Czas gotowania: 50 minut

Składniki: 1 mały kalafior, 3 marchewki, olej lniany

Oddzielić róże kalafiora, ułożyć w naczyniu do pieczenia z odrobiną wody i piec przez około 40 minut w temperaturze 121°C lub aż będą miękkie. Odcedzić. W tym samym czasie podgotować marchewkę na wolnym ogniu, w niewielkiej ilości wody, aż zmięknie. Zmiksować marchewkę w blenderze z olejem lnianym. Polać kalafior sosem, a przed podaniem zostawić w ciepłym (121 – 149°C), wyłączonym piekarniku na około 5 – 10 minut.

Faszerowany burak liściowy

Czas przygotowania: 40 minut; Czas gotowania: 30 minut

Składniki: ½ pokrojonej w plastry cebuli, 6 średnich ziemniaków, 4 marchewki, 3 duże posiekane ząbki czosnku, 1 pęk buraka liściowego

Ugotować ziemniaki i cebulę w jednym garnku. W drugim garnku ugotować marchewkę i czosnek. Kiedy będą gotowe, zrobić puree (w elektrycznym blenderze lub ręcznym przecieraku), każdy garnek osobno, później razem wymieszać. Włożyć liście buraka do bardzo gorącej wody. Rozdzielić każdy liść i usunąć twardy środek. Włożyć puree do środka każdego liścia i zawinąć. Ułożyć na talerzu i podawać z pomidorami, cebulą, czosnkiem i małymi, ugotowanymi ziemniakami lub puree ziemniaczanym.

Gotowane słodkie ziemniaki z sałatką z buraków

Czas przygotowania: 10 minut; Czas gotowania: 30 minut; Porcje: 2

Składniki: 1 duży (lub 2 małe) słodkie ziemniaki, kilka małych gotowanych buraków pokrojonych w plastry, liście sałaty lub rokkiety siewnej

Dressing: Jogurt, sok z cytryny, olej lniany, świeży lub suszony koper ogrodowy

Ugotować delikatnie słodkie ziemniaki w mundurkach. Pozostawić do wystygnięcia. Pokroić w plastry i ułożyć na liściach sałaty lub rokkiety razem z plastrami buraka. Polać sosem i podawać.

Kukurydza

Czas przygotowania: 5 minut

Kukurydza może być pieczona w liściach zawinięta w folię. Piec w niskiej temperaturze ok. 149°C. Jeżeli jest obrana, włożyć do gotującej się wody na około 7 minut.

Kukurydza w kolbach

Czas przygotowania: 5 minut; Czas gotowania: 60 minut; Porcje: 1 – 2

Składniki: 1 lub 2 kolby kukurydzy, olej lniany, posiekana pietruszka

Pozostawić kukurydzę w kolbach zawiniętą liśćmi i owinąć w folię do pieczenia. Piec w temperaturze 180°C przez około godzinę. Zdjąć liście z kolby i pozostawić kukurydzę do wystygnięcia. Polać olejem lnianym z dodatkiem pietruszki. Podawać jako przystawkę lub danie dodatkowe.

Kukurydza z mieszanką warzywną

Czas przygotowania: 15 minut; Czas gotowania: 60 minut; Porcje: 2

Składniki: 2 kukurydze, 2 pokrojone w plastry łodygi selera, 2 pokrojone w plastry marchewki, 2 pokrojone w plastry cukinie

Obrać kukurydzę, odkroić ziarna. Pokroić w plastry pozostałe warzywa. Włożyć kukurydzę i pozostałe warzywa do naczynia do pieczenia, piec w temperaturze 95°C przez godzinę.

Kukurydza w sosie pomarańczowym

Czas przygotowania: 10 minut

Składniki: 2 kukurydze, 1 szklanka soku z pomarańczy

Obrać kukurydzę, odkroić ziarna i włożyć do naczynia do pieczenia z odrobiną wody.

Piec w temperaturze 120°C aż zmięknie (mniej więcej przez 25 – 30 minut). Odlać sok z kukurydzy i wlać sok z pomarańczy. Odstawić na 5 – 10 minut przed podaniem.

Krem z kukurydzy

Czas przygotowania: 20 minut; Czas gotowania: 60 – 90 minut; Porcje: 2 – 3

Składniki: 3 kolby kukurydzy, 1 zielona papryka pokrojona w plastry

Obrać kukurydzę, odkroić ziarna. Nasiona z 2 kolb kukurydzy włożyć do blendera i zmiksować. Dodać pozostałe nasiona do wcześniej zmiksowanych. Włożyć do naczynia do pieczenia, na górę ułożyć posiekaną zieloną paprykę i piec w temperaturze 93 – 121°C przez około 1½ godziny.

Zielona fasolka szparagowa z kremem

Czas przygotowania: 5 minut; Czas gotowania: 15 minut; Porcje: 2

Składniki: 280 g zielonych fasolek szparagowych, jogurt, 60g posiekanej cebuli

Delikatnie ugotować fasolkę. Tuż przed tym jak będzie gotowa podgrzać delikatnie jogurt z posiekana cebulą. Ułożyć fasolkę na gorącym naczyniu i polać dressingiem z jogurtu.

Krem z kapusty

Czas przygotowania: 10 minut; Czas gotowania: 30 minut; Porcje: 2

Składniki: Poszatkowana biała kapusta, 1 mała posiekana cebula, 2 łyżki gęstego jogurtu, 1 łyżeczka posiekanego suszonego kopru ogrodowego

Poszatkować kapustę i posiekać cebulę. Dodać trochę wody do gotowania, gotować razem. Kiedy będzie gotowe, dodać jogurt z koprem.

Pieczony bakłażan

Czas przygotowania: 15 minut; Czas gotowania: 120 minut; Porcje: 2

Składniki: Bulion, 1 posiekana cebula, 1 pokrojony w plastry bakłażan, 2 pokrojone w plastry obrane pomidory

Wlać trochę bulionu do dużego naczynia do pieczenia z pokrywką. Dodać warstwy cebuli, bakłażanu i pomidorów. Przykryć i piec w niskiej temperaturze około 149°C przez dwie godziny.

Wesoły bakłażan

Czas przygotowania: 15 minut; Czas gotowania: 45 minut; Porcje: 2

Składniki: 1 duża pokrojona w plastry cebula, 1 duży pokrojony w plastry bakłażan, 1 duży twardy i dojrzały, pokrojony w plastry pomidor, tymianek, majeranek, 1 mały posiekany ząbek czosnku

Pokroić cebulę w koliste plastry i delikatnie gotować w rondlu z grubym dnem, przygotowując w międzyczasie pozostałe składniki. Pokroić bakłażan wzdłuż na 4 – 5 plastrów, odkrawając ok. 2 cm z obu końców. Pokroić pomidora w taką samą ilość plastrów jak bakłażan. Ułożyć bakłażan na cebuli w zabawny deseń, pomiędzy plastry bakłażanu ułożyć plastry pomidora. Posypać ziołami i pokrojonym czosnkiem. Przykryć i delikatnie piec na górze piekarnika w temperaturze 149°C aż bakłażan zmięknie.

Sałatka z bakłażanu

Czas przygotowania: 15 minut; Czas gotowania: 60 minut; Porcje: 2

Składniki: 1 bakłażan, 1 mała posiekana cebula, posiekana pietruszka, 2 pokrojone w plastry pomidory, 1½ łyżki octu winnego, odrobina oleju lnianego

Piec bakłażan przez około godzinę w temperaturze 180°C. Posiekać cebulę i pokroić pomidory. Wymieszać z pieczonym bakłażanem, dodać ocet i olej lniany.

Duszony bakłażan

Czas przygotowania: 20 minut; Czas gotowania: 30 minut; Porcje: 2

Składniki: 1 bakłażan pokrojony w kostkę, 2 posiekane cebule, 3 obrane i posiekane pomidory

Wymieszać wszystkie składniki w naczyniu do duszenia. Dusić przez około 30 minut (aż zmiękną warzywa). Nie dodawać wody.

Fantazyjne czosnkowe pomidory

Czas przygotowania: 5 minut; Czas gotowania: 90 – 120 minut

Składniki: Pokrojone w plastry pomidory, olej lniany, rozgnieciony czosnek

Pokroić pomidory w plastry, włożyć do naczynia żaroodpornego z odrobina wody, aby przykryć dno. Piec na górnej półce piekarnika w temperaturze 170°C przez około 90 – 120 minut lub w temperaturze 180°C przez godzinę. Wymieszać olej lniany z czosnkiem. Przełożyć pomidory na talerz, a kiedy lekko ostygną polać dressingiem. Od razu podawać.

Przysmak z kopru włoskiego

Czas przygotowania: 15 minut; Czas gotowania: 60 – 120 minut; Porcje: 2

Składniki: 1 bulwa kopru włoskiego, 1 duży pokrojony w plastry grubości 0,7 cm pomidor, 2 – 3 pokrojone w cieniutkie plastry ząbki czosnku

Odkroić łodygę i liście kopru. Przekroić bulwę wzdłuż na dwie równe połówki. Opłukać pod bieżącą wodą, żeby oczyścić bulwę z piasku, włożyć do naczynia do pieczenia. Ułożyć pomidory na bulwie, na pomidorach ułożyć czosnek. Przykryć i piec w temperaturze 121°C przez 1 – 2 godziny. Podawać z pieczonymi ziemniakami i sałatką z tartej marchewki na liściach zieleniny.

Odświętny brokuł (lub zielona fasolka szparagowa)

Czas przygotowania: 25 minut; Czas gotowania: 45 minut; Porcje: 2 – 3

Składniki: 1 duży brokuł (lub 800 g pokrojonej fasolki), 1 mała pokrojona w kostkę cebula, 1 posiekany ząbek czosnku, 1 średnia (słodka) pokrojona w paski czerwona (lub żółta) papryka, 2 łyżeczki soku z cytryny (opcjonalnie), ¼ łyżeczki suszonego (lub 1 łyżka świeżego) kopru ogrodowego

Oddzielić zielone róże brokułu, usunąć żółtawe części kwiatu. Pokroić w paski, obierając twarde części łodygi. Czosnek i cebulę włożyć do garnka razem z brokułem, przykryć i dusić na wolnym ogniu przez 45 minut lub aż zmiękną. Dodać pokrojoną paprykę na ostatnie 20 – 25 minut duszenia. Dodać sok z cytryny tuż przed podaniem (cytryna odbarwi brokuł, jeżeli zostanie zbyt wcześnie polany). Posypać koprem i podawać.

Sałatka z zielonej fasolki szparagowej

Czas przygotowania: 5 minut; Czas gotowania: 10 minut; Porcje: 2

Składniki: Zielona fasolka szparagowa, mała posiekana cebula, olej lniany, ocet winny jabłkowy (lub sok z cytryny), pietruszka, szczypiorek

Ugotować delikatnie fasolkę aż lekko zmięknie. Osuszyć i dodać posiekaną cebulę. Ułożyć w misce, dodać olej lniany, ocet jabłkowy (lub sok z cytryny) i wstrząsnąć. Dodać zioła i podawać.

Czerwona kapusta z owocami

Czas przygotowania: 10 minut (bez namaczania); Czas gotowania: 15 minut; Porcje: 2

Składniki: 110 g namoczonych rodzynek, 110 g suszonych, namoczonych moreli, 1 mała poszatkowana czerwona kapusta, 2 wydrążone i posiekane jabłka deserowe, ocet winny jabłkowy, odrobina cukru

Namoczyć rodzynki i morele (zalać na noc zimną wodą lub zalać wrzątkiem i zostawić na parę godzin). Poszatkować kapustę i dusić w odrobinie wody aż lekko zmięknie. Dodać rodzynki, posiekane morele i jabłka. Dodać ocet jabłkowy z dodatkiem odrobiny wody i cukru, wymieszać. Ułożyć w misce i podawać z pieczonymi ziemniakami.

*Tarta ogrodnika Gersona**
* Trochę jak tarta pasterska, ale z warzywami zamiast mięsa

Czas przygotowania: 30 minut; Czas gotowania: 150 minut; Porcje: 2 – 3

Przybranie: 0,5 kg obranych i pokrojonych w kostkę ziemniaków, 330 g korzenia obranego i pokrojonego w kostkę selera (lub słodkich ziemniaków albo cebuli)

Obrać ziemniaki i inne warzywa, pokroić w małą kostkę. Dodać wodę do ½ – ⅔ objętości warzyw. Zagotować, obniżyć temperaturę i wolno gotować, aż wszystka woda się wygotuje, a warzywa zmiękną. Wymieszać warzywa, tak by uzyskać puree, jeżeli z gotowania zostanie odrobina wody to domieszać ją.

Farsz: 1 mała cebula, 2 rozgniecione ząbki czosnku, 230 g marchewki posiekanej lub pokrojonej w plastry albo kostkę (ale niezbyt grubo), 230 g cukinii pokrojonej w niezbyt cienkie połówki plastrów, 230 g oczyszczonych i pokrojonych w plastry porów, 2 obrane ze skórki i posiekane pomidory, 1 – 2 łyżki posiekanej pietruszki, zioła do smaku, 50 g bułki tartej

Przygotować warzywa i włożyć je do rondla w kolejności podanej powyżej. Ugotować je bardzo delikatnie, co może zabrać 1 – 1½ godziny. Przygotować przybranie i bułkę tartą. Kiedy warzywa będą ugotowane, dodać bułkę tartą i umieścić w formie do pieczenia. Na wierzchu ułożyć przybranie z ziemniaków i selera. Ponakłuwać z góry widelcem dla udekorowania, piec przez około 45 – 60 minut w temperaturze 180°C. Podawać z zielonymi warzywami i sałatą.

Opcjonalnie: Można zmienić skład dania dodając zieloną fasolkę szparagową, gruszki i/lub kukurydzę w sezonie. Nadają się również karczochy. Można również nie dodawać porów do tarty, a zamiast tego zrobić z nich puree (w elektrycznym blenderze) i użyć jako przybranie zamiast słodkiego ziemniaka, cebuli i selera.

Pieczeń z ziemniaków wg Gersona

Czas przygotowania: 5 minut; Czas gotowania: 60 minut

Składniki: 1 duży ziemniak do pieczenia

Przekroić ziemniaka na połowę (jeżeli jest bardzo duży to na ćwiartki). Naciąć poprzecznie przekrojoną powierzchnię. Włożyć do żaroodpornego naczynia z odrobiną wody, żeby zakryć dno. Przykryć i piec w rozgrzanym piekarniku w temperaturze 204 – 218°C przez godzinę. Przed podaniem usunąć pokrywkę i zostawić na chwilę, żeby ziemniaki lekko zbrązowiały.

Buraki w polewie

Czas przygotowania: 25 minut; Czas gotowania: 90 minut; Porcje: 6 – 8

Składniki: 9 dużych buraków

Wyszorować buraki i gotować w niewielkiej ilości wody przez 60 – 90 minut aż zmiękną. Dodać więcej wody, jeżeli potrzeba. Obrać pod zimną wodą. Pokroić w plasterki.

Polewa: 150 ml świeżego soku pomarańczowego, 1 łyżeczka skrobi kukurydzianej, 1½ łyżeczki winnego octu jabłkowego, 1 łyżeczka miodu (lub cukru)

Połączyć wszystkie składniki polewy. Gotować na małym ogniu aż polewa stężeje. Dodać buraki i dobrze wymieszać
Opcjonalnie: Zamiast soku pomarańczowego użyć 120 ml octu jabłkowego i 3 łyżeczki soku z cytryny.

Marchewka w polewie z rzepą i czosnkiem

Czas przygotowania: 10 minut; Czas gotowania: 30 minut; Porcje: 2

Składniki: 230 g marchewki, 230 g rzepy

Polewa: 1 łyżka soku z cytryny, 1 rozgnieciony ząbek czosnku, olej lniany

Delikatnie ugotować marchewkę i rzepę. Pokroić w cienkie plastry i ułożyć na talerzu. Polać sosem, ozdobić kolendrą lub koprem.

Marchewka w polewie z ziołami i cytryną

Czas przygotowania: 5 minut; Czas gotowania: 30 minut; Porcje: 2

Składniki: 0,5 kg marchewki, 1 łyżeczka cukru, odrobina wody, 1 łyżka soku z cytryny, mięta, rozmaryn, pietruszka, olej lniany

Delikatnie ugotować marchewkę w całości. Kiedy zacznie mięknąć usunąć skórkę i pokroić w paski długości 5 cm. Włożyć do rondla razem z cukrem i odrobiną wody. Podgrzać aż cukier się rozpuści, woda wchłonie, a marchewka będzie ugotowana. Dodać sok z cytryny i zioła, podgrzewać przez dodatkowe 2 minuty. Ułożyć na ciepłym półmisku, dodać olej lniany i podawać.

Marchewka w polewie z pomarańczami

Czas przygotowania: 5 minut; Czas gotowania: 30 minut; Porcje: 2

Składniki: 0,5 kg marchewki, 1 łyżka cukru, sok z ½ pomarańczy, olej lniany

Delikatnie ugotować marchewkę w całości. Kiedy zacznie mięknąć, usunąć skórkę i pokroić w paski długości 5 cm. Włożyć do rondla razem z cukrem i sokiem pomarańczowym. Podgrzać aż cukier się rozpuści, sok pomarańczowy wchłonie, a marchewka będzie ugotowana. Ułożyć na talerzu, dodać olej lniany i podawać.

Fasolka szparagowa w miodzie i sosie pomidorowym

Czas przygotowania: 15 minut; Czas gotowania: 20 minut; Porcje: 2

Składniki: 0,5 kg zielonej fasolki szparagowej

Sos: 1 średnia posiekana cebula, 2 rozgniecione ząbki czosnku, 0,5 kg grubo pokrojonych pomidorów, 1 łyżeczka miodu, zioła

Odkroić końcówki z fasolek, ugotować aż zmiękną i odsączyć wodę. Posiekać cebulę i rozgnieść czosnek, gotować razem w odrobinie wody aż zmiękną. Kiedy cebula będzie miękka, dodać posiekane pomidory i zagotować. Gotować na małym ogniu aż sos zrobi się gęsty. Dodać miód i zioła. Dodać fasolkę i pozostawić do wystygnięcia. Podawać w temperaturze pokojowej.

Rolady z buraka liściowego

Czas przygotowania: 45 minut; Czas gotowania: 120 minut

Składniki: 4 liście buraka liściowego, 2 marchewki, ¼ główki brokułu, ¼ główki kalafiora, 2 małe kabaczki, 1 mała kolba kukurydzy, 110 g niegotowanego ryżu

Sos: 1½ pomidora, 2 ząbki czosnku

Włożyć liście buraka do gorącej wody na tak długo aż zaczną więdnąć i skręcać się. Pokroić brokuł, kalafior i kabaczki na małe kawałki i włożyć je do garnka z niewielką ilością wody, gotować na wolnym ogniu. Odcedzić, kiedy się ugotują. W blenderze zrobić sos z pomidorów i czosnku, polać nim gotowane warzywa i niegotowany ryż. Nałożyć trochę masy, warzyw i ryżu do każdego z liści buraka i zawinąć je. Ułożyć wszystko w naczyniu do pieczenia, przykryć pokrywką i piec w temperaturze 121°C przez 60 – 90 minut.

Zielona papryka

Czas przygotowania: 10 minut; Czas gotowania: 30 minut; Porcje: 2 – 3

Składniki: 2 – 4 pokrojone w plastry zielone papryki, 2 – 4 pokrojone w plastry cebule

Dusić w dobrze przykrytym garnku przez około 30 minut. Nie dodawać wody.

Grillowany bakłażan

Czas przygotowania: 10 minut; Czas gotowania: 20 minut; Porcje: 1

Składniki: 1 bakłażan, czosnek, posiekana pietruszka, sok z cytryny (lub limonki)

Pokroić bakłażan wzdłużnie na plastry. Rozgrzać elektryczny grill. Kiedy się nagrzeje, wyłączyć go, ułożyć plastry bakłażanu, żeby powoli się piekły. Po pewnym obrócić plastry. Przed podaniem rozgnieść czosnek na plastry bakłażanu, posypać posiekaną pietruszką i pokropić sokiem z cytryny (lub limonki). Jest to wyśmienite danie główne na obiad serwowane razem z pieczonymi ziemniakami.
Opcjonalnie: Można zamiast bakłażanu użyć papryki, połówek cebuli lub cukinii.

Zapiekany por z ziemniakami

Czas przygotowania: 15 minut; Czas gotowania: 40 minut; Porcje: 2

Składniki: 0,5 kg ziemniaków, 1 mały pokrojony w bardzo cienkie plastry por, grubo mielony owies (przemielić w blenderze)

Sparzyć ziemniaki w mundurkach aż przejdą gorącem i zaczną mięknąć. Pokroić por w bardzo cienkie plastry (tylko białą część pora). Obrać ziemniaki i zetrzeć na grubej tarce, wymieszać z porem. Włożyć do płytkiego naczynia do pieczenia posypując owsem. Piec na górnej półce piekarnika w 180°C aż zacznie brązowieć (nie piec zbyt długo, bo danie może zrobić się bardzo suche). Podawać albo z gotowanymi warzywami albo z zieloną sałatką i pomidorami.

Por (lub cukinia) po grecku

Czas przygotowania: 10 minut; Czas gotowania: 30 minut; Porcje: 2

Składniki: 0,5 kg pory (lub cukinii) pokrojonej w plastry, 3 posiekane pomidory (opcjonalnie), sok z 1 cytryny, liść laurowy, tymianek, nasionka kolendry

Pokroić pory (lub cukinie) w plastry szerokości 25 mm. Delikatnie gotować z posiekanymi pomidorami (jeżeli używamy), sokiem z cytryny, liściem laurowym, tymiankiem i nasionami kolendry. Można podawać zimne lub gorące.

Fasola półksiężycowa (limeńska) z cukinią

Czas przygotowania: 15 minut; Czas gotowania: 20 minut; Porcje: 1 – 2

Składniki: 1 duża cebula, 1 ząbek czosnku, 110 ml bulionu, 230 g świeżych fasolek limeńskich, 230 g cukinii, 4 średnie pomidory, ½ łyżeczki skrobi kukurydzianej, 4 gałązki świeżej pietruszki, szczypta tymianku (lub szałwii albo suszonej pietruszki)

Wymieszać razem wszystkie składniki z wyjątkiem ziół. Gotować na wolnym ogniu przez około 15 minut aż warzywa zmiękną. Zagęścić skrobią kukurydzianą rozrobioną w wodzie. Tuż przed podaniem dodać zioła.

Ziemniaki po lyońsku

Czas przygotowania: 5 minut; Czas gotowania: 60 – 90 minut; Porcje: 2

Składniki: 0,5 kg pokrojonych w grube plastry ziemniaków, 1 duża pokrojona w grube plastry cebula, 1 łyżka wody, olej lniany, rozgnieciony czosnek

Pokroić w plastry ziemniaki i cebulę. Ułożyć w żaroodpornym naczyniu tak, żeby plastry cebuli były pomiędzy plastrami ziemniaków. Polać wodą. Piec w temperaturze 149 – 177°C aż dobrze się wypiecze i zacznie brązowieć. Odstawić żeby trochę wystygło, polać olejem lnianym i posypać rozgniecionym czosnkiem, od razu podawać.

Marchewkowo-ziemniaczane zapiekane puree

Czas przygotowania: 10 minut; Czas gotowania: 60 minut

Składniki: Marchewka, ziemniaki

Gotować marchewkę i ziemniaki delikatnie aż zmiękną. Rozgnieść i ułożyć w żaroodpornym naczyniu. Ponakłuwać widelcem dla dekoracji i włożyć do gorącego piekarnika o temperaturze 204 – 218°C, piec aż zbrązowieje.

Puree ziemniaczane

Czas przygotowania: 20 minut; Czas gotowania: 40 minut

Składniki: Obrane i pokrojone w kostkę ziemniaki, 1 mała cebula, jogurt

Obrać i pokroić ziemniaki. Włożyć do garnka razem z jedną małą cebulą, dolać tyle wody, żeby można było całość zagotować. Gotować na wolnym ogniu aż danie będzie gotowe (kiedy wygotuje się woda). Rozmieszać z taką ilością jogurtu, żeby uzyskać kremową masę.

Puree ziemniaczane z burakiem liściowym

Czas przygotowania: 15 minut; Czas gotowania: 25 minut; Porcje: 4

Składniki: 1 bukiet zielonego (lub czerwonego) buraka liściowego, 4 – 5 łyżek wody (lub bulionu), 3 duże (lub 4 średnie) obrane i pokrojone w kostkę ziemniaki, 170 – 220 ml jogurtu

Postrzępić liście buraka i włożyć do garnka. Dodać wody (lub bulionu) i zagotować. Kiedy się zagotuję, zmniejszyć ogień na bardzo mały. W międzyczasie obrać i pokroić ziemniaki oraz ułożyć je na liściach buraka. Gotować na wolnym ogniu aż ziemniaki będą miękkie. Odcedzić wodę i dodać jogurt. Wszystko razem wymieszać dodając jogurt, jeżeli puree będzie zbyt suche.
Opcjonalnie: To samo danie można przyrządzić z jarmużem zamiast buraka liściowego.

Puree ziemniaczane w stylu Gersona

Czas przygotowania: 10 minut; Czas gotowania: 35 minut

Składniki: Obrane i pokrojone na kawałki ziemniaki, obrana i drobno posiekana cebula

Ziemniaki i cebulę włożyć do garnka. Dodać wody do połowy objętości warzyw. Przykryć, zagotować i gotować na wolnym ogniu aż ziemniaki będą miękkie (większość wody odparuje). Wymieszać ziemniaki z cebulą i pozostałą z gotowania wodą. Dodać bulionu, jeżeli danie będzie zbyt suche.

Opcjonalnie: Dodać jakiekolwiek z dozwolonych ziół (posiekane). Najlepiej nadaje się pietruszka, mięta lub koper.

Brązowe pieczone ziemniaki

Czas przygotowania: 5 – 10 minut

Składniki: Ziemniaki

Pokroić ziemniaki tak jak frytki (w małe kostki lub cienkie paski) i podpiec je do zbrązowienia w piekarniku. Zrobią się brązowe w zaskakująco niskiej temperaturze ok. 150°C, jeżeli zostawi się je wystarczająco długo. W zależności od rodzaju ziemniaków, mogą brązowieć bardzo szybko i puchnąć w bardzo wysokiej temperaturze (218°C).

Pietruszkowe ziemniaki

Składniki: Ziemniaki, posiekana pietruszka, olej lniany

Ugotować kilka ziemniaków w mundurkach. Usunąć skórkę i otoczyć w pietruszce po wcześniejszym wytoczeniu w oleju lnianym.

Pasternak ze słodkimi ziemniakami

Czas przygotowania: 10 minut; Czas gotowania: 40 minut; Porcje: 2 – 4

Składniki: 0,5 kg pokrojonego pasternaku, 0,5 kg pokrojonych słodkich ziemniaków, gałązka świeżego rozmarynu

Pokroić ziemniaki i pasternak w małe trójkąciki, zostawiając skórkę. Włożyć do naczynia do pieczenia z odrobiną wody, żeby przykryć dno. Dodać gałązkę rozmarynu. Przykryć i piec w temperaturze 170°C aż danie będzie gotowe. Podawać z pieczonymi ziemniakami.

Patate alla Francessa

Czas przygotowania: 5 minut; Czas gotowania: 40 minut

Składniki: Młode ziemniaki, pokrojone w plastry lub posiekane pomidory, gałązka świeżego rozmarynu, czosnek

Upiec młode ziemniaki w przykrytym naczyniu w temperaturze 149 – 177°C z pokrojonymi pomidorami, gałązką świeżego rozmarynu i dużą ilością czosnku. Podawać z ćwiartkami cytryny i zieloną sałatką.

Papryka po piemoncku

Czas przygotowania: 10 minut; Czas gotowania: 60 minut; Porcje: 2

Składniki: 2 obrane ze skórki pomidory, 2 wydrylowane czerwone papryki, 2 pokrojone w plastry ząbki czosnku, zioła

Obrać pomidory. Przekroić paprykę i usunąć nasiona. Ułożyć paprykę w naczyniu do pieczenia przekrojoną stroną w górę. Włożyć plastry czosnku do każdej papryki, na wierzchu ułożyć połówki pomidorów. Piec w temperaturze 180°C aż warzywa zmiękną (około 1 godz.). Można podawać gorące lub zimne, posypane ziołami.

Ziemniaki z korzeniem selera po lyońsku

Czas przygotowania: 15 minut; Czas gotowania: 90 – 120 minut; Porcje: 2

Składniki: 1 mała lub średnia pokrojona w cienkie plastry cebula, 1 mały lub średni pokrojony w cienkie plastry korzeń selera (wyszorowany, a jeśli to konieczne obrany), 1 oczyszczony i pokrojony w cienkie plastry średni ziemniak

Pokroić cienko wszystkie składniki. Ułożyć warstwami (cebula, seler i ziemniak) w małym naczyniu do zapiekania. Dodać odrobinę wody. Piec w temperaturze 170°C przez 90 – 120 minut. Górna warstwa powinna zrobić się chrupiąca, podczas gdy dolna będzie miękka. Podawać z zielonymi warzywami i sałatkami.

Ciasteczka ziemniaczane

Czas przygotowania: 25 minut; Czas gotowania: 30 minut; Porcje: 2 – 4

Składniki: 0,5 kg ziemniaków, 1 duża cienko pokrojona marchewka, 1 posiekana zielona papryka, 1 posiekana łodyga selera, grubo mielony owies (przemielić w blenderze)

Sparzyć ziemniaki w mundurkach aż przejdą ciepłem i zaczną mięknąć. Przepuścić przez przecierak do warzyw (pozwoli to też pozbyć się skórki). Pokroić cienko marchewkę. Posiekać paprykę i seler. Dodać wszystko do puree z ziemniaków i uformować małe ciasteczka. Posypać owsem i piec w temperaturze 170°C na papierze do pieczenia posypanym owsem.

Ziemniaki z marchewką w stylu westphaliańskim

Czas przygotowania: 10 minut; Czas gotowania: 35 minut; Porcje: 4

Składniki: 6 – 8 małych (lub 4 – 5 dużych) pokrojonych w plastry marchewek, 3 średnie (lub 2 duże) obrane i pokrojone w plastry ziemniaki, 1 duża posiekana cebula, 3 – 4 łyżki bulionu

Pokroić marchewkę i włożyć do garnka. Obrać i pokroić ziemniaka, posiekać cebulę. Włożyć wszystko do garnka razem z bulionem. Gotować na wolnym ogniu aż danie będzie gotowe, dodając więcej bulionu, jeżeli potrzeba. Kiedy danie się ugotuje, w garnku nie powinno być płynów.

Ziemniaki Anny

Czas przygotowania: 20 minut; Czas gotowania: 60 – 90 minut; Porcje: 2

Składniki: Ugotowana cebula, 0,5 kg ziemniaków pokrojonych w bardzo cienkie plastry, rozgnieciony czosnek, jogurt, posiekana pietruszka

Poddusić cebulę w przykrytym rondlu na bardzo małym ogniu przez około godzinę. Przygotować niewielką formę do tortów, z przynajmniej 2,5 cm. ścianką, ułożyć w niej warstwę podduszonej cebuli. Pokroić cienko ziemniaki i ułożyć na warstwie cebuli. Posypać rozgniecionym czosnkiem i pokropić odrobiną jogurtu. Położyć kolejne dwie warstwy, tak samo posypać czosnkiem i jogurtem. Nacisnąć z wyczuciem każdą warstwę, upewniając się, że ziemniaki przylegają ściśle jedne do drugich. Przykryć naczynie (np. używając większej formy do pieczenia tortów). Piec w temperaturze 180°C przez około 60 – 90 minut aż ziemniaki będą miękkie. Sprawdzać ziemniaki podczas pieczenia – jeżeli będą zbyt suche dodać jogurt. Przed podaniem wyjąć z formy i posypać pietruszką.

Ptysie ziemniaczane

Czas przygotowania: 5 minut; Czas gotowania: 45 – 50 minut

Składniki: Ziemniaki do pieczenia

Pokroić ziemniaki w plastry grubości ok. 1 cm. Ułożyć plastry na ruszcie w piekarniku, bez żadnych dodatków i piec w temperaturze 218°C. Obrócić i zmniejszyć temperaturę do około 163°C. Piec dodatkowo przez 20 minut. Ziemniaki napuchną, zrobią się chrupkie i smaczne, prawie jak smażone ziemniaki. Powinny być lekko brązowe z obu stron. Jest to potrawa dodatkowa, można ją spożywać okazjonalnie.

Sałatka ziemniaczana

Czas przygotowania: 10 minut; Czas gotowania: 20 minut; Porcje: 2

Składniki: 0,5 kg małych świeżych ziemniaków, duża gałązka świeżej mięty, 1 łyżka świeżej pietruszki

Dressing: 120 ml jogurtu, odrobina oleju lnianego, 2 rozgniecione ząbki czosnku

Wyszorować ziemniaki i włożyć do rondla z odrobiną wody. Delikatnie gotować aż ziemniaki będą ugotowane, ale jeszcze twarde. Ciepłe ziemniaki pokroić w plastry i włożyć do gorącego naczynia. Polać sosem. Posypać świeżą, posiekaną miętą i pietruszką.

Błyskawiczne pieczone ziemniaki

Czas przygotowania: 5 minut; Czas gotowania: 60 minut

Składniki: Ziemniaki, olej lniany

Przekroić ziemniaki na pół i ponacinać przeciętą powierzchnię w kratownicę. W ten sposób upieką się w o połowę krótszym czasie (około 50 minut) w temperaturze 149 – 177°C. Kiedy wystarczająco ostygną, można polać je olejem lnianym.

Błyskawiczne pomidory i cukinia

Czas przygotowania: 5 minut; Czas gotowania: 30 minut; Porcje: 2

Składniki: 2 średnie pomidory pokrojone w plastry, 1 rozgnieciony ząbek czosnku, ¼ do ½ łyżeczki cukru (opcjonalnie), 1 średnia cukinia pokrojona w plastry

Pokroić pomidory i ułożyć na spodzie rondla razem z rozgniecionym czosnkiem i cukrem (opcjonalnie). Pokrojoną cukinię ułożyć na wierzchu. Zagotować na małym ogniu. Wymieszać, kiedy pomidory zaczną się gotować, przykryć i gotować na wolnym ogniu przez około 20 minut.

Ratatouille

Czas przygotowania: 15 minut; Czas gotowania: 60 minut; Porcje: 2 – 4

Składniki: 230 g pokrojonej w plastry cebuli, 230 g wydrążonej i pokrojonej w cienkie plastry zielonej/żółtej/czerwonej papryki, 230 g bakłażanu, 4 posiekane pomidory, 1 posiekany ząbek czosnku, 2 łyżeczki winnego octu jabłkowego, majeranek

Pokroić cebulę i ułożyć w naczyniu do pieczenia. Wydrylować i cienko pokroić paprykę, dodać do cebuli. Pokroić bakłażan na ćwiartki przecinając go wzdłużnie, a następnie na plasterki grubości 0,7 cm i dodać do naczynia. Posiekać pomidory i czosnek, dodać do naczynia razem z octem jabłkowym i posypać majerankiem. Włożyć do piekarnika i piec bardzo delikatnie w temperaturze 170°C aż będzie dobrze upieczone. Może być również pieczone na piecu.

Czerwona kapusta

Czas przygotowania: 25 minut; Czas gotowania: 60 minut; Porcje: 2 – 3

Składniki: ½ poszatkowanej czerwonej kapusty, 3 łyżeczki octu winnego, 3 duże posiekane cebule, 2 liście buraka, odrobina bulionu, 3 obrane i starte jabłka, 1 łyżeczka cukru

Wymieszać kapustę, ocet winny, cebulę, bulion i liście buraka w garnku. Dusić w bardzo małej temperaturze przez ok. 1 godzinę. Po pół godziny dodać jabłka i cukier.

Zapiekanka z czerwonej kapusty i jabłka

Czas przygotowania: 15 minut; Czas gotowania: 90 minut; Porcje: 2

Składniki: 1 średnia poszatkowana czerwona kapusta, jabłka pokrojone w plastry, sok z 1 pomarańczy, ocet winny jabłkowy, syrop klonowy

Poszatkować kapustę i pokroić jabłka. Ułożyć warstwy kapusty i jabłek w naczyniu do zapiekania. Polać octem jabłkowym, sokiem z pomarańczy i syropem klonowym. Dobrze przykryć i piec w temperaturze 180°C przez około 90 minut aż warzywa zmiękną. Wymieszać i podawać. Danie jest nawet lepsze odgrzewane!

Dynia Hokkaido z warzywami

Czas przygotowania: 15 minut; Czas gotowania: 30 minut; Porcje: 2 – 4

Składniki: 1 dynia Hokkaido, 1 łyżka wody, 1 ugotowany mały słodki ziemniak, 1 mała ugotowana cukinia, 1 czerwona (lub zielona) ugotowana papryka, 1 obrany pomidor, sproszkowana cebula lub czosnek, świeże zioła

Przekroić dynię na pół. Najłatwiej bardzo ostrym i ostro zakończonym nożem. Usunąć nasiona, pozostawiając resztę czerwonego środka nienaruszoną. Ustawić pionowo w żaroodpornym naczyniu i dodać wodę. Przykryć i piec w temperaturze 149 – 177°C (przez około 30 minut; sprawdzać nożem miękkość dyni). Jeżeli w garnku zostało dość miejsca, można dodać pozostałe warzywa. Jeżeli nie, upiec je w oddzielnym naczyniu w taki sam sposób lub gotować je delikatnie w rondlu na piecu. Kiedy warzywa będą gotowe, dodać je do połówek dyni. Posypać sproszkowaną cebulą (lub czosnkiem) lub świeżymi ziołami. Podawać z kolorową sałatką.

Pieczona cukinia z sałatką z papryki

Czas przygotowania: 10 minut; Czas gotowania: 30 minut; Porcje: 2

Składniki: 0,5 kg cukinii, 2 czerwone papryki, wydrylowane i podzielone na ćwiartki, gęsty jogurt, 3 łyżki grubo posiekanej mięty

Dressing: 2 łyżki soku z cytryny, 2 rozgniecione ząbki czosnku, olej lniany

Obciąć końcówki cukinii i przeciąć wzdłuż na połówki. Wydrylować paprykę i pokroić na ćwiartki. Ułożyć cukinie i paprykę na blasze do pieczenia, stroną ze skórką do góry. Piec w piekarniku w temperaturze 170°C przez około 30 minut. Przełożyć na talerzu, polać sosem i posypać miętą. Podawać z odrobiną białego sera (niesolonego, niekremowanego i odtłuszczonego).

Zawijany burak liściowy

Czas przygotowania: 10 minut; Czas gotowania: 30 minut

Składniki: Liście buraka liściowego, zielona cebulka, zielony groszek, szparag, brokuł, marchewka, łodygi czerwonego buraka liściowego

Odłożyć na bok liście buraka. Delikatnie ugotować cebulkę, groszek, szparagi, brokuł, marchewkę i łodygi czerwonego buraka liściowego w bardzo niewielkiej ilości wody, a następnie je posiekać. Oczyścić liście buraka. Wypełnić ugotowanymi warzywami i uformować kwadraty. Piec krótko w piekarniku w temperaturze 149 – 177°C przez kilka minut aż całość przejdzie ciepłem. Można podawać zimne lub gorące.

Rosti z warzyw korzennych*
(*Rosti oznacza: "rumienić", "smażyć")

Czas przygotowania: 10 minut; Czas gotowania: 60 minut; Porcje: 2

Składniki: 1 mała cebula pokrojona w cienkie plastry, 230 g ziemniaków, 110 g marchewki, 110 g brukwi, koper

Pokroić cebulę w cienkie plastry i delikatnie gotować w odrobinie wody. W międzyczasie ugotować ziemniaki, marchewkę i brukiew. Odcedzić, a kiedy przestygnie, zetrzeć grubo do miski. Wmieszać rozmiękczoną cebulę i koperek. Włożyć całość do żaroodpornego naczynia i piec przez około ½ godziny na górnej półce piekarnika w temperaturze 180°C lub aż będzie gotowe i lekko zbrązowieje. Od razu podawać.

Słodkie ziemniaki saute

Czas przygotowania: 15 minut; Czas gotowania: 20 minut; Porcje: 2 – 4

Składniki: 4 średnie słodkie ziemniaki, sok z 1 pomarańczy; odrobina cukru, olej lniany

Ugotować słodkie ziemniaki w mundurkach. Lekko ostudzić i pokroić w kostki. Włożyć do rondla razem z cukrem i sokiem z pomarańczy. Podgrzać delikatnie, ale nie doprowadzać do wrzenia. Ułożyć na talerzu i zostawić na chwilę, żeby lekko ostygło. Dodać olej lniany, wymieszać, podawać ze świeżą pietruszką (lub szczypiorkiem) i zieloną sałatką.

Zapiekane ziemniaki (bez jogurtu)

Czas przygotowania: 15 minut; Czas gotowania: 60 – 120 minut

Składniki: 1 cebula, pokrojone w plastry ziemniaki, pokrojone w plastry pomidory, majeranek lub tymianek

Ułożyć całą posiekaną cebulę na spodzie szklanego naczynia do pieczenia. Pokroić ziemniaki i ułożyć na warstwie cebuli. Dodać warstwę pokrojonych w plastry pomidorów i kolejną warstwę posiekanej lub pokrojonej w plastry cebuli. Posypać szczyptą majeranku i/lub tymianku, piec w piekarniku w niskiej temperaturze ok. 150°C przez 1 – 2 godziny lub aż będzie upieczone.

Zapiekane ziemniaki (z jogurtem)

Czas przygotowania: 15 minut; Czas gotowania: 60 – 90 minut; Porcje: 2

Składniki: 0,5 kg ziemniaków, 1 posiekana cebula, 1 posiekany ząbek czosnku, jogurt

Gotować delikatnie ziemniaki aż lekko zmiękną. Pokroić w cienkie plastry. Posiekać cebulę i czosnek. Ułożyć ziemniaki, przykryte cebulą i czosnkiem w naczyniu do pieczenia. Polać jogurtem i piec w temperaturze 180°C przez 60 – 90 minut lub aż będą upieczone i zaczną z góry brązowieć.

Szpinak

Czas przygotowania: 10 minut; Czas gotowania: 20 minut; Porcje: 2

Składniki: Szpinak, posiekana cebula

Po odcięciu korzeni wymyć dobrze szpinak 3 – 4 razy. Włożyć do dużego, przykrywanego garnka z ułożoną wcześniej na spodzie warstwą cebuli.

Nie dodawać wody. Dusić na wolnym ogniu aż szpinak zacznie więdnąć. Odlać wodę. Podawać posiekane z plasterkami cytryny.

Szpinak (lub burak liściowy) w sosie pomidorowym

Czas przygotowania: 15 minut; Czas gotowania: 15 minut

Składniki: Szpinak (lub burak liściowy), palczatka cytrynowa (trawa cytrynowa), gałązka rozmarynu, ziele angielskie (opcjonalnie)

Ugotować szpinak (lub liście buraka) z odrobiną trawy cytrynowej i gałązką rozmarynu. Dodać szczyptę ziela angielskiego, jeżeli mamy ochotę. Pokroić cienko szpinak (lub buraka liściastego) i ugotować. Podawać z sosem pomidorowym.

Faszerowany bakłażan

Czas przygotowania: 20 minut; Czas gotowania: 60 minut; Porcje: 2

Składniki: 1 bakłażan, 110 g pomidorów, 1 średnia cebula, 1 rozgnieciony ząbek czosnku, 1 łyżka świeżej posiekanej pietruszki

Włożyć cały bakłażan do dużego garnka, zalać wrzątkiem, zostawić na 10 minut, a potem włożyć do zimnej wody. W międzyczasie gotować pomidory w rondlu przez 5 minut. Przecisnąć przez sitko, żeby pozbyć się skórek i odłożyć pulpę na bok. Przeciąć wystygnięty bakłażan wzdłużnie na pół. Wydrylować, zostawiając skorupę szerokości 1,25 cm. Posiekać środek z bakłażanu i odłożyć na bok. Włożyć skorupki bakłażanu do płytkiego naczynia do pieczenia z odrobiną wody, żeby bakłażan się nie przypalał. Piec przez 30 minut w temperaturze 180°C. Podgotować cebule i czosnek w małych ilościach wody aż zmiękną. Domieszać pietruszkę. Dodać pulpę z pomidorów i bakłażanu i gotować przez 20 minut na średnim ogniu aż zacznie tężeć. Włożyć miksturę do przygotowanych wcześniej skorup bakłażanu. Trzymać w ciepłym piekarniku aż do momentu podania lub zostawić do wystygnięcia i podawać zimne.

Faszerowane warzywa

Czas przygotowania: 25 minut; Czas gotowania: 30 minut; Porcje: 2 - 4

Składniki: 1 cukinia, 1 bakłażan, 2 małe posiekane cebule, 1 rozgnieciony czosnek, majeranek, 1 zielona (lub czerwona) papryka, bulion

Przekroić cukinie i bakłażan na połówki, wydrylować bakłażan (ostrożnie, zostawiając skorupę zewnętrzną) i ugotować z cebulą, czosnkiem i majerankiem. Przekroić paprykę na połowę i wydrylować. Ponadziewać bakłażan, cukinię i paprykę pulpą z bakłażanu, czosnku i cebuli, a następnie włożyć do płytkiego naczynia do pieczenia, na górę ułożyć plastry cebuli. Piec w temperaturze 149 - 177°C aż papryka będzie gotowa. Dodać odrobinę bulionu, jeżeli danie jest zbyt suche. Podawać z sosem pomidorowym.

Faszerowana papryka

Czas przygotowania: 10 minut; Czas gotowania: 50 minut; Porcje: 1

Składniki: Czerwona (lub zielona) wydrylowana papryka, posiekane i wymieszane warzywa, pokrojone w plastry pomidory

Przekroić paprykę na pół i wydrylować. Ułożyć w żaroodpornym naczyniu wydrążoną stroną do góry. Nafaszerować wymieszanymi warzywami. Na wierzchu ułożyć plastry pomidorów. Piec w temperaturze 180°C przez około 40 - 50 minut lub aż papryka zrobi się miękka. Podawać z brokułem lub innym zielonym warzywem.

Opcjonalnie: Dla odmiany zamiast z pieczonymi ziemniakami można podawać z ptysiami z ziemniaków.

Faszerowane kabaczki

Czas przygotowania: 30 minut (bez namaczania); Porcje: 4 - 6

Składniki: 3 - 4 główki kabaczków, 120 g pokrojonej w kostkę cebuli, 120 g pokrojonego w kostkę selera, 120g pokrojonej w kostkę marchewki, 180 g ugotowanego brązowego ryżu, 120 g soczewicy, 60 g namoczonych i osuszonych rodzynek (lub pokrojonych suszonych śliwek), 3 łyżeczki świeżej posiekanej pietruszki, ½ łyżeczki tartej szałwii, ½ łyżeczki tymianku, 1 duży rozgnieciony ząbek czosnku

Przekroić kabaczki wzdłużnie i usunąć nasiona. Namoczyć rodzynki (lub posiekane śliwki) (zalać na noc zimną wodą lub zalać wrzątkiem i zostawić na parę godzin). Połączyć z pozostałymi składnikami i nafaszerować kabaczki. Przykryć i piec w temperaturze 149 – 163°C przez 1½ godziny lub aż kabaczek będzie miękki. Wyśmienite z sosem z marchewki.

Opcjonalnie: Żeby uzyskać znakomity, łagodny smak można użyć 6 – 8 całych ząbków czosnku. Rozgniatanie czosnku powoduje uwolnienie silnych olejków aromatycznych, podczas gdy używanie ich w całości dodaje łagodnego smaku.

Pieczone słodkie ziemniaki z jabłkami

Czas przygotowania: 15 minut; Czas gotowania: 60 minut; Porcje: 2

Składniki: 230 g słodkich ziemniaków, 2 pokrojone w plastry jabłka, odrobina wody, odrobina cukru, ziele angielskie (opcjonalnie)

Ugotować delikatnie słodkie ziemniaki w mundurkach, pozostawić do wystygnięcia. Pokroić w plasterki i układać w naczyniu do pieczenia na przemian z warstwami jabłek. Każdą warstwę pokropić lekko wodą i posypać cukrem oraz zielem angielskim (jeżeli używamy). Piec przykryte w temperaturze 149 – 177°C przez 20 minut, odkryć i piec przez dodatkowe 10 minut. Podawać jako danie główne z sałatką (bez ziela angielskiego) lub jako deser (z zielem angielskim).

Słodko kwaśna zapiekanka

Czas przygotowania: 20 minut; Czas gotowania: 90 – 120 minut; Porcje: 2

Składniki: 1 duże obrane i pokrojone w plastry jabłko, kilka pasków pory pokrojonych w plastry, 1 mała obrana i pokrojona w plastry cebula, 1 mały słodki ziemniak pokrojony w plastry, 1 mały wydrążony i posiekany pasternak, liść laurowy, 1 obrany i pokrojony w plastry pomidor, 1 duży rozgnieciony ząbek czosnku, tymianek, 1 mała pokrojona w plastry cukinia

Obrać i pokroić jabłko, ułożyć połówki plastrów na spodzie naczynia do zapiekania. Pokroić por i ułożyć na warstwie jabłka. Obrać i pokroić cebulę, ułożyć na porze. Pokroić słodkiego ziemniaka, wydrążyć i posiekać pasternak i ułożyć kolejną warstwę wymieszaną z resztą jabłka. W środek zapiekanki włożyć liść laurowy. Obrać i pokroić pomidora, ułożyć w kolejną warstwę. Rozgnieść czosnek i posypać nim warstwę pomidora, dodać tymianek i kolejną warstwę z cukinii. Przykryć i piec w piekarniku w temperaturze 180°C przez 90 – 120 minut.

Zapiekanka warzywna

Czas przygotowania: 20 minut; Czas gotowania: 60 minut

Składniki: Pokrojona w plastry cebula, pokrojone w plastry pomidory, pokrojony w plastry por, ziemniaki, cukinia, papryka, marchewka

Do solidnego, szczelnie zamykanego rondla, pokroić warstwę cebuli, pomidorów lub pora (albo wszystkich trzech). Pozostałe warzywa, pokrojone w plastry, kostkę lub posiekane, ułożyć warstwami do ¾ objętości naczynia. Jeżeli to konieczne dodać odrobinę wody. Gotować delikatnie przez 45 minut lub aż będzie gotowe.

Zimowa zapiekanka warzywna

Czas przygotowania: 20 minut; Czas gotowania: 120 minut; Porcje: 2

Składniki: Słodkie ziemniaki, pasternak, brukiew (karpiel), korzeń selera, łodyga selera, korzeń kopru włoskiego, pomidory, brukselka, liście laurowe, woda (lub bulion), świeża posiekana pietruszka

Pokroić w plastry, kostkę lub posiekać wszystkie składniki (z wyjątkiem brukselki i pietruszki). Włożyć do dużego naczynia do zapiekania z odrobiną wody (lub bulionem), żeby warzywa się nie przypaliły. Przykryć i gotować wolno w temperaturze 170°C przez 90 minut. Oczyścić i przekroić na połowę brukselkę, dodać do naczynia i gotować jeszcze przez dodatkowe 30 minut. Przed podaniem posypać świeżą, posiekaną pietruszką.

Zapiekanka z ziemniaków i cukinii

Czas przygotowania: 20 minut; Czas gotowania: 90 minut; Porcje: 2

Składniki: 0,5 kg pokrojonej w plastry cukinii, 0,5 kg pokrojonych w plastry ziemniaków, 2 pokrojone w plastry średnie cebule, 2 rozgniecione ząbki czosnku, 280 ml jogurtu, świeża posiekana pietruszka

Pokroić cukinię, ziemniaki i cebulę. Ułożyć na przemian warstwy cukinii, ziemniaków i cebuli w naczyniu do zapiekania, dodając rozgnieciony ząbek czosnku pomiędzy poszczególnymi warstwami. Piec w piekarniku w temperaturze 149 – 177°C przez około 90 minut. W międzyczasie rozgnieść drugi ząbek czosnku i dodać do jogurtu. Kiedy danie będzie gotowe, zdjąć pokrywkę i polać jogurtem. Posypać posiekaną pietruszką i podawać.

Cukinia z czosnkiem i pietruszką

Czas przygotowania: 15 minut; Czas gotowania: 35 minut; Porcje: 2

Składniki: 0,5 kg cukinii, 3 łyżki posiekanej pietruszki, 2 rozgniecione ząbki czosnku, sok z 1 cytryny, olej lniany

Odkroić końcówki cukinii i ugotować w całości. W międzyczasie posiekać pietruszkę i rozgnieść czosnek. Wymieszać z sokiem z cytryny i olejem lnianym. Przelać do miski. Kiedy cukinia będzie gotowa, przeciąć ją wzdłużnie (jeżeli jest niewielka) lub poprzecznie (jeżeli jest duża). Gorącą włożyć do miski i wymieszać w sosie. Podawać od razu z pieczoną papryką, pieczonymi ziemniakami i zieloną sałatką.

Cukinia z miętą

Czas przygotowania: 10 minut; Czas gotowania: 30 minut; Porcje: 2

Składniki: 4 małe cukinie, 2 łyżki winnego octu jabłkowego, 2 łyżki wody, 2 łyżki posiekanej mięty

Gotować delikatnie cukinię, aż będzie ugotowana, ale jeszcze twarda. Odciąć oba końce, pokroić w plastry. Plastry włożyć do naczynia do zapiekania. Wymieszać ocet jabłkowy, wodę i posiekana miętę i polać cukinię. Piec delikatnie w piekarniku w temperaturze 150°C aż przejdzie gorącem. Ostudzić i podawać z pieczonymi ziemniakami i zieloną sałatką.

DESERY

Gotowany sos jabłkowy

Czas przygotowania: 10 minut; Czas gotowania: 15 – 20 minut; Porcje: 2

Składniki: 3 średnie obrane, wydrążone i pokrojone w plastry jabłka, miód (lub cukier) jeżeli potrzeba

Włożyć plastry jabłka do rondla i do połowy zalać wodą. Dodać miód (lub cukier) do smaku. Gotować przez 15 minut lub aż będzie miękkie. Przepuścić przez przecierak do warzyw.

Sos jabłkowy, świeży

Czas przygotowania: 10 minut

Składniki: 3 średnie obrane, wydrążone i pokrojone w plastry jabłka, miód (lub cukier)

Przepuścić jabłka przez sokownik z przystawka do rozdrabniania. Dodać miód (lub cukier) do smaku.

Jabłecznik

Składniki: 60 g miodu (lub syropu klonowego), 230 ml świeżego sosu jabłkowego, 300 g mąki żytniej, 170 g mąki z pszenżyta, 170 g cukru, gałązka ziela angielskiego, gałązka gałki muszkatołowej, ¼ łyżeczki kolendry, 500 g rodzynek (lub posiekanych daktyli)

Krucha posypka: 170 g płatków owsianych, 80 g syropu klonowego (lub miodu), gałązka ziela angielskiego, gałązka gałki muszkatołowej

Wymieszać miód (lub syrop klonowy), sos jabłkowy i mąkę. Przesiać razem cukier, ziele angielskie, gałkę muszkatołową i kolendrę. Dodać rodzynki (lub daktyle). Wymieszać suche i mokre składniki. Włożyć do prostokątnej formy do pieczenia. Wymieszać przyprawy z płatkami owsianymi przygotowując suchą posypkę. Domieszać syrop klonowy (lub miód), aby uzyskać kruchą masę. Posypać wierzch placka. Piec w temperaturze 163°C przez 40 minut lub sprawdzając, kiedy placek będzie gotowy. Podawać z łyżką świeżego sosu jabłkowego lub jogurtu.

Słodki pudding jabłkowo – ziemniaczany

Czas przygotowania: 20 minut; Czas gotowania: 30 minut; Porcje: 2 – 3

Składniki: 1 słodki, ugotowany obrany i pokrojony w plastry ziemniak, 1 surowe, obrane i pokrojone w plastry jabłko, 1 łyżeczka rodzynek, 120 g bułki tartej, 1 łyżeczka cukru, 120 ml soku pomarańczowego, 3 łyżeczki jogurtu

Pokrojony słodki ziemniak włożyć do naczynia do pieczenia, dodać plastry jabłka, rodzynki, bułkę tartą, cukier i sok pomarańczowy. Piec w piekarniku w temperaturze 177°C przez 30 minut. Podawać na gorąco z jogurtem.

Opiekane banany

Czas przygotowania: 5 minut; Czas gotowania: 10 minut; Porcje: 1

Składniki: 1 banan, 1 łyżeczka cukru, sok z cytryny

Przekroić wzdłużnie banana, dodać cukier i kilka kropli soku z cytryny. Włożyć do naczynia i opiekać na wolnym ogniu przez 10 minut. Podawać gorące.

Duszone wiśnie (czereśnie)

Czas przygotowania: 10 minut; Czas gotowania: 12 minut; Porcje: 2

Składniki: 220 g wypestkowanych wiśni (czereśni), 1 łyżeczka skrobi ziemniaczanej, 2 łyżeczki zimnej wody, 2 łyżeczki cukru (jeżeli potrzeba)

Ułożyć wiśnie (czereśnie) w rondlu i zalać wodą do przykrycia. Gotować 10 minut na wolnym ogniu. Dodać skrobi ziemniaczanej rozpuszczonej w zimnej wodzie, wlać do gotujących się wiśni. Gotować jeszcze przez 2 minuty, ostudzić i podawać (wiśnie i czereśnie są bardzo zdrowe i najlepiej smakują na surowo).

Porzeczki

Czas przygotowania: 5 minut; Porcje: 1 – 2

Składniki: 220 g czerwonych porzeczek, 3 łyżeczki cukru, jogurt

Umyć porzeczki w całości jeszcze przed usunięciem łodyżek. Włożyć do naczynia, dodać cukier i podawać. Jogurt, posłodzony cukrem, może być użyty jako sos.

Mieszanka owocowa

Czas przygotowania: 5 minut; Czas gotowania: 13 – 15 minut; Porcje: 3

Składniki: 700 g świeżych wiśni i moreli (wydrylowanych, przekrojonych na pół i pokrojonych w plastry), 500 ml wody, 120 g cukru, 2 łyżeczki skrobi kukurydzianej rozpuszczonej w 80 ml wody

Owoce włożyć do rondla i zalać wodą. Gotować powoli przez 10 minut. Dodać skrobię kukurydzianą i gotować jeszcze 3 minuty. Ostudzić i podawać.

Połówki gruszki w polewie

Czas przygotowania: 15 minut; Czas gotowania: 15 minut; Porcje: 4

Składniki: 4 – 5 dojrzałych przekrojonych na pół i wydrążonych gruszek, 120 ml wody 4 łyżki miodu (lub organicznego cukru trzcinowego)

Przekroić i wydrążyć gruszki. Wymieszać wodę z miodem (lub cukrem). Ułożyć połówki gruszek w naczyniu do pieczenia i polać miksturą z miodu i wody. Piec wolno w temperaturze 121°C aż danie będzie gotowe. Polać sokiem, jeśli to konieczne.

Placek z płatków owsianych

Czas przygotowania: 20 minut; Czas gotowania: 45 minut; Porcje: 6

Składniki: 920 g płatków owsianych, 2 starte lub zmiksowane marchewki, miód i rodzynki (jeżeli lubimy)

Wymieszać wszystkie składniki w naczyniu do pieczenia. Włożyć do piekarnika bez przykrycia i piec przez 45 minut w temperaturze 121°C. Podawać z jogurtem.

Brzoskwinie

Czas przygotowania: 15 minut; Czas gotowania: 10 minut; Porcje: 1 - 2

Składniki: 0,5 kg obranych brzoskwiń, 2 łyżeczki cukru

Włożyć brzoskwinie do wrzącej wody na pół minuty, osuszyć i obrać. Przekroić na połówki. Usunąć pestki i włożyć do rondla, zalać do połowy wrzątkiem, przykryć i gotować na wolnym ogniu przez 10 minut. Ostudzić, dodać cukier i podawać.

Gruszki

Czas przygotowania: 5 minut; Czas gotowania: 20 minut; Porcje: 1

Składniki: 1 duża, obrana wydrążona i przepołowiona gruszka, 1 łyżeczka cukru

Włożyć połówki gruszki do rondla i zalać wodą do połowy. Dodać cukier i gotować przez 20 minut.

Śliwki

Czas przygotowania: 10 minut; Czas gotowania: 15 minut; Porcje: 1

Składniki: 0,5 kg przepołowionych i wydrylowanych (można też zostawić w całości) śliwek, 2 łyżeczki cukru

Przekroić śliwki i usunąć pestki (lub ugotować śliwki w całości). Włożyć do rondla i zalać wodą do przykrycia. Gotować 15 minut. Odstawić, wystudzić i dodać cukier. Podawać zimne.

Ubijane suszone śliwki i banany

Czas przygotowania: 10 minut (bez namaczania); Czas gotowania: 10 minut; Porcje: 2

Składniki: 230 g ugotowanych namoczonych suszonych śliwek, 2 małe rozgniecione na pulpę banany, sok z ¼ cytryny, 1 łyżeczka cukru

Namoczyć śliwki (zalać na noc zimną wodą lub zalać wrzątkiem i zostawić na parę godzin) i gotować je przez 10 minut. Ubić wszystkie składniki razem i włożyć do lodówki na godzinę. Może być podawane w plasterkach z osłodzonym jogurtem.

Śliwki suszone i morele

Czas przygotowania: 10 minut (bez namaczania); Czas gotowania: 15 minut; Porcje: 2

Składniki: 230 g namoczonych suszonych śliwek, 230 g namoczonych suszonych moreli, 80 g jęczmienia

Namoczyć morele i śliwki (zalać na noc zimną wodą lub zalać wrzątkiem i zostawić na parę godzin). W tej samej wodzie gotować jęczmień przez 10 minut lub aż będzie miękki. Ostudzić i podawać.

Bibliografia

A Cancer Therapy: Results of Fifty Cases and The Cure of Advanced Cancer by Diet Therapy: A Summary of Thirty Years of Clinical Experimentation, Dr Max Gerson, (San Diego: Gerson Institute, 2002). Nowatorska praca dra Gersona nad jego antynowotworową terapią, opracowana po ponad 35 latach doświadczeń klinicznych.

Dr Max Gerson: Healing the Hopeless, Howard Straus (Carmel, CA: Totality Books, 2002). Oficjalna biografia dra Maxa Gersona, historia jego życia przeplatająca się z historią opracowania terapii, ucieczką z hitlerowskich Niemiec i zmaganiami z amerykańskim systemem medycznym.

Censured for Curing Cancer: The American Experience of Dr. Max Gerson, S. J. Haught (San Diego: Gerson Institute, 1991). Dziennikarz śledczy, który początkowo przedstawiał dra Gersona jako szarlatana leczącego raka, zmienił zdanie odkrywając, kto naprawdę jest szarlatanem.

The Cancer Industry: Unraveling the Politics, Ralph W. Moss (New York: Paragon House, 1989). Przedstawianie siły pieniędzy i polityki, które stoją na czele przemysłu leczącego i prześladującego chorych na raka.

Questioning Chemotherapy, Ralph W. Moss (Brooklyn: Equinox Press, 2000). Analiza wyników i praktycznej strony chemioterapii oraz powodów kryjących się za jej powszechnym stosowaniem pomimo nikłej skuteczności.

Death by Modern Medicine, Carolyn Dean, MD (Belleville, Ontario: Matrix Vérité, 2005). Drobiazgowo zebrane przez dra Deana statystyki rządowe i medyczne, opublikowane, by pokazać, że zabójcą numer jeden w Stanach Zjednoczonych jest... nasz własny system medyczny.

The China Study: Startling Implications for Diet, Weight Loss and Longterm Health, T. Colin Campbell and Thomas M. Campbell II (Dallas: BenBella Books, 2005). Jeden z najlepszych na świecie dietetyków opisuje dobrze udokumentowane przykłady produktów zwierzęcych jako największych kancerogenów na świecie.

A Time to Heal, Beata Bishop (Lydney, Gloucestershire, UK: First Stone Publishing Company, 2005; dostępne w Gerson Institute, San Diego). Beata Bishop opisuje swoje własne sukcesy w walce z czerniakiem przy pomocy Terapii Gersona oraz praktykę ostatnich 25 lat, napisane z dużym wyczuciem i humorem.

Living Proof: A Medical Mutiny, Michael Gearin-Tosh (London: Simon & Schuster UK, Ltd., 2002). Profesor Gearin-Tosh stanął wobec wyroku śmierci z powodu czerniaka, wybrał jednak leczenie Terapią Gersona i Medycyną Chińską, przeżył 10 lat więcej niż dawali mu lekarze. Dowcipne, mocne, dobrze się czyta.

Fats & Oils, Udo Erasmus (Vancouver, BC: Alive Books, January 1989). Znakomita książka o tłuszczach, olejach, ich strukturze, pochodzeniu, stosowaniu i wpływie na ciało i psychikę człowieka.

Fluoride: the Aging Factor, John Yiamouyiannis (Delaware, OH: Health Action Press, 1993). Przegląd literatury dotyczącej fluoryzacji wody, witamin, pasty do zębów i leczenia stomatologicznego. Znakomita pomoc w ochronie zdrowia własnego i naszych najbliższych.

The Root Canal Cover-Up, George Meinig (Ojai, CA: Bion Publishing, 1994). Specjalista w leczeniu kanałowym zębów opisuje zgubny wpływ tych zabiegów na zdrowie człowieka. Koniecznie należy przeczytać.

What Really Causes Schizophrenia, Harold D. Foster (Victoria, BC: Trafford Publishing, 2003). Profesor Foster prezentuje w formie opowiadania analizę przyczyn schizofrenii, raczej jako skutku niewłaściwego odżywiania, niż problemów mentalnych.

What Really Causes AIDS, Harold D. Foster (Victoria, BC: Trafford Publishing, 2002). Profesor Foster wskazuje na prawdziwe przyczyny AIDS jakimi są niedobory selenu oraz udowadnia, że AIDS jest wyleczalne za pomocą właściwej diety i suplementów.

Healing booklets by Charlotte Gerson (Carmel, CA: Cancer Research Wellness Institute, 2002; dostępne w Gerson Institute, San Diego), 30 stron każda książeczka. Jest to seria dziewięciu broszurek, z których osiem opisuje różne rodzaje raka (dlaczego się pojawiają, jak leczyć je Terapią Gersona, krótki opis zasad Terapii Gersona, historie wyleczonych pacjentów), a jedna z nich opisuje choroby autoimmunologiczne.
- Healing Breast Cancer the Gerson Way
- Healing Prostate and Testicular Cancer the Gerson Way
- Healing Ovarian and Female Organ Cancer the Gerson Way
- Healing Colon, Liver and Pancreas Cancer the Gerson Way
- Healing Lung Cancer & Respiratory Diseases the Gerson Way
- Healing Lymphoma the Gerson Way
- Healing Melanoma the Gerson Way
- Healing Brain and Kidney Cancer the Gerson Way
- Healing „Auto-immune" Diseases the Gerson Way

Doctor Max, Giuliano Dego (Barrytown, NY: Station Hill Press, 1997; dostępne w Gerson Institute, San Diego, California). Obszerna biografia dra Gersona, geniusza medycyny, który opracował Terapię Gersona. Napisana przez jednego z najlepszych włoskich poetów, zdobywcę National Paperback Book Prize za tę książkę.

Filmy DVD:
The Gerson Miracle, Stephen Kroschel (Haines, AK: Kroschel Films, 2004). Zdobywca 2004 Golden Palm for „Best Picture," Beverly Hills Film Festival, Beverly Hills, CA.

Dying to Have Known, Stephen Kroschel (Haines, AK: Kroschel Films, 2006). Nagrodzony Honorable Mention, Feature-length w kategorii filmów dokumentalnych, 2006 New York International Independent Film and Video Festival, New York City, NY.

Skorowidz

A Cancer Therapy, 11, 141, 185, 186, 195, 203, 218, 267, 270, 277, 351

acetazolamid, 265

ADHD, 47, 94, 95

adrenalina, 37, 65, 110, 256

Agent Orange, 98

agranulocyty, 266

AIDS, 84, 352

akromegalia, 247, 259

akupresura, 201

akupunktura, 126, 202

Albert Schweitzer, 12, 21

albumina, 257, 258

aldosteron, 249

aldosteronizm, 250

alergen, 91, 144

alergia, 21, 65, 90, 91, 92, 140, 176

alkohol, 26, 50, 57, 65, 93, 103, 143, 203, 218, 225, 235, 253, 256, 257, 260

ALT/SGPT, 255

aluminium, 58, 135

aminos, 280

aminotransferaza alaninowa, 254

aminotransferaza asparaginianowa, 255

anemia, 98, 114, 167, 250 - 252, 259, 261, 262, 263, 264

anemia hemolityczna, 259

anemia sierpowata, 259

angioplastyka, 73

anoksja, 260

Antoine Bechamp, 14

antybiotyki, 33, 48, 78, 81, 142, 192, 193

antyperspiranty, 58, 59, 220

arterioskleroza, 65

artretyzm, 14, 50, 65, 81, 114, 160, 176, 222

arytmia, 246, 249

asany, 203

askorbinian sodu, 178

aspartan, 49, 50, 53, 142

aspiryna, 174, 178, 260

AST/SGOT, 251

astma, 90, 91

ataki paniki, 71, 90

autyzm, 61

azotan sodu, 49

badania krwi, 80, 180, 207, 245

bakterie, 14, 28, 35, 36, 38, 48, 108, 173, 193, 252

barbiturany, 259

bariera krew-mózg, 97

bazofile, 266

Beata Bishop, 2, 229, 351

benzen, 136, 266

beryl, 54

beta karoten, 221

betalipoproteinemia, 257

bezpłodność, 52

bezsenność, 45, 47, 65, 96

białaczka, 44, 69, 113, 197, 258, 259, 265, 266

białe krwinki, 36, 265, 266

białka, 8, 28, 33, 36, 37, 86, 88 - 91, 102, 103, 106, 122, 123, 167, 168, 212, 222, 225, 257 - 259, 264, 267, 272

białka zwierzęce, 33, 37, 88, 91, 212, 215

bierni palacze, 57

bilirubina, 252, 254, 257

biopsja, 265, 269, 273, 274, 275, 276

blizny, 176

ból, 27, 28, 45, 47, 51, 62, 81, 87 - 89, 93, 98, 99, 102, 106, 107, 110, 111, 156, 159, 166, 167, 170 - 175, 180, 181, 186, 193, 195, 202, 214, 221, 237, 246, 273, 275, 277

British Soil Association, 53

burak liściowy, 339, 341

całościowość, 15, 176

campylobacter, 27

candida, 71

Carl Simonton, 233, 244

cebula, 285, 288, 290 - 292, 294 - 296, 298, 300, 301, 303, 304, 306, 307 - 314, 316, 317, 321, 322, 324, 325, 327, 328, 330 - 332, 334, 335, 338 - 341, 343, 344

Charlotte Gerson, 2, 6, 97, 100, 107, 271, 352

chemia rolnicza, 42

chemioterapia, 8, 39, 43, 71, 114, 118, 125 - 127, 159, 163, 176, 182, 185 - 187, 192, 194, 196, 197, 207, 213, 216, 217, 223, 237, 245, 250, 264, 265, 269, 271 - 275, 281, 351

chinina, 265

chleb, 41, 152, 282

chlor, 31, 38, 136, 137, 139, 146, 166, 208, 247, 249, 250

chloramfenikol, 265

chłoniak, 43, 71, 197, 259, 269

chłoniak Burkitta, 197

cholesterol, 52, 74, 75, 76, 78, 79, 97, 102, 103, 144, 169, 181, 255, 256

choroba Addisona, 249, 250

choroba neuronu ruchowego, 115

choroba nowotworowa, 175, 198, 231

choroba Pageta, 246, 253, 254

choroba Parkinsona, 50

choroba Wilsona, 259

chorobia von Gierkiego, 260

choroby autoimmunologiczne, 82, 86, 89, 352

choroby kolagenu, 86

choroby mięśni szkieletowych, 254

choroby serca, 30, 49, 53, 72, 73, 74, 75, 77, 101, 108

choroby wątroby, 250, 251, 254, 255, 258

ciąża, 87, 196, 254, 264, 265

ciśnienie osmotyczne, 249

cukier, 49, 65, 78, 79, 80, 93, 94, 103, 142, 143, 151, 153, 158, 163, 219, 221, 249, 260, 283, 289 - 291, 299, 301 - 305, 310, 325, 326, 327, 336, 337, 339, 343, 346 - 350

cukrzyca, 50, 53, 72, 77, 78, 80, 101, 103, 176, 180, 257, 260

cykle menstruacyjne, 270

czerniak, 118, 179, 180, 200, 273, 274, 278, 351

czerwienica, 259, 265

czerwone krwinki, 263

czosnek, 153, 290, 291, 296, 299, 301 - 303, 306, 310, 311, 313, 314, 316, 319, 323, 328 - 330, 333, 335, 337, 338, 340, 341, 342, 344, 345

czyściwa, 139, 145, 220

dehydrogenaza mleczanowa, 250

Demetrio Sodi-Pallares, 30

demineralizacja, 247

Dieta Epoki Kamienia, 49

dodatki smakowe, 38, 49, 95, 143

dopamina, 115

dreszcze, 180

drożdże, 95

drób, 220

drżenie rąk,, 116

dyfteryt, 60

endometrioza, 100, 270, 271

enzymy trawienne, 33, 224

enzymy trzustki, 37

eozynofile, 266

Ernst Krebs, 27

Ernst Krebs Junior, 27

erytrocytoza, 262, 263, 264

estragon, 154, 285, 289, 290, 291

FDA, 46, 51

fenacetyna, 260

fenotiazyna, 260

fenylobutazon, 265

fenytoina, 265

fibromialgia, 111

firmy farmaceutyczne, 60, 217, 219

fluoryzacja, 55, 352

fosfor, 33, 105

fosforan, 247

globuliny, 257, 258

glukagon, 260

glukoza, 30

glutaminian sodu, 49, 50, 53

gorączka, 175, 179, 180

granulocyty, 266

gronkowiec, 193

gruczoły limfatyczne, 58, 270

gruźlica, 21, 22, 258, 264

guz, 27, 28, 37, 40, 50, 68 - 70, 110, 112, 113, 121, 124, 142, 155, 159, 160, 163, 167, 168, 171, 173, 175, 179, 180, 185, 187, 192 - 195, 197, 214 - 216, 218, 219, 221, 222, 231, 244, 254, 269, 271 - 275, 277, 278 - 281

Henri Laborit, 73

herbata, 94, 144, 161, 164, 172, 177, 201

herbata miętowa, 177

herbata rumiankowa, 161

herbicydy, 32, 42, 43, 142

herbicydy fenoksyoctowe, 43

historie wyleczonych pacjentów, 268

hormony adrenokortykotropowe, 256, 260

Howard Straus, 9, 221, 351

hydroksychlorochina, 265

hydroterapia, 172

ileitis regionalis, 98

infekcja, 27, 36, 45, 71, 97, 108, 109, 110, 181, 193, 206, 216, 265, 266

infekcja dziąseł, 109

insulina, 30, 37, 51, 73, 78, 79, 80, 260

intuicja, 243

Isaac Daryl, 102

izolacja, 82, 83, 231, 234

izoniazyd, 265

jabłka, 79, 145, 148, 151, 153, 189, 213, 292 - 298, 300, 301, 305, 308, 317, 324, 325, 337, 343, 344, 346, 347

Janet Pottinger, 10

jelito cienkie, 39, 98, 156, 162, 216

jelito grube, 39, 61, 98, 155, 157, 159, 160, 162, 197, 209, 216, 222, 224, 274, 275, 279

jod, 38, 137, 165, 166

jogurt, 28, 193, 283, 285 - 291, 293, 298, 299, 301 - 308, 311 - 317, 321, 331, 335, 338, 340, 348

Juice Press Factory, 132

kafestol, 125

kahweol, 125

kamienie nerkowe, 99

kanały zębowe, 107

kancerogen, 351

kapusta, 126, 295, 298, 309, 310, 317, 321, 324, 337

karbamazepina, 265

karotenemia, 269

kleik z płatków owsianych, 161, 177, 189

klofibratu, 260

koenzym Q10, 27

kofeina, 49, 103, 105, 144

kokaina, 93, 95

koklusz, 60

koloidalne srebro, 135

komputerowa tomografia osiowa (CAT), 194

konserwanty, 34, 38

kortykosteroidy, 111

kortykosterydy, 74

kortyzon, 65, 87

kosmetyki, 38, 57, 58, 59, 198, 220

krążenie, 78, 194, 250

krew, 28, 74, 76, 113, 114, 156, 167, 257

krwawienie, 189, 193

krwiak, 263

krwotok, 252, 265

kryzys ozdrowieńczy, 161, 175

krzywica, 254

kuchenki mikrofalowe, 31, 62, 135

kwas abscysynowy, 167

kwas etakrynowy, 265

kwas fitynowy, 144

kwas linolenowy, 169

kwas linolowy, 169

kwas moczowy, 116, 259, 260

kwasica, 247, 249, 250

kwasica nerkowo kanalikowa, 247

laktoza, 28

laurylowy siarczan sodu, 58

lekarstwa, 20, 25, 36, 45 - 48, 76, 79 - 81, 87, 90, 91, 93, 98, 110, 114, 115, 147, 148, 155, 165, 186, 195, 197, 207, 217, 221, 245, 253, 257, 265, 275

lekarz, 9, 20, 24, 83, 86, 87, 99, 102, 107, 111, 122, 170, 176, 192, 194, 207, 234, 245, 249, 268, 270 - 273, 276 - 278

leki antydepresyjne, 265

leukocyty, 8, 266

lewatywy z kawy, 93

liczba płytek krwi, 264

limfocyty, 36, 82, 266

limfocyty T, 123

lipidy, 74, 122, 247, 253, 255, 257

lipoproteina, 256

L-kanawanina, 145

łożysko, 254

łuszczyca, 259

magazynowanie, 131, 149

magnez, 40, 143

majeranek, 154, 322, 337, 340, 342

makrocytoza, 263

malaria, 180

mammografia, 194

mango, 153, 287

marchewka, 189, 209, 285, 292, 293, 297, 298, 300, 306, 310, 317, 318, 327, 334, 339, 344

Margaret Straus, 9

margaryna, 52

marskość wątroby, 57, 77, 251, 252, 255, 256

martwica, 255, 261, 264, 266

maszty radiowe, 32

maści, 146

McDonald, 102, 141

MCH, 262, 263, 264

MCHC, 263, 264

MCV, 262, 263, 264

medycyna alopatyczna, 165, 195, 227, 236, 245

medycyna konwencjonalna, 11, 21, 75, 90, 120, 123, 232, 245

medycyna ortodoksyjna, 22, 217, 234

medytacja, 159, 242

mefenytoina, 265

menopauza, 72, 104

Merck & Co.,Inc., 46

metanol, 50

metazolamid, 265

metimazol, 265

metyldopa, 265

mielina, 82, 83

mięsak, 281

mięso, 106, 220

mięśnie, 89, 90, 171, 203

mięta, 292, 301, 302, 327, 332

migrena, 15, 20, 21, 77, 92, 99, 176, 198, 275

migreny, 15, 20, 21, 77, 92, 99, 176, 198, 275

mikrocytoza, 263

minerały, 33, 36, 40, 45, 52, 54, 96, 102, 116, 121, 124, 126, 132, 136, 142, 144, 147, 150, 157, 159, 209, 211, 213, 219, 221

mleko, 74, 90, 92, 93, 105, 218

mocz, 70, 82, 87, 105, 116, 123, 130, 180, 181, 207, 227, 245, 247, 248, 258, 267

mocznica, 258

monocyty, 266

mononukleoza, 251, 259

mononukleoza zakaźna, 259

morele, 153, 288, 297, 298, 325, 350

morfina, 87, 93, 99, 156, 170, 178, 255

Morgan Spurlock, 102

mózg, 21, 36, 39, 47, 50, 57, 60, 74, 95, 96, 97, 112, 115, 116, 118, 135, 159, 179, 208, 229, 230, 260, 277 myalgic encephalomyelitis, 81

mydło, 137, 139

nadciśnienie, 65, 76, 77, 101, 176

nadnercza, 86, 246, 248, 260, 261

nadwaga, 101

nałogi, 26, 48, 56, 92, 93, 94, 103, 221, 235

napady, 71, 178, 207

narkotyki, 26, 48, 93, 94, 103, 235, 279

naświetlania, 125, 195

nawodnienie, 258, 263

NCI, 55

nerki, 21, 32, 35, 36, 39, 48, 65, 76, 78, 79, 86, 108, 114, 116, 150, 196, 222, 246 - 251, 254, 256, 257 - 259

neutrofile, 266

NHL, 43

niacyna, 48, 75, 97, 167, 170, 174, 178, 189, 219

niedoczynności przytarczyc, 246

niedokrwistość złośliwa, 252

niedożywienie, 103, 247

niedrożność, 98, 174, 251, 252, 253, 254, 257, 259

nieletni, 47

nieuleczalne, 9, 25, 67, 81, 89, 276

niewydolnością mięśnia sercowego, 255

niewydolność, 90, 248, 250

niewydolność nerek, 248, 250

nikotyna, 57, 69, 93

Norwalk, 132, 133, 224

nudności, 20, 27, 37, 51, 91, 164, 175, 177, 186, 196, 197, 246

NutraSweet, 49, 84, 142

objętość krwi, 249, 263

ocet jabłkowy, 289, 301, 304, 306, 308, 316, 324, 325, 346

ocet winny, 291, 294, 300, 324, 337

octyl methoxycinnamate, 201

oczopląsy, 82

odpoczynek, 205, 244

odwrócona osmoza, 283

okłady z glinki, 170, 171, 172

olej, 52, 74, 126, 137, 143, 152, 153, 162 - 164, 169 - 171, 178, 182, 186, 187, 189, 216, 284, 286 - 296, 299, 300 - 304 - 320, 322 - 327, 330, 332, 336, 338 - 340, 345

olej lniany, 79, 284, 300, 303, 311, 313, 319, 320, 330, 336, 345

olej rycynowy, 216

olestra, 49

omega-3, 74, 79, 126, 169

omega-6, 75

onkologia, 192

operacja, 22, 98, 100, 140, 141, 156, 160, 180, 192 - 194, 265, 270 - 272, 275, 277 - 280

organiczne pożywienie, 37, 92, 95

orzechy, 92

orzeszki ziemne, 92

osad moczu, 267

osłabienie, 48, 51, 58, 64, 81, 84, 107, 119, 186, 196, 198, 215, 232, 249

ospa, 60

osteoblasty, 253, 254

osteomalacja, 254

osteoporoza, 40, 55, 81, 104, 105, 106, 107

otwarte rany, 69

owoce, 19, 34, 45, 79, 80, 90, 92, 94, 99, 120, 121, 126, 132, 133, 136, 142, 143, 147, 148 - 153, 198, 210 - 213, 221, 225, 279, 280, 283, 288

owoce morza, 92

OxiContin, 170

ozon, 28, 173

palenie, 26, 75, 101, 221, 278

palpitacje, 62, 89

pankreatyna, 168

panoramiczne zdjęcia, 108

paratyreoidektomia, 246

pasożyty, 35, 162

Patańdźali, 155

Pau d'Arco, 29

penicylamina, 265

penicylina, 48, 265

perystaltyka, 160

pestycydy, 32, 38, 42, 115, 121, 139, 142, 225

pH, 248, 253, 257, 259, 267

Philip James, 103

Physicians Committee for Responsible Medicine, 105

piekarnik, 139, 284

pierwiastki śladowe, 142, 209

pietruszka, 285, 286, 290 - 292, 298, 301, 302 - 310, 314, 317, 320, 322, 324, 327, 329, 332, 335, 344, 345

pirymetamina, 265

placebo, 268

Platon, 232

pleśnie, 90, 91

płatki owsiane, 222

płuca, 39, 48, 57, 109, 117, 250, 277

płytki, 74, 75, 76, 78, 169, 196, 264, 265

płytki krwi, 196, 264, 265

podrażnienie, 145, 160, 162, 198, 200, 217, 279

pomidory, 80, 213, 288, 295, 298, 299 - 306, 310 - 318, 322 - 325, 328 - 333, 336, 337, 340 - 344

poparzenia, 195, 200, 249

porażenie, 249

porażenie wiotkie, 249

postawa, 240, 241

potas, 248

pozytywne, 84, 175, 186, 232, 233, 235

praca, 23, 24, 27, 41, 56, 57, 65, 82, 83, 96, 120, 122, 123, 148, 156, 158, 160, 166, 176, 179, 190, 196 - 200, 205, 209, 222, 232, 235, 242, 247, 248, 258, 259, 279, 351

produkty mleczne, 145

program, 8, 11, 31, 34, 79, 95, 99, 119, 129, 159, 182, 185 - 187, 190, 204, 224, 225, 240

promienie ultrafioletowe, 200

proteiny, 28, 78, 88, 106, 123, 144, 211, 213, 215, 220, 222, 257, 258, 280

prysznic campingowy, 208

przekrwienie wątroby, 255

przerzuty, 22, 68, 100, 118, 125, 180, 194, 195, 246, 251 - 254, 259, 268, 272 - 277

przetoki jelitowe, 250

przetworzona żywność, 34, 51, 54, 78, 111, 142, 225

przewód żółciowy, 22, 156, 157, 252

przeziębienia, 28, 45, 48, 78, 215, 216, 224

przyprawy, 51, 347

przytarczyce, 246, 254

psychoneuroimmunologia, 230

psychoonkologia, 229, 232

puls, 249

puryny, 259, 260

pyłki, 90, 91, 92

pyrazynamid, 260

Pyrex, 135

radioterapia, 127, 195, 264, 265, 269, 270, 272, 273, 275, 280

rak, 1, 2, 8, 12, 22 - 27, 42 - 44, 48, 49, 55, 57, 59, 62, 68 - 72, 84, 85, 100, 105, 110, 112, 113, 118, 120, 122, 124 - 127, 132, 144, 156, 166, 167, 180, 182, 190, 192, 195 - 197, 200 - 203, 207, 209, 215, 216, 217, 221, 223, 227, 229 - 234, 245, 246, 252 - 254, 264, 271 - 280, 351, 352

rak jamy ustnej, 180, 195

rak pęcherza, 57

rak przełyku, 279

rak skóry, 200, 273

rak trzustki, 118, 252, 254, 275

rany, 113, 176, 273

rapadura, 153

RBC, 262, 263, 264

refluks, 77, 168

Reiki, 202

relaksacja, 66, 202, 235, 242

rentgen, 108

reumatoidalne zapalenie stawów, 87

reumatyzm, 87

rezonans magnetyczny, 194, 195, 277

Ritalin, 47, 95

rodzynki, 153, 293, 295, 296, 297, 298, 300, 301, 325, 343, 347, 349

Root Canal Society, 107, 108

rośliny, 34, 42, 212, 213, 295

rozmaryn, 154, 327

rozpuszczalniki, 139, 220

roztocza kurzu, 90

roztwór potasu, 73

równowaga mineralna, 40, 181

równowaga osmotycznea, 248

różyczka, 61, 266

rtęć, 54, 61, 109, 266

rumień, 86

ryby, 147, 220

rzadkoskurcze, 249

rzodkiewka, 292, 300

sacharoza, 49

salicylany, 95, 265

sałata, 150, 153, 294, 296, 299, 300, 301, 303

sałatki, 136, 144, 282, 283, 290, 293, 296, 297, 298, 299

samobójstwo, 47, 97

schizofrenia, 96, 97, 352

selen, 84

sen, 62, 77, 130, 174, 205, 214, 237

siarczan, 265

siarczan chinidyny, 265

SIDS, 60

skąpomocz, 248, 249

sklerodermia, 190

skleroza, 50

składniki odżywcze, 93, 96, 102, 103, 131, 134, 135, 136, 145, 147, 149, 176, 206, 211, 212, 218, 219, 220, 221, 222, 224, 225, 282

skóra, 86, 201, 272

skurcze, 91, 133, 160, 162, 171, 197, 246

skutki uboczne, 46, 47, 67, 68, 76, 92, 95, 97, 144, 165, 192, 195, 196

słonecznik, 286

soja, 92, 144, 212, 280

sok marchewkowy, 221

sok pomarańczowy, 213, 311, 315, 327, 347

sokowirówki, 132

sokownik, 132, 133, 346

sokownik Champion, 132

sód, 32, 37, 40, 118, 122, 123, 136, 143, 247, 249, 280

sól (sód), 15, 20, 32, 38, 49, 51, 76, 99, 102, 106, 142, 143, 144, 145, 148, 165, 212, 248, 256

sperma, 38, 44

spirulina, 28

spiżarnia, 132

Spoonful, 49, 84, 142

spray, 139

stal nierdzewna, 132, 133, 135, 137, 158

stany ustępujące, 251

stany zwiastujące, 251

statyny, 75, 76

stolec, 175, 222, 275

streptomycyna, 265

stres, 64, 65, 66, 67, 201, 233, 260

stupor, 246

stwardnienie rozsiane, 82, 83, 84, 114

styl życia, 105, 237, 239

stymulant, 56, 135, 212

sufonamidy, 265

Sugar Association, 104

sulfobromophthalein, 259

supermarket, 49, 144, 173

super-odżywienia, 112, 120

symptomy, 11, 45, 47, 65, 78, 81, 82, 83, 84, 87, 92, 93, 94, 116, 117, 165, 176, 187, 199, 206, 217, 225, 238, 249, 276

syndrom chińskiej restauracji, 51

syndrom wyniszczenia komórek, 122, 142, 165

syntetyczne, 33, 36, 48, 59, 81, 114, 165, 186, 195, 213, 217, 218, 219, 221, 265

szafran, 154

szarlatan, 351

szczaw, 154

szczepionka, 60, 61, 84

szczypiorek, 150, 154, 285, 290, 295, 299, 301, 302, 304, 309, 312, 314, 324

szpiczak, 69, 114, 126, 246, 253

szpinak, 151, 299, 340, 341

ścięgna, 86

śledziona, 36, 39, 265, 276

śliwki, 153, 343, 350

śniadanie, 79, 80, 152, 163, 164

środki antykoncepcyjne, 256

środki przeciwbólowe, 83, 87, 88, 93, 99, 107, 125, 170, 178, 255

świnka, 61

Tahebo, 29

talasemia, 264

telefony komórkowe, 31, 62

temperatura, 27, 34, 38, 134, 136, 149, 158, 161, 163, 166, 172, 173, 177, 179, 180, 211, 305, 306, 307, 308, 309, 310, 311, 325, 335

terapeuta, 238

Terapia Gersona, 6, 9, 11, 12, 15, 17, 19, 23, 24, 30, 37, 39, 40, 45, 48, 59, 61, 68, 71 - 99, 106, 112, 113, 115 - 117, 119, 121, 122 - 132, 136, 138, 141, 142, 149, 152, 155, 161, 164 - 178, 182, 185, 187, 190, 192, 193, 195, 198, 204 - 229, 232, 234 - 236, 240, 244, 245, 249, 253, 256, 257, 259, 264, 269, 270 - 280, 351, 352

terapia ozonowa, 173

test, 70, 77, 84, 86, 91, 156, 268, 269

test zrandomizowany, 268

testosteron, 44

tężec, 60

thimerosal, 61

Thomas Jefferson, 210

thyroideum, 166, 189

tiazydy, 260

TIBC, 261

tiouracyl, 256

tłuszcze trans, 49, 52, 53

toczeń, 114, 144, 190

toczeń rumieniowaty układowy (SLE), 86

tofu, 144, 212

toksemia, 31, 120

toksyczność, 28, 30, 31, 32, 36, 40, 42, 45, 48, 52, 57, 59, 75, 76, 97, 99, 111, 114, 115, 134, 137, 139, 142, 167, 170, 173, 186, 192, 196, 197, 199, 207, 220, 225

tomografia, 272, 273, 275

trampolina, 174

transferyny, 261

transfuzja krwi, 252, 263

transplantacje, 73

triada, 178

trifluoperazyny, 256

trimetadion, 256

trombocytopenia, 264, 265

trombocytoza, 264, 265

trombocyty, 264

trójglicerydy, 257

trzustka, 30, 37, 39, 51, 78, 79, 118, 168, 246, 256, 260, 275, 276

tymianek, 154, 306, 308, 322, 329, 340, 343, 344

tyroksyna, 37

tytoń, 93, 105

U.S. Office of Technology Assessment, 123

układ fagocytarny, 36

układ krążenia, 72

układ limbiczny, 230

układ nerwowo-mięśniowy, 246, 247, 248, 249

układ nerwowy, 115, 208, 230, 238

układ przysadkowo-nadnerczowy, 65

usunięcie macicy, 271

utrata krwi, 263

Viagra, 77

VIOXX, 46

waga, 80

wapno, 40, 105, 106, 136

wapń, 105, 106, 246, 247

wartości odżywcze, 32, 42

warzywa, 19, 45, 80, 107, 121, 126, 132, 135, 142, 144 - 152, 154, 211, 221, 222, 225, 271, 280 - 286, 289,

299, 300, 305 - 313, 315, 320, 323, 325, 328, 330, 332 - 334, 338, 339, 342, 344, 346

wazelina, 159

wątroba, 26, 27, 35, 39, 42, 48, 57, 65, 70, 74, 85, 91, 93, 102, 111, 114, 115, 121 - 125, 155 - 157, 160 - 162, 167, 169 - 171, 175, 186, 189, 190, 198, 216, 218, 222, 235, 250 - 261, 266, 272, 273, 275

WBC, 8, 265, 266

wegatarianizm, 15, 20, 28, 111, 123, 165, 222

wewnątrzwątrobowe, 252

węzły limfatyczne, 194, 274

WHO, 63, 96, 103

winkrystyna, 260

wirus, 28, 36, 38, 69, 81, 84, 85, 108, 109, 173, 215

wirusowe zapalenie wątroby, 85, 255

witamina A, 219

witamina B, 97, 173, 219

witamina B1, 173, 219

witamina B12, 219

witamina B17, 173

witamina D, 246

witaminy, 27, 34, 36, 45, 48, 52, 54, 96, 97, 102, 105, 114, 121, 142, 147, 167, 174, 178, 189, 200, 207, 209, 211, 212, 213, 219, 221, 225, 247, 256, 260, 264, 265, 352

Wobe-Mugos, 27

woda, 13, 26, 28, 32, 40, 41, 42, 43, 55, 56, 59, 67, 72, 111, 122, 124, 136, 137, 139, 140, 149, 153 - 166, 171 - 173, 177, 195, 201, 203, 208, 211, 241, 247, 248, 257, 282 - 352

wolontariusz, 199

World Sugar Research Organization, 104

wrzody, 65, 196

wrzód, 50, 65, 77, 196, 254, 271

współczesna cywilizacja, 67

współczesna dieta, 15, 78, 103, 224

współczesna medycyna, 67, 88

wyciąg, 26, 28, 168, 189

wymioty, 27, 91, 161, 246, 248

wypełnienia amalgamatowe, 109

wysypka, 62

wyzdrowienie, 39, 70, 90, 99, 120, 127, 131, 176, 214, 223, 234

wzdęcia, 92, 168

yuppie, 81

Yvonne Nienstadt, 10

zabronione produkty, 141, 149

zachodni styl życia, 14

zagęszczacze, 49

zanieczyszczenie, 15, 28, 67, 90, 97, 117

zanik wątroby, 259

zapalenie migdałków, 266

zapalenie opon mózgowych, 265

zapalenie płuc, 71, 181

zapalenie trzustki, 78, 251

zaparcia, 37, 160, 222, 224, 247

zastrzyki, 30, 91, 103, 173, 189, 207, 219, 279

zator, 201

zator płucny, 251

zawroty głowy, 62

zdrętwienie, 51, 250

zespół Bernarda Souliera, 265

zęby, 54, 55, 56, 107, 108, 110, 143, 224, 246, 247, 352

ziarniniak nie-hodgkinowski, 269

zielony sok, 145, 200

ziemia, 26, 33, 38, 42, 84, 142

ziemniaki, 79, 80, 149, 152, 154, 222, 282, 283, 284, 305, 307, 309 - 313, 319, 325, 326, 329, 330 - 336, 339, 340, 342 - 345

znużenie, 49

zupa, 22, 136, 149, 153, 211, 283, 284, 307, 309, 310

Zupa Hipokratesa, 149, 150, 152, 153, 282, 284

zwłóknienie, 254

zwyrodnienia chromosomów, 44

żelazo, 8, 40, 168, 207, 261, 264, 265

żołądek, 50, 65, 77, 145, 161, 162, 163, 164, 168, 177, 279

żółć, 124, 161, 216

żółtaczka, 22, 85, 252, 255, 256

żyzny, 13, 33

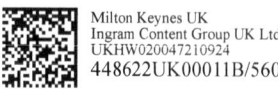
Milton Keynes UK
Ingram Content Group UK Ltd.
UKHW020047210924
448622UK00011B/560